세계적인 건강법인 니시의학의 진수

씬디의 니시건강법 – 실천편

니시의학건강원리

저자 ; 니시 가쯔조(西勝造)　**역자** ; 한유나

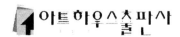
아트하우스출판사

씬디의 니시건강법—실천편

니시의학건강원리

초판 발행일 : 2018년 10월 30일

저자 : 니시 가쯔조(西勝造)
역자 : 한유나

발행인 : 채말녀
편집인 : 김수경
출판사 : 도서출판 아트하우스
주　소 : 서울 성북구 보문로34다길 56
본　사 : TEL : (02) 921-7836
　　　　 FAX : (02) 928-7836
　　　　 E-mail : bestdrq@empal.com

정　가 : 25,000원

ISBN; 979-11-6208-021-4 (13510)

씬디의 니시건강법-실천편 [니시의학 건강원리]

<니시 건강법의 개요>

세계적으로 선풍을 일으키고 있는 니시건강법은 일본의 자연의학자 니시 가쯔조[1884~1959]에 의해 창안된 것이다. 그는 16세에 감기와 만성설사로 4년 이상 못살 것이라는 진단을 받은 후 의사가 반드시 끓인 물과 엽차를 마시라고 했음에도 불구하고 우물물을 조금씩 늘려 마셨더니, 만성 설사가 씻은 듯이 낫게 되었고, 또 의사는 몸에 두껍게 옷을 입으라고 했음에도 얇은 옷을 입고, 그 후에 이불을 덮어쓰고 땀을 흘렸더니 끝도 없이 괴롭히던 감기가 완치되었다.

이를 바탕으로 자신이 몸소 체험한 건강법(니시 건강법)을 창안하여 세계적으로 선풍적인 인기를 모으고, 현재 우리나라에서도 많은 암환자를 비롯해 건강을 회복하려는 사람들에게 희망을 주고 있다.

이 니시건강법은 수 년 동안 많은 의사들의 부정적 견해와 반대에 직면했으나 후에 많은 사람들이 효과를 보고, 최상의 건강법으로 인정되었으며 현재 일본이 최장수국이 된 이유 중 하나가 바로 니시건강법이라고 한다.

그는 온몸에 피를 보내는 건 심장이지만 모세혈관 흡인력과 글로뮤우의 역할을 더 강조했으며, 니시건강법이란 신체에 나타나는 이상 증세를 질병으로 보지 않고, 치유 과정으로 본다는 점에서 나온 것이다. 예를 들어, 사람이 독극물을 먹었을 때 구토를 하게 되는 것은 독극물을 빨리 토해내기 위해 신체에서 일어나는 정화 현상이라는 것이다.

Part2. 니시의학의 6대법칙

제1장 6대 법칙의 바른 실행법

제2장 바른 척추의 소유자는 병이 없다

제3장 장이 맑은 자는 병이 없다

제4장 제1법칙-평상 침대

제5장 제2법칙-경침이용

제6장 제3법칙-붕어운동

Part3. 니시의학의 실천각론

| 역자 서문 | Prologue

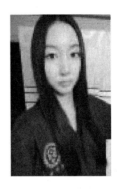

이 책은 세계적으로 주목 받고 있는 니시 가쓰조의 저서 「西醫學 健康原理實踐寶鑑」과 「니시醫學健康法 六大法則」을 번역해 수록한 것입니다. 초판은 저의 친조부이신 요산 한학륜 선생이 한국 최초로 일본 서의학인 니시 건강법을 번역 보급 하였습니다.

1984년 한국 자연건강회에서 「미용과 정용」, 「사대원칙 피부편」, 「서의학 건강원리실천보전」 등 많은 책들을 집필하시고 보급하시며 니시의학을 위하여 일생을 사셨습니다. 이제는 친손녀인 제가 니시의학을 새롭게 여러분 앞에 내놓으려 합니다. 부족한 저에게 많은 응원과 격려를 부탁드립니다.

자신의 체험을 바탕으로 창안한 니시 건강법은 현재 우리나라에서도 많은 병원과 요양기관에서 암환자를 비롯 건강을 회복하려는 사람들의 치유를 돕고 있으며 효과적인 건강법으로 인정받고 있습니다. 일본이 최장수국인 된 이유 중에 하나가 바로 니시건강법이라고 할 정도로 평판이 높은 건강법이며, 많은 난치병 환자들이 기적적으로 치유되는 효과를 보았으므로 그 효용성과 가치는 한 치도 의심의 여지가 없습니다.

본서는 니시의학 「피부편」에 이어 니시의학의 건강원리를 내용으로 하는 「실천편」으로 니시의학 진수를 담은 내용으로 건강에 대한 니시 가쓰오 선생의 통찰과 지혜 진정한 아름다움을 추구하는 서식건강생활(西式健剛生活)의 전파에 일조하기를 희망합니다.

본서의 발간을 통해 국민건강생활의 향상과 독자 여러분의 건강을 기원하면서 출판에 도움을 주신 아트하우스 출판사 김수경님께 심심한 감사의 뜻을 전합니다.

2018년 10월 1일 한유나 올림

본서는 예전에 「西式保健 治病寶典」 의 이름으로 간행되어 널리 세간에서 행해졌는데 안타깝게도 절판이 되어 실천자의 요망에 충족할 수 없었다. 그런데 이번 기회가 되어 그 전반에 걸쳐 원고를 새롭게 개정하고 체재를 갖추어 다시 세상에 내놓게 되었는데 이것으로써 일반인의 요망에 부응 될 수 있을 것으로 생각된다.

현재 신흥 일본이 세계에 담당해야 할 중대한 사명이 증가하고 국민은 협력일치하여 늠름하게 일어나야 할 시기인 데도, 국민건강의 현상을 볼 때 참으로 깊은 우려를 금할 수가 없다. 다행히 서의학(西醫學) 건강원리와 그 실천은 보급 20여 년의 세월을 겪으면서 그 이론이 혁명적인데도 불구하고, 인류의 건강은 모두가 이에 의하지 않으면 안 된다고 감득(感得)하기에 이른 것은 참으로 기쁨을 안겨 주는 것이다.

이같은 추세 하에서 본서의 간행은 각별한 의의를 가진다고 할 것이며, 거급 많은분들의 활용을 희망한다.

| 일러두기 |

1. 본서는 니시의학 건강원리의 실천에 있어서 그 필요한 방법을 간단히 알기 쉽게 기술한 내용이다.
2. 실천의 이론적 근거나 문헌 및 출전 등은 다른 서적에 의하여야 한다.
3. 니시의학 건강원리의 실천은 건강한 자가 그의 보건의 목적으로 실행하는 것이 원칙이나 병자가 이를 채용하여 그의 본연의 건강을 회복하는 데에 활용할 수 있다.
4. 본문을 총론과 실천각론으로 나눈 것은 총론에서 건강원리를 파악하고 각론의 실천에 있어 구체적으로 충분히 목적을 달성하도록 하려는 취지에서이다.
5. 니시의학의 실천은 때와 장소를 불문하고 본서에 의하여 쉽게 할 수 있으며 나아가

일상 생활화하려는 것이다.

6. 니시의학은 아직 발표도상에 있으므로 니시의학의 실천자가 나의 금후의 발표와 항상 연계를 갖는 것은 이의 진수를 파악하고 실천하는 데 있어 차질이 없게 하고 실행을 확고하게 하는 것이 된다.

저자

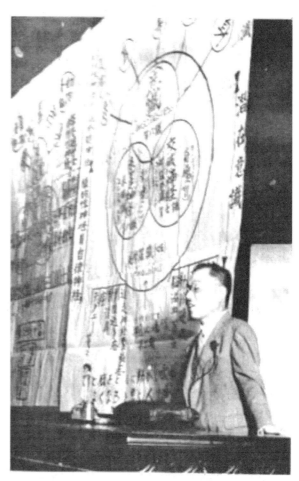

[정신분석도를 걸고 강연하는 저자 니시 가쯔조]

PART 1.

니시의학 건강원리

| 제1장 |

총 론

1. 자연인의 후예로서 건강해야 할 인간

근래 단백질의 연구는 장족의 발전을 거듭하여 생물의 기원에 대해서도 어느 정도 서광을 비춰주기는 했지만, 생명의 신비는 아직도 깊은 장막에 가려져 있다.

인간의 발생에 있어서도 한 개의 미소한 난세포가 여성의 난소에 안에서 자라고 이것이 자궁에 내려와 남자의 정자와 합치는데, 어떻게 여기서 인간으로 발전의 기전이 주어지는가, 10개월간의 태내발육 후 분만의 작용이라는 신업(神業)에 의해 모체를 떠나는 것도 신비이다.

모성의 자애에 의해 대략 7년의 유아기를 거쳐 하나의 인간으로 완전히 발육하는 데는 생후 약 25년의 세월을 요한다. 학자들의 연구에 의하면 생물은 그 발육기간의 5배가 천부의 수명이라고 하므로 인간의 수명은 125세여야 할 것이다. 이 생장발전의 생애를 고찰할 때 다만 신비하다는 말밖에는 없다.

현미경적인 미소한 난자와 정자의 결합이 어떻게 부모의 자태와 용모가 흡사한 한 개체를 재생하는가, 스스로 몸을 지킬 수 없는 유아기에 있어서 그 자태, 무심히 자는 얼굴, 웃는 모습, 우는 얼굴, 그 운동, 생활 모두가 어느 것이고 사랑 그대로의 모습이 아닐 수 없다. 어머니는 사랑에 의해 기쁨을 얻는데 불구의 자식일수록 더 귀엽다고 한다. 어떤 악인도 유아에게 내릴 마수(魔手)는 없을 것이다.

유아의 생활이 어째서 이 같은 사랑 그대로의 표현인가는 이론적으로 해명할 수는 없을 것이다. 유아는 단순한 어른의 축소형은 아니다. 유아는 독특한 자태를 갖고 있는데 그것이 모두가 사랑의 표현이다. 이 또한 신비이다.

인간은 지진(至眞), 지선(至善), 지미(至美)인 것을 동경한다. 이것을 이상화하여 여기에 신의 개념을 얻는다. 즉, 신은 인간이 상상할 수 있는 모든 진, 선, 미를 갖춘 존재로 이상화 되는 하나의 상징이다.

인간은 동물로서의 갖가지 추악한 반면도 있지만 이와 동시에 또 지진(至眞), 지선(至善), 지미(至美)인 이상의 상징인 신의 성태(性態)를 갖고 심신이 공히 신의 자태를 나타내고 있다. 즉, 인간에게는 신의 존재를 규지(窺知)할 수 있는 여러 가지 상면이 있다.

이것은 또 천지간의 모든 생물, 모든 물질, 모든 현상에 있어서도 보편적으로 가늠할 수 있는 것이다. 그러나 현재의 과학발달의 단계에 있어서는 이것을 이론적으로 해명할 수 있는 영역에 도달하지 못하고 있다. 그리고 더욱 신의 존재는 그 사상상에 있어 또는 일상생활에 있어서 이를 의심할 수는 없다.

신의 존재를 규지할 수 없을 정도로 둔감한 사람도 세간에는 있을 수 있다. 그들은 감각이 둔한 까닭으로 신을 감지하지 못하는데 참으로 딱한 존재이다. 장님은 광명의 존재를 감지 할 수 없고 귀머거리를 음향의 현재를 알 수가 없듯이 그들은 이와 같아서 신을 인지할 감각을 결여하고 있는 것이다.

희대의 실학자이자 경세가인 이궁존덕(二宮尊德) 선생은 이 감회를 "소리도 없고, 향기도 없이 언제나 언제나 불문(不文)의 경(經)을 되풀이 하는 천지여"라고 읊고 있다. 소리도 없고 향기도 없고 문헌도 없지만 천지 간의 삼라만상을 관찰할 때 천체의 운행, 사계의 변천, 물의 흐름, 풍우 우레 운무의 현상, 생성 발전하는 인생, 봄에 씨뿌리고 여름에 무성하고 가을에 결실하는 작물 등등 모두가 불문의 경이어서 이것이야말로 정성(正誠)의 길, 하늘의 위업임에 틀림없다. 우리들은 이것으로 하늘[天]의 존재를 엄연한 사실로서 인정하지 않을 수 없는 것이다.

나는 "하늘의 몸을 그대로 받은 사람, 그 사람 역시 불문의 경을 괴롭히는 구나"라고 읊는 것이다. 하늘의 몸을 그대로 받은 사람의 몸에 그 생존을 위협할 만한 질병 따위가 있을 리 없다.

전업을 그대로 이어 받아서 이것을 자손에게 전하고 천지와 천지간의 생물과 우주의 삼라만상과 함께 그 생성발전을 즐기며 하늘의 혜택을 받는 것, 그리고 명랑하고 건강하며 행복해지는 것, 이것이 니시의학이 기대하고 실현하고자 하는 인생 바로 그것인 것이다.

2. 權田直助 선생의 일본의학

權田 선생은 대대로 의술을 업으로 하는 집안의 사람으로 이미 한방과 양방의 폐(弊)를 인정하고 일본 의도(醫道)의 부흥에 뜻을 두고 황조의도(皇朝醫道)의 진수를 널리 폈다. 그의 저술 중에서 <醫道白首>는 옛 의술의 진수를 전한 것으로 나의 니시의학의 창시도 선생의 연구에 힘입은 바가 많다. 이 노래는 100수라고 되어 있지만 실제로

는 150수나 되며 그 중에 몇 수를 추려 해설한다[1].

제 16은
천(天)의 화기와 지의 수곡(水穀)의 출납(出納), 이의 부단함이 정상인 사람

이 16번째에서 바른 의도(醫道)의 근본 원칙을 갈파하는 단계에 도달한 것으로 천(天)의 화기(火氣)는 지구의 주위에 있는 공기층을 말하고 지의 수곡은 지상에 무성하여 사람의 식물로 되는 오곡, 조수(鳥獸), 어육, 채소, 과실, 식염(食鹽), 청수(淸水)의 종류이다. 이 노래의 뜻은 천지간에 충만한 공기를 호흡하고 땅에서 나는 곡육(穀肉), 과채, 염수 등을 섭취하여 이를 소화 흡수하고 배설하는 일이 부단히 행해지고 있는 사람이 건강한 사람이라는 것이다. 질병에 걸리는 것은 이상(異相)이며 인신의 평상은 건강한 것이 원칙인 것이다.

소문<상고천진론(上古天眞論)>에

「상고에 진인(眞人)이 있었다. 천지를 제설(提挈)하고 음양을 파악하고 정기를 호흡하며 독립하여 신(神)을 지키다.」

또 <생기통천론(生氣通天論)>에 「성인 정신을 전(專)하고 천기를 복(服)하여 신명에 통하다. 라고 있는데 여기서 정기 혹은 천기라는 것은 공히 이 천의 화기 즉, 공기를 말하는 것이다. 천지간의 생활자는 모두 공기를 호흡함으로써 생명을 유지하는 것이다.

동물은 공기 중의 산소를 마시고 탄산가스를 내며, 식물은 이 탄산가스를 마시고 동화작용을 영위하여 산소를 낸다. 여기에 동물과 식물 사이에 변함없는 협동작용이 행해지는 것이다. 나는 동물은 단순히 산소뿐만 아니라 질소 기타의 가스도 받아들여 단백

---

1) 원저에는 16수를 추려 해설하나 본서에서는 편의상 5수로 줄인다. 譯者 註

질 합성에 용역하고 있다는 주장을 갖고 있다. 그렇지 않다면 초식동물인 소나 말, 양 등이 단순히 풀만 먹고서 풍부한 단백질과 지방을 만들어 낼 수는 없다.

필연 주로 피부로부터 공기 중의 질소를 취하여 이것으로 단백질을 합성하고 있는 것에 틀림 없다. 사람이 옷을 입어서 피부의 바른 기능을 저해하게 되면서부터 동물 단백의 섭취가 필요하게 되었다고 보지 않으면 안 된다.

또 <기해관란(氣海觀瀾)>에

『지구는 기해(氣海) 중의 하나의 대체(大體)이다. 또 스스로 발하는 바의 기가 있어서 둥글게 그 바깥을 싼다. 이것을 분위(雰圍)라고 한다. (중략) 분위의 낮은 곳 즉, 이것이 지면이다. 사람들은 이 기에 의해 그곳에서 생활하고 호흡하는 것이다.』 라고 하고 있다. 기는 이 경우 공기를 말하는 것으로 즉, 하늘[天]의 화기임에 틀림없는 것이다.

제 18은
비상(非常)의 물(物)이 체중(體重)에 붙어 돌며 화(禍)를 이루는 것, 이를 병(病)이라 하느니

이 노래는 질병의 정의를 내린 것이다. 비상의 물 즉, 체 내에 있어서는 안 될 것이 신체 중에 매달려 해를 일으키는 것을 질병이라고 한다는 것이다. 체 내에 있어서는 안될 것이라고 하면, 우선 첫째로 숙변을 생각하지 않으면 안된다.

식물이 입으로 들어가서 위장에 의해 소화되어 그 정분은 장으로 흡수되고 그 찌꺼기가 분변으로 만족하게 나오고 있으면 그것은 몸의 평상인 것이어서 결코 병은 아니다.

그런데 두터운 옷으로 피부를 둘러싸기 때문에 혹은 간장의 작용이 둔화되고 혹은 발한에 의해 수분 기타의 것이 결핍되는 데서 분변이 만족하게 배설되지 않는다고 하면 이 분변은 위장의 기능을 장해하고 그 부패변성 때문에 생기는 독소는 혹은 흡수되어 뇌의 혈관을 팽창시키며 사지의 신경 중추를 범하여 사지궐냉증[四肢厥冷症 =수족냉증]을 일으킨다.

이래서 생긴 발의 고장은 신장을 장해하고 손의 고장은 발의 장해와 함께 폐장과 심장에 영향을 준다. 그리하여 심장, 위장 및 혈관의 기능부전은 만병으로 발전하게 된다.

또 조식을 먹어서 신장의 작용을 제한하고 두터운옷을 입어서 피부의 기능을 저해할 때는 혈액의 정화가 완전히 행하여지지 않으므로 이 때문에 혈중에 독소가 정체한다. 그리하여 이것이 또 질병의 원인을 이루는 것이다.

즉, 비상의 물이 인체에 정체하여 화를 이룬다는 것은 숙변과 혈액 중에 쌓이는 피로독소를 말하는 것이 된다. 이렇기 때문에 숙변은 만병의 기본, 피부도 만병의 기본, 조식도 만병의 기본이라고 주장하게 되는 것이다. 이 숙변이 괴지 않게 하는 방법, 혈액 중의 독소를 완전히 배설하는 방법을 지도하는 것이 니시의학의 건강원리와 그 실천의 핵심이다.

> 제 42는
> 모공한선(毛孔汗腺)은 노폐물을 증발하여 배설하는 곳, 언제나 막히지 않게 해야 할 것이니

이 노래의 뜻은 피부라고 하는 곳은 주로 생활 활동 때문에 생기는 독가스를 배설하는 동시에 한선에 의해 혈액 중의 노폐물을 여과 배설하는 작용을 하는 곳이라는 것이다. 이 배설공을 폐색(閉塞)한다는 것은 신체의 정화작용을 방해하는 것이 되므로 언제나

폐색되지 않도록 피부 기능을 바르게 해야 한다.

피부에 때가 묻어서 피부작용이 현저하게 장애될 때에 일어나는 것이 발진티프스이며 증발에 의해 독소가 중화되고 이것이 한선(汗腺)에서 분리되어 막힌 땀샘을 뚫고 나오는 것이 발한이며 이렇게 하여 발진티프스는 낫는 것이다. 어떤 것은 보통의 감기, 기타의 열성질환에 관해서도 마찬가지이다.

소위 체취라는 것은 이 배설하는 가스성 독소의 취기이다. 이 독소는 물론 피부 전체로부터 배설되지만 특히 발바닥, 회음부 등은 그 배설이 심한 곳이므로 매일 씻어서 청결하게 하는 것은 중요한 건강법이다. 양말, 팬티, 드로우어즈 등을 언제나 깨끗하게 하여 악취의 발산을 막는 것도 건강상 얼마나 중요한 것인지 알아야 한다.

소문<생기통천론(生氣通天論)>에

「양기가 허해져서 기문(氣門)이 막힌다. 주(註)를 달자면 기문은 현부(玄府)를 말하는 것이다. 이곳으로 경맥영위(經脈營衛)의 기를 발설하므로 이를 기문이라고 한다.」 라고 하고 있어서 경맥기문의 기란 혈액 중의 가스성 노폐물이고 이것을 내보내는 곳이므로 이를 기문 즉, 가스가 나가는 문이라 부르는 것이다.

또 <의범제강(醫範提綱)>에

「모규(毛竅)는 증기를 발설(發泄)한다.」 라고 있는데 모규(毛竅)는 모공이다. 이것은 수증기[=땀]를 내보내는 곳이라고 한다. 그리고 한선은 증기로써 배설하는 것이 정상이고 발한하는 것은 이상(理想) 즉, 일자(一者)를 파괴하는 것이다. 그러므로 발한에 즈음해서는 수분, 염분 및 비타민C[2]를 보급하지 않으면 안 된다는 이치가 된다.

---

2) 감입을 우려낸 차에는 비타민C가 풍부하므로 이를 이용하는 것을 권한다.

제 144는
천(天)의 화기, 지의 수곡(水穀)의 출납(出納), 이외에 또 양생(養生)하는 그
무엇이 있을 것인가.

이 노래의 뜻은 천의 화기 즉, 신선한 공기, 지의 소곡 즉, 청량한 오곡, 채소, 육류, 식염, 청수 이외에 인체를 발육하는 것은 없다고 하는 것이다. 세간에 행해지는 영양제나 비타민제 등이 있어야 할 이유는 없다. 공기와 식물 이외에 이를 구하는 것은 사도(邪道)라고 하는 것이다.

소문 <장기법시론(藏氣法時論)>에,

오곡(五穀)이 양(養)을 하고 오과(五菓)가 조(助)를 하고 오축(五畜)이 익(益)을 하고 오채(五菜)가 충(充)을 한다. 기미(氣味) 합하여 이를 복(服)함으로써 정(精)을 보(補)하고 기(氣)를 익(益)한다.

또 고익동동(古益東洞)의 <약미(藥微)>, 인삼(人蔘)의 조(條)에,

「정(精)을 양(養)함에 곡육과채(穀肉菓菜)로써 하는 것은 최고의 도이다. 일찍이 초근목피로써 사람의 원기를 양(養)함을 듣지 못하였다. 생각건대, 그 설은 도가(道家)에서 나온 것이다. 덧붙여 명(命)을 연(延)하고 수(壽)를 장(長)하게 한다.

고로 원기를 내는 것을 극(極)으로 삼는 것이다. 진한(秦漢) 이래 도가가 융성하여 음양오행 원기의 설이 만연하여 끊을 수가 없다. 본래의 의도가 망하고 숨는 것은 오로지 이 때문이다. 어찌 탄(歎)하지 않을 수 있겠는가.」 라고 하였다.

초근목피를 약제로 하는 것은 도가에서 나온 것이다. 이 초근목피에서 유효성분을 순순하게 추출하여 제제(製劑)로 쓰는 것이 사도(邪道)의 극이다. 權田 선생의 탁월한 견해는 참으로 추장(推奬)하지 않으면 안 될 것이다.

니시의학의 약제는 모두 식물로부터 채취하는 것이다. 먹을 수 없는 약제, 그것은 인체에 있어서는 독물임에 틀림없다. 이것으로 질병을 고치고 건강을 건설할 수 없다. 현대의학의 연구방향을 180도로 전환시키는 잠언이라고 하지 않을 수 없다. 그리고 이것은 고의도(高醫道)의 사상이다.

> 제 146은
> 황신(皇神)의 바른 법을 기본으로 삼고서
> 타국의 좋은 풍습 가려 받을 것이니

이 노래의 뜻은 일본의 태고적부터 전해 내려오는 바른 의학을 기본으로 하고 외국의 좋은 점도 선택해서 받아들이라는 것이다. 외국문화가 수입되면 자기나라의 미풍양속도 모두 버리고 외국의 것은 산악미추의 구별없이 받아들이는 것을 깊이 훈계한 것이다. 생각이 오늘날 일본의 현상에 이를 때 몹시 감개무량한 바가 있다.

내가 창시한 니시의학은 일본 고래의 의도를 기본으로 하고 구미 중화 인도 등 각국의 의술의 정수를 모아서 대성한 것이므로 이 權田 선생의 노래가 나타내듯 황신의 바른 법을 기본으로 하고 외국 풍습 중에서 그 정수를 선택 채용한 혼연(渾然)한 일대체계(一大體系)의 의학인 것이다.

l 제2장 l

사대 원칙

1. 건강원리의 사대 원칙

프랑스의 리뜨르 질베르(Litre-Gilbert)는 그의 저서 의학사전에서 「의술이란 건강을 유지하며, 또한 질병의 치료를 목적으로 한다.[3]」 라고 하고 있으므로 의술이란 건강의 유지와 질병의 치료가 되어야 하며 이 두 가지 목적이 달성되지 않으면 의술이라고 할 수 없다. 현대 의학이 이 두 가지 목적을 달성하고 있는지는 새삼 논할 필요가 없을 것이다.

니시의학은 그 정의를 다음과 같이 내리고 있다.

「니시의학이란 자연사물의 철학이자 과학이며 또한 종교이자 기술이기도 하다. 즉, 보건 요양상(療養上) 근본원리를 파악하고 항상 심신을 일자(一者)로 하여 그 균형을 유지하는 방법이다.」

---

3) Art gui a pour but la conservation de la sante et la guerison des maladies, 1936

또한 다음과 같이 말하고 있다.

「니시의학이란 심신일자(心身一者)인 건강의 색택(色澤), 구궁(九宮)이 완전하고 현재의식 및 잠재의식이 같이 건강한 전기(全機, 생체로서 인식되는 사상복합이 항상 전체로서의 자기 동일성을 지니는 것이다.

외계, 내계의 상황변화에 대응하여 언제나 통일된 모습을 유지함으로써 他로부터 구별되는 것)를 갖는 것이 타인에 의해 관측되고, 또 자기에 의해서도 인식되며, 사지(四肢)는 대척적으로 균형을 갖추고, 늘 조식(粗食)을 달게 느끼는 일자인 심신을 만드는 방법을 말한다.」

여기서 구궁이란 眼, 耳, 鼻, 舌, 身, 意의 6식(識)에 알라아(Alaya Cons)식, 마나(Mana Cons)식, 그리고 아말라(Amala Cons)식의 3식(識)을 가한 것이다.

또 이르기를,

「니시의학이란 인간의 피부(Skin), 영양(Nutrition), 사지(Limb), 및 정신(Phyche)의 네 가지를 일자로 보고, 각각 이에 과불급(過不及)이 없고 언제나 생생한 원기로서 천수를 다하는 과학이다.」

이러한 피부, 영양, 사지 및 정신의 넷을 니시의학 건강원리의 사대 건강요인, 사대원칙 또는 간단히 사대칙이라고 한다.

나는 니시의학 창시의 시초에 우주구조의 심오함으로부터 그 삼라만상의 끝에 이르기까지 이것을 푸는 열쇠는 정삼각 사면체(Tetrahedron)인 것을 직감하고 이에 맞추어 고찰할 때 마치 어두운 밤에 등불을 얻은 것처럼 모든 사상(事象)이 명료하게 이해될 수 있었다.

지금부터 니시의학의 건강 사대요인을 이에 맞추어 설명한다.

제 1도에 있어서 갑은 정삼각 사면체의 평면도, 을은 그의 입면도, 병은 그의 1면을 투사도(透寫圖)에 직각으로 보았을 때의 입면도, 정은 을을 사하방으로 본 입면도이다. 그림 갑에 있어서 그 밑변의 좌각에 피부, 우각에 영양, 하각의 각을 지(肢)로 하고, 심은 이 피부, 영양 및 사지의 3요소를 높은 곳으로부터 감독 통제하는 입장에 놓기

위해 그 꼭대기에 배정한다. 즉, 정삼각 사면체의 네 개의 각은 이와같이 하여 건강의
사대소인을 상정하는 것이다.

을, 병, 정의 그림에 대한 이들 사대 소인은 그림에 있어서 각각 대응하는 곳에 기입되
어 있으므로 함께 연구하여 터득하기 바란다.

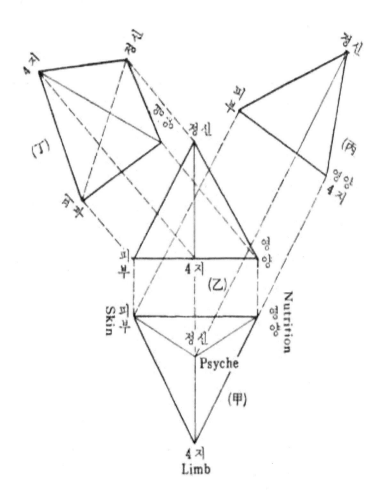

[도표1; 니시의학 건강 원리의 4대원칙]

원래 우리들의 건강이라는 것은 바른 피부(피부와 각종 점막(粘膜)과를 총칭하여)의

바른 작용, 영양의 합리적인 배합과 조리, 사지의 대척적 균형 및 작은 일을 소홀히 하지 않고 큰일을 그르치지 않으며, 늘 바른 판단력과 사고력을 갖는 지성을 지닌다. 그러면서 항상 청탁(清濁)을 가리지 않고 관용하는 도량을 겸비한 정신, 이 네 가지의 바른 조화에 의하여 비로소 얻어지는 것임을 알아야 한다.

이를 단적으로 표현한다면 피부는 만병의 기본, 영양은 만병의 기본, 사지는 만병의 기본, 그리고 정신은 만병의 기본이라고 말하는 것이다.

또 이와 반대로 피부는 건강의 기본, 영양은 건강의 기본, 사지는 건강의 기본, 그리고 정신은 건강의 기본이라는 표현도 가능한 것이다.

적어도 건강을 논하는 바에는 피부, 영양, 사지 및 정신의 네 가지에 대해 바른 견해를 갖고, 이것을 건강일자로 하는 방법을 구하고, 그 바른 실행에 의해 필연적으로 병에 걸리지 않고 병도 나아서, 무상(無上)의 건강생활을 즐길 수 있게 되어야 한다.

이하에서 설명하는 종종의 방법들은, 단지 위와 같은 목적 달성의 수단에 지나지 않는다.

2. 정신과 육체

고래(古來)로 정신을 존중하는 유심론에 대해 물질을 존중하는 유물론이 있지만 어느 것이나 잘못된 것이다. 심신은 하나와 같이 되어야 하는 것이 옳은 것인데, 인류는 고등 발달을 했기 때문에 구궁[4]의 작용이 완전하므로 자기를 떠나서 이것을 객관적으로 볼 수 있는 능력을 익혔다.

따라서 때로는 유심적, 때로는 유물적으로 생각할 수가 있는 것이다. 그러나 종래의 연구는 이것을 구분하여 뚜렷한 구별이 있지만 이를 통일하는 과학적 근거가 없었으므로 평행선이 되어 그 관련을 생각해 낼 수 없었다[5].

나는 니시의학 창시의 시초에 보건요양의 6대법칙의 제 6인 등배운동을 행하고 연후에 상주좌와(常住坐臥)[6], 어질게(良) 된다고 생각하고, 능(能)하게 된다고 마음에 새기고, 착하게 된다고 믿을 것을 제창하였다.

즉, 우리들이 체액적으로도 신경적으로도 중화(中和)의 상태에 있을 때, '어질게 된다, 능하게 된다, 착하게 된다.'를 생각하고 새기고 믿는 것은 건강적으로도, 정신적으로도, 행위적으로도, 불량이 어질게 되는 것이고, 무능력자가 능력자로 되는 것이고, 도덕적으로 불선(不善)이 선으로 되는 것이다. 그렇다면 그것이 어떻게 과학적으로 설명되는가.

인체를 구성하는 물질 중에서 수분을 빼면 나머지의 대부분은 단백질이다[7]. 단백질은 극히 예민하게 체액의 수소이온 농도에 대해 반응하는 것이다. 우리들의 체액은 단백질을 구성하는 아미노산의 조성 원자군에 있어서의 카르복실(COOH)기[8]와 아미노(N

---

4) 구궁(九宮)이란 眼, 耳, 鼻, 舌, 身, 意의 6식(識)에 알라아(Alaya Cons)식, 마나(Mana Cons)식, 그리고 아말라(Amala Cons)식의 3식(識)을 가한 것이다.
5) 이후 양자역학(量子力學)이 나타나면서 파동의 개념으로 물질과 정신의 경계가 사라지는 양자의학 등이 출현하였다. 譯註
6) 상주좌와(常住坐臥)-앉고 눕고하는 일상 생활의 거동
7) 인체성분은 대략 수분65%, 단백질 16%, 지질 14%, 염류 5% 당질 미네랄 소량이다.

$H_{2)}$기와의 상호균형과 해리작용과에 의해 Ph7.2~7.4 사이의 중성으로 유지되고 있는 것이다.

여기서 7.2내지 7.4의 범위를 들었는데 이것은 사람에 따른 상위이지 동일인에 있어서는 7.2든가 7.3이든가의 일정치를 유지하고 있다.

심신의 보통 상태에서 이 정상치를 유지 할 수 없을 만큼 건강이 크게 흔들리게 되면, 이때에 발열, 설사, 구토, 기타 종종의 증상을 나타내는 것이다.

제 2도는 육체와 정신의 관계를 나타내는 심신 감응도인데 그 오른쪽의 카르복실기는 산성이어서 교감신경을 대표한다. 즉, 수욕, 척추운동, 노애(怒哀), 불안, 운동, 육식, 하산(下山) 등의 심신의 동작은 교감신경을 긴장시켜 카르복실기를 중가시키므로 정상체액의 수소이온 농도를 유지하기 위해서는 이를 해리(解離)되지 않으면 안된다. 이는 다음과 같다.

$$[COOH \rightleftarrows COO^- + H^+]$$

또 아미노기는 알칼리성이어서 미주신경을 대표한다. 즉, 온욕, 복부운동, 음악, 안심, 안정, 삶은 야채식, 웃음(笑), 등산 등은 미주신경을 긴장시켜서 아미노기를 증가시키므로 이것도 해리되지 않으면 안 된다. 그래서 대장내의 분변에서 수분을 취하여 다음과 같이 해리한다.

$$[NH_2 + H_2O \rightleftarrows NH+3 + OH^-]$$

이 해리를 쓰기 위해 분변에서 물을 취하므로 이것을 보충하지 않으면 분변이 말라

---

8) [화학] -COOH로 나타내는 1가의 기(基). 이 수소 원자는 이온화하기 쉽고 산성을 나타낸다.

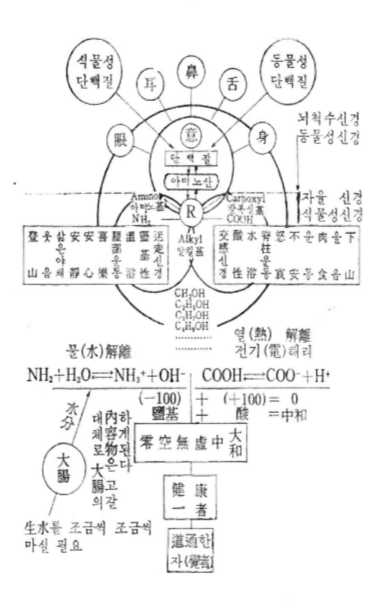

[심신(心身) 감응(感應) 분석도]

변비가 된다. 이것이 생수를 1분 1g주의, 즉 30분 마다 30g씩 마실 필요가 있는 까닭이 되는 것이다.

이 카르복실기와 아미노기와의 두 가지의 원자군이 환경에 따라 혹은 해리하고 옥은 결합하여 교감신경과 미주신경이 서로 100% 작용하여 체액을 그 사람 고유의 정상치로 유지하는 것이다.

우리들의 생활환경은 자연생활과는 크게 떨어져 있으므로 만약 그 생활을 있는 그대로 방임한다면 모처럼 신체기관의 형향작용이 자연적으로 갖춰져 있는데도 불구하고 때로는 산성으로 기울고 때로는 알칼리성으로 기울어 좀처럼 중성을 유지하기 어려워 고래로부터 '사람은 병(病)을 담는 그릇(器)으로 되어버린 것이다.

그러므로 우리의 생활환경 즉 피부, 영양, 사지 및 정신에 미치는 영향의 갖가지 모습을 바르게 하여 항상 완전한 중성의 단백질을 만들어 가는 것이 건강법의 지도이고 또 바른 의료이기도 한 것이다.

즉 건강법의 지도나 바른 의료는 우리들의 생활환경을 개선하여 언제나 체액을 중화로 유지하고 질병을 미연에 방지해야 한다.

제 3도는 신간정신 분석도로 동물성 신경인 眼, 耳, 鼻, 舌, 身, 意와 식물성 신경인 교감, 미주 양 신경의 상관관계를 표시하는 것이다.

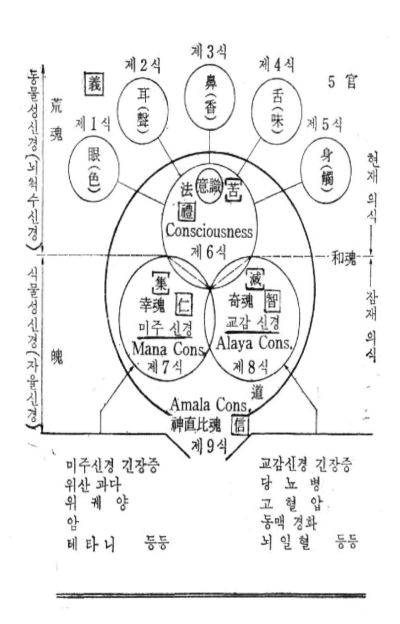

[정신분석도]

3. 증상 즉 요법

영국의 저명한 의사 토마스 시덴함(Thomas Sydenham, 1624~1689)은 「질병이란 유해한 소인(素因)을 구축하기 위해서 자연이 채용하는 방법이다[9].」라고 하였다.

즉, 체내에 들어온 혹은 내부적으로 생긴 유해한 소인을 구축하기 위해 우리들의 몸에 갖춰진 자연양능(自然良能= 자연치유력)이 취하는 방법이므로 이것이 요법(療法)인 것은 분명하다.

가령 음식물이 나빴을 때 이를 그대로 두면 신체를 해치므로 되도록 빨리 체외로 배설하는 방법, 그것이 구토이고 설사인 것이다. 또 체내의 조직 혹은 혈액, 임파액 중에 세균이나 독소가 늘어나면 신체를 해치므로 혈액순환을 왕성하게 하여 속히 이것을 소독하여 몸 밖으로 내보내려고 하는 것이 발열이라는 증상이다.

이 독소를 배설하는 데에 본래의 길인 신장을 사용하면 그의 사구체를 상하게 되므로 이를 피부를 통해 내보내려는 것이 발진(發疹)이다.

즉, 발열도 발진도 어느 것도 병이 아니고 유해독소든가 세균을 구축하기 위해 자연이 채택하는 방법인 것이다.

<상서(尙書)>에는,

若藥弗暝眩 厥病不應(만일에 약이 명현하지 않으면 그 병은 낫지 않는다.)

<신감(申鑑)>에는,

藥暝眩 以瘳疾 (약이 명현함으로써 질병을 낫게 한다.)

<공자전(孔子傳)>에는,

服藥 暝眩極 基病 乃除(약을 먹고 명현이 극해져서 그 병이 없어진다.)라고 되어 있

---

9) Disease is a process adopted by nature for driving out noxioux principle

다.

여기서 명현이라는 것은 바로 증상을 말하는 것이다.

약이라는 것은 단지 먹는다든가 붙인다든가 하는 약만이 아니고 식물도 갖가지 조작도 또 선배나 친지의 계고(戒告) 등도 모두 약이라고 말하는 것이다.

예를 들면 발열 시에 각탕을 하는 것은 약이고 이 때문에 발한하는 것은 명현이고, 발한하면 열이 내려 병이 낫는 것이다. 즉, '약이 명현함으로써 병이 낫는다.'가 되는 것이다.

만일 이 경우에 발한하지 않으면 '약이 명현하지 않으므로 그 병은 낫지 않는'것이다.

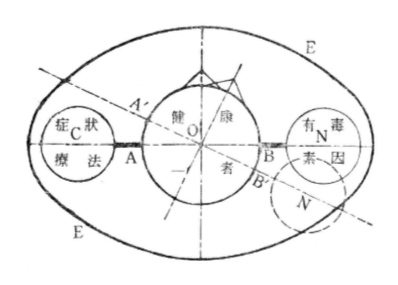

[증상 즉 요법 도해]

위의 증상 즉 요법 도해에서 중앙의 O인 큰 원은 무병건강을 나타내는 것으로 일자

(一者)를 이루는 완전한 심신이라고 한다. 이 완전한 건강은 꼭대기의 삼각이 수직이 되고 AB인 직경은 수평이 아니면 안 된다.

이 같은 건강체도 인간 생활의 부자연에 의해 가령 N인 유해요인이 침입했다고 하면 여기서 건강을 저해되어 A'B'의 방향으로 기울어지려고 한다. 이런 경우에 생체의 생존이 위험에 직면하게 되므로 여기서 자연의 양능(良能)은 C인 증상을 나타내서 이것을 처음의 AB인 수평의 위치로 돌이키려고 하는 것이다.

즉, N이라는 유해소인(病源)을 갖고 있는 생체는 어떻게 해서든 C라는 증상을 일으켜서 이것에 대항하지 않으면 생존이 불가능하게 되는 것이다.

그러므로 니시의학 견해에 의하면 N인 유해소인이 생체에 침입했을 때는, 여기에 대항하는 C라는 증상을 나타내어 균형을 유지하고 있는 것이므로 이때 사람은 N 및 C라는 두 개의 서로 대항하는 자를 갖는 상태에 있어서 일자인 것이다.

그리고 C의 크기는 당연히 N의 크기에 필적하는 것이어서 N보다 크지도 않고 물론 작지도 않을 것이다.

예들 들어 N이라는 유독소인이 결핵균인 경우 거기에 대하는 C라는 증상은 혹은 발열이고 해수 · 객담 · 공동(空洞) 등이고 때로는 각혈(咯血)도 수반 할 것이다.

그것은 그때의 N인 결핵균의 상태에 의해 자연의 양능이 발휘하는 최량의 대항 수단이다.

가령 39도가 계속된다면 39도가 지속됨으로써 결핵균에 대항하고 있는 것이므로 38도 5부로는 이 경우 부족한 것인데, 이 때에 하열제 등을 써서 인위적으로 내리게 한다면 C의 크기를 N에 맞서는 크기보다 작게 하는 것이 되므로 생체는 AB라는 균형된 위치에서 A'B'의 생존을 위협하는 상황으로 말려드는 꼴이다.

그래서 이 때 38도의 발열이 계속되면서 내리지 않는 것은 슬퍼해야 할 상황이 아니라 기뻐해야 할 사상(事象)인 것이다.

그러나 이 발열의 계속은 N인 결핵균의 박멸에는 불요불가결한 대항 수단이긴 하지만 이로 인해 생체에 나쁜 영향을 미친다는 점도 생각하지 않을 수 없다.

그 점을 연구하면 체온의 상승에 의해 수분이 증발한다. 비타민C가 파괴된다. 또 도한(盜汗)이라도 있으면 수분과 염분과 비타민C를 상실한다.

수분의 부족은 구아니딘(guanidine)을 퇴적하여 요독증의 원인을 유발하고 염분의 부족은 한편에서는 신경염을 일으켜서 발의 고장을 초래하고, 다른 편에서는 위염산을 결핍시켜서 소화불량을 일으킨다.

또 비타민C의 부족은 조직을 취약하게 만들어 양혈병(壞血病)의 원인을 제공한다. 이들 장해는 발열에 따라 생긴 제 2의 부작용이어서 결핵 박멸의 힘을 감쇄하는 것이 되므로 이것을 항상 보충하면서 생체의 세력을 그대로 유지하도록 하지 않으면 안 된다.

이렇게 하여 생체 즉, N인 유독소인과 C인 증상을 포함한 EE인 도형은 이 경우 일자로서의 건강체인데 물론 O인 일자 건강체와는 다른 것이다. 이 타원형의 일그러진 건강체도 부족한 것을 보충하여 일자를 유지하면서 조용히 증상의 효력 발휘를 기다리노라면 이윽고 N인 유독소인은 증상에 의해 박멸되어 그 세력이 감퇴한다.

그리고 이에 대항하던 증상도 그에 따라 경감되어 가서 마침내 N이 완전히 구축되어 없어질 때 증상도 그 성스런 임무를 완수하고 해소하게 되니 본래의 진원이며 일자이던 O는 처음의 건강을 회복하는 것이다.

이것이 니시의학의 증상 즉 요법이라는 원리이다. 이 점을 잘 이해되면 그 발현하는 증상이 어떠한 종류의 것이든 태연하게 경과를 지켜보면서 빠른 시일 안에 시초의 건강체로 회복될 수가 있다.

길익동동(吉益東洞)의 <고서의언(古書醫言)>중에,

「명현은 각자 모두 다르며 천변만괴(千變萬怪) 명상(名狀)하기 불가하다. 고로 약(藥)이 급소에 적중해도 독불해(毒不解)하면 약은 끝내 명현하지 않는 것이다. 즉, 독(毒)이 해하면 약은 바로 명현하는 것이다.

혹은 명현 수십일, 절식 이수하여 금방 죽으려고 하다가도 독이 진(盡)하여 낫는 사람도 있다. 이것 모두 몸[軀] 스스로 이를 하는 바가 아니라면 어찌 능히 알 수 있을 것인가.

고로 말하기를 이 말은 읽기는 쉽고 행하기는 어렵다고 할 것이다. 의술의 습숙(習熟)이 바로 여기에 있는 것이다.」라고 반복해서 음독하여 그 깊은 뜻을 깨닫지 않으면 안 된다.

4. 식이(食餌)에 관하여

수야남북(水野南北) 저 <상법수신록(相法修身錄)> 첫머리에 <남북상법극의(南北相法極意) 발졸자서(拔窣自序)>에 말하기를,

「대저 사람은 식(食)을 본(本)으로 한다. 가령 양약(良藥)을 쓴다고 해도 식부작(食不作)이면 성명(性命)을 보지(保持)할 수 없다. 고로 양약은 식(食)이다.

내가 수년간 상업(相業)을 한다고 하더라도 식(食)의 귀한 것을 모르고서 사람을 상(相)한 즉, 빈궁단명(貧窮短命)의 상이 있어도 유복하고 장수인 자가 있다. 또 부귀연명(富貴延命)의 상이 있다고 해도 빈궁하고 단명한 자도 있다.

이런 고로 상을 보아 길흉을 가린다고 해도 명백하게 정할 수 없다. 이것 모두 식의 신(愼)과 부신(不愼)과에 달려 있다는 것을 알고, 연후에 상함에 우선 식의 다소(多少)를 듣고 생애의 길흉을 가리니 만에 일실(一失)이 없다. 고로 이것을 나의 상법(相法)의 오의(奧意)로 정한다.」

라고 상모(相貌)는 이것을 하늘에서 받는 것이긴 하나 그 뒤의 섭생에 의해 어떻게든 변할 수 있다는 것을 알리고 있는 것이다. 이것은 즉, 「빈궁단명의 상이 있어도 식을 근신하는 자는 복이 있어 무병장수가 되고, 설령 부귀연명의 상이 있는 자도 식을 부신(不愼)하여 대식미식(大食美食)하는 자는 빈궁하고 병신단명(病身短命)이 된다」는 것이다.

고래(古來)로 '명(命)은 식(食)에 있다'라고 해서 먹지 않으면 생명은 유지할 수 없으나, 한편으로는 '팔분식(八分食)에 의자불요(醫者不要)'라는 속담도 있다는 사실을 기억해야 한다.

니시의학 건강 원리의 사대법칙(四大法則)의 제 2는 영양이다. 영양의 바른 지도가 얼마나 건강에 영향을 미치는가 하는 것은 여기서 아무리 강조하여도, 과도의 강조는 안 된다고 할 것이다.

그런데 근대 영양학은 단적으로 말해서 「칼로리설」이라고 볼 수 있다. 그리고 다만 막연하게 일본인은 하루 평균 2,400칼로리를 요 한다고 한다. 만약 우리들이 날마다 빠짐없이 꼬박꼬박 2,400칼로리씩을 취한다면 아마도 한 달이 안되어 몸은 병에 걸리고, 식욕부진이나 설사를 일으켜 하늘은 그 식량의 과잉을 경고하게 될 것이다.

식이(食餌)는 인간으로서 생활을 하는 이상 단백질, 탄수화물, 지방, 리포이드(類脂肪體), 무기염류(無機鹽類), 비타민, 물 등의 7대 영양소를 적당히 배합하지 않으면 안 된다.

그 섭취량은 유즙 1g의 영양가를 1넴(NEM-Nutrition Equivalent Milk)으로 하고 이것의 장의 내면적 1cm^{2}에 대한 소요량으로 결정한다. 각 연령에 따라서 필요한 하루 영양량을 넴(NEM)의 단위로 표시하면 다음과 같다.

장(腸)의 면적당 $1cm^2$ 에 대한 영양량	1년 미만의 젖먹이	0.5 넴
	2년 유아	0.5 넴
	11.2세 전 후	0.5 넴
	성인 앉아서 일하는 직장인	0.5 넴
	성인 일반 직장인	0.5 넴
	성인 육체노동자	0.6~1.0 넴

표 ; 넴(NEM)의 단위로 표시한 장(腸)의 면적당 $1cm^2$ 에 대한 영양량

장의 내면적은 좌고를 Cm로 재어서 그것을 자승하면 된다.

예를 들면 32세의 부인으로 체중이 49.5kg, 좌고 82cm인 사람의 장의 내면적은 82cm × 82cm = $6,724cm^2$ 이므로, 소요 영양량은 $1cm^2$ 당 0.4라고 하면 2,690넴이 된다.

이 영양량을 3개월 계속해서 표준체중에 증감이 없으면 그 부인의 소화흡수 능력은 정상이라고 보는 것이다. 만일 이 영양량으로 점점 체중이 감소한다면 그것은 장의 소화흡수 능률이 낮은 것이므로 단식 요인이나 생식 요인 등의 방법에 의하여 숙변을 배제하여 이를 정상으로 회복하지 않으면 안 된다.

참고로 1칼로리는 1.5 넴(NEM)에 상당한다.

이와 같은 계산은 번잡하므로 일반적으로는 아침에 일어났을 때 주먹을 쥐어보고 부기가 있는 것 같으면 영양이 과잉인 것이므로 이 부기가 없어질 때까지 줄이지 않으면 안 된다. 만일 악력계가 있으면 밤에 취침 전에 악력을 재고 아침에 눈을 떴을 때에 바로 또 재어 아침의 악력이 밤의 악력치의 80%까지는 상관이 없으나 그 이하이면 영양과잉이므로 식이를 줄이도록 해야 한다.

환자가 건강을 회복할 경우 이 식이를 늘려 가는 안분(按分)이 대단히 중요하므로 니시의학 의사, 지도사범 및 지도 실천자가 가장 유의하고 지도하지 않으면 안되는 점이다.

우리들은 '먹지 않는 즐거움을 즐겨야 한다'고 하는 것은 내가 항상 제창하는 바이다. 식사량을 줄여서 소식(小食)이 되면 변통도 정상으로 되고, 피로도 적고, 식후의 졸음 같은 것도 없게 된다. 독자 여러분은 소식을 즐길 수 있게 수련을 쌓지 않으면 안된다.

l 제3장 l

좋게 된다고 생각한다

1. 주문의 「시리시리 소와카」

아와 지방 나또오군 고꾸분절촌은 시고쿠 88개소 중의 제 15번이 영지로서, 이곳에는 약사여래가 안치되어 있다.

옛적 이 촌의 한 노파가, 어느 때 행려자로부터 치질이 고쳐지는 주문을 배웠다. 그것은 바로 「슈리, 슈리, 슈리, 슈리, 슈마리 소와카」라고 하는 것이었다. 그저 엉덩이를 걷어 올리고 이 주문을 외우면 치질이 낫는다는 것이다.

그런데 글자 한 자도 모르는 노파는 이 말을 「시리(엉덩이) 시리, 시리, 시리 소와카」로 외워버리고, 그것을 외우면서 많은 치질 환자를 고치고 있었다. 그러자 어떤 중이 그 말을 듣고, 도대체 그것은 무엇인가 하고 물은즉, 그 노파는 황송한 태도로 이것은 진언비밀(다라니 - 번역하지 않고 음대로 읽는 주문)의 어구로 엉덩이의 병을 고치는 주문이기 때문에, 「시리, 시리, 시리 시리 소와카」라고 한다고 대답하였다. 중은 크게 웃고, 그것은 큰 잘못이다. 본래 〈청정 다라니경〉에 있는 말인데, 시리(엉덩이)가 아니고 슈리라고 가르쳤지만, 노파는 태연한 얼굴로 '슈리고 시리고 상관 없다, 나는 지금까지 이것으로 천 명 이상의 환자를 고쳤다.'고 말했다는 이야기가 있다.

또 시고쿠의 마루카메에 한 노파가 있었다. 「오오무기(보리), 쇼오즈(팥), 니쇼오(2되), 고센(5전)」이라는 주문을 세 번 외우고, 환자의 아픈 곳을 문지르면, 어떤 어려운 병도 바로 낫는다고 하는 것이다.

어느 때 고(故) 오오우찌씨가 시고쿠를 여행하다가, 그 소문이 너무 큰 것을 듣고, 일부러 그 노파를 찾아가 내용을 물어 본 즉, 에이헤이절의 중에게서 배운 주문이라고 한다.

좀 더 잘 들어 보니 그것은 금강경에 있는 「오오무쇼주우, 니쇼오고신 (마땅히 의지할 곳이 없고서야 그 마음이 생긴다.)」 즉, 인간은 아(我)에 얽매이지 않으면, 병은 낫는 것이라는 뜻인 것을 알았다.

어째서 그렇게 발음이 잘못되었는가 하면, 노파는 어린 손자에게 잊지 않으려고 적어 놓으라고 하였다. 그런데 손자는 농부의 자식인 만큼 자신이 이해하는 쉬운 말로 바꾸어서 「오오무기쇼오즈(보리, 팥) 니쇼오고센(2되, 5전)」으로 써 놓았던 것이다.

그래도 노파는 진지한 태도로 그저 「보리 팥 2되 5전」을 외우며, 그리고 이상하게도 여러 병을 고치고 있었던 것이다.

2. 소위 꾸우에이즘

지금은 고인이 되었지만 프랑스에 에미일 꾸우에라는 유명한 약학자가 되었다. 그는 어떤 약종상의 뒤를 잇게 되었는데, 자본이 딸리므로 효능이 없어진 소용이 없는 오래된 약을 가게에 진열해 놓고 있었다.

어늘 날 한 시골 사람이 약을 사러 왔다. 그는 정직하게 이 약은 오래 되어서 나빠진 것이라고 다른 약을 권해도, 손님쪽이 도리어 '걱정 마시오, 나는 몇 십 년이나 이 약을 쓰고 있다, 나는 이 감기약이 제일 잘 듣는다'하고 굳이 말하기에, 꾸우에도 하는 수 없이 그 낡은 약을 그에게 그냥 팔아 넘겼다. 그런데 어찌된 셈인지 오래 되어 효과가 없어야 할 그 약이 역시 본인에게는 잘 들었다.

쿠우에 자신이 그다지 듣지 않는다던 약이 아주 잘 듣는다고 하는 데서, 이것을 전해들은 많은 사람들이 나도나도 하며 사러 몰려왔다. 쿠우에는 정신을 차리지 못했다. 그는 나중에는 같은 봉지 속에 전혀 듣지도 않을, 전분에 향료를 섞은 것을 넣어서 팔아 보아도 역시 효과가 있었다.

이렇게 되는 데서 쿠우에는 '약물 요법'이라는 것에 대해 의문을 일으켰다.

바로 그 때에 의자(醫者)이며 문호(文豪)로 미국 하버드대학 교수였던 올리버 벤델 호옴즈가 학생들에게 강의할 때에 다음과 같은 비꼬는 말을 한 일이 있다.

「우리들 인류가 지금까지 쓰고 있던 약(藥)이랑 일체를 바다에 던져버렸다고 하면, 우리들 인류는 확실히 오늘날보다도 훨씬 행복하게 되었으리라. 하지만 어류는 정말 반갑지 않은 고통의 경우를 당하였으리라.」

이 말이 크게 퍼져서 유럽 방면에까지 널리 선전되었다. 꾸우에는 이것을 듣고 확실히 뜻에 맞는다고 하여, 약으로 번 3억원 정도의 재산을 모두 자선 단체에 기부해버리고, 한 푼 없는 몸이 되어가지고는, 드디어 그 자신이 정신 요법가가 되어, 소위 꾸우에이즘이라는 한 파를 창시한 것이다.

그의 치료법이라고 하는 것은 매우 간단한 것으로, 소위 주문이라고 할만한 것을 자기가 외우고 또 환자 자신에게도 외우게 하는 것이다.

그 원어를 일본어로 번역하면 「나날이 모든 면에서 나는 어질게 되고 능하게 된다」라는 뜻으로 된다. 그는 이 문구에 특히 「나」라는 말을 사용한 것은 의미가 심장하고 용의가 주도하다고 하지 않을 수 없다.

그는 영어를 쓰는 국민에 대하여는 일부러 그럴듯하게 프랑스어로, 그것도 완전히 발음하지 않고 주문을 외우듯이, 울리는 듯한 가락으로 하고, 최후에는 큰 기압을 넣으면서 아픈 곳을 문지른다.

그리고 손을 잡고 「나와 함께 빨리 걸으라」고 명한다. 그러면 지금까지 절름거리던 사람이 바로 걷게 된다는 상태이다. 크게 사람을 얕본 사기꾼같은 방법이기는 하지만 아무튼 그래도 이상하게 병이 낫게 되는 것이다.

3. 어느 자신감이 센 남자

영국에 매우 자신이 센 한 남자가 있었다. 그는 자기는 태어나면서부터 튼튼하여, 병같은 것은 앓는 일이 없다고 자신하고 있었다. 어느날 그가 번화한 거리를 걷고 있을 때 그의 친구는 미리 짜놓은 기발한 계획을 시험하였다.

그것은 이러하다.

한 사람의 의사가 「여보세요, 당신의 얼굴색이 대단히 좋지 않은데, 가슴쪽이 아무렇지도 않습니까?」 하고 물었다.

「아니 아무렇지도 않습니다.」

「그래요? 나는 의대의 교수인데 이런 사람입니다.」하고 명함을 건넨다.

그는 「사람을 우습게 보고 있다」고 화를 내고 재빨리 걸어가 버렸다. 5, 6정(1정은 약 109m)이나 간즉 한 약국에서 「여보시오」하고 부르는 한 신사가 있었다.

「나는 어느어느 병원의 부원장인데, 당신은 드문 병을 앓고 있군요... 걸음걸이로 알 수 있습니다. 당신 가슴에 이상이 있군요」

「턱없는 소리는 그만 두시오. 아까도 그런 소리를 한 자가 있었다. 당치도 않는 소리다.」 하고 잔뜩 화를 내고 가버렸다. 그리고 기분이 너무 울적하기 때문에 버스를 탔다. 그런데 조금 있은 즉, 앞에 앉아 있는 신사가 「여보시오. 당신은 안색이 나쁜 것 같은데 가슴이 침범되고 있습니다. 나는 어느 어느 의대의 교수 누구인데, 내일에라도 저희 학교로 나오시면 어떠시겠습니까?」

과연 자신이 세고 마음이 굳은 남자도, 그럴지도 몰라, 하고 마음이 약간 흔들리게 되었다. 집에 돌아가자마자 그만 자리에 눕게 되고, 그날밤부터 발열했다는 실제담이 있다.

4. 영국의 어느 노파

처음에 든 마루카메의 노파같은 비슷한 이야가가 영국에도 있다.

로마의 옛적 속담에 「합장(合掌)은 신(神)에 통한다」는 말이 있다. 영국의 웰스의 두메 산골에 한 노파가 어느날 이것을 배웠다. 그런데 노파는 물론 라틴어 등 알

까닭이 없다.

그래서 손자인 초등학생에게 그것을 구전으로 적어 두게 하였다. 어린이는 "Blest, olio penetrato coma(행복하여라, 누구도 천당에 갈 수 있으니)" 라고 글을 잘못 적어 버렸다.

이것은 문장으로서는 조금도 이상하지 않지만, 라틴어의 원문과는 어조가 비슷할 뿐이지 실제 담긴 의미는 전혀 다르다. 그런데 노파는 이 잘못 전해진 주문을 가지고, 수많은 환자를 고치고 있었는데, 뒤에 피어스 푸로머스라는 사람으로부터 그 주문이 잘못된 것이라고 듣고 나서는, 그 주문이 다시는 듣지 않게 되었다는 이야기이다.

5. 25억원의 보물 상자

네덜란드의 라이덴대학의 교수이자 명의(名醫)로 유명한 부우하아페라는 사람이, 죽을 때에 자식에게 이 보물 상자 중에는 불로장수의 비법이 적혀 있는데, 하지만 나의 당대에는 절대로 이 상자를 열어서는 안된다고 유언을 하고 한 개의 상자를 주었다. 그런데 그 이야기가 점점 전해져서, 영국의 어떤 부호가 경매에서 그것을 25억원으로 사들였다.

그런데 그 속에서 나온 것은 그저 낡아빠진 단 한권의 수첩 뿐이었다. 그리고 그 속에는 무엇이 적혀 있었는가? 그것은 물론 네덜란드어였는데, 「머리를 냉정하게, 발을 따뜻하게, 그리고 배부르게 먹지 말 것」이라는 뜻이었다. 그것은 즉 고래로 동양에서 전해 내려오는 「두한, 족열, 팔부식」을 말하는 것이었다.

그렇다면 이상하게 앞에서 예로 들어 말한 수많은 삽화는 과연 무엇을 말해 주는 것일까.

6. 현재의식과 잠재의식

전에 말한 것처럼 우리들의 신경은 뇌척수신경과 자율신경의 두 계통으로 분류된다. 그리고 이것이 심리학에 있어서는 현재의식과 잠재의식에 상당하는 것이다. 현재의식에 관하여는 해설의 필요를 느끼지 않지만, 잠재의식의 문제는 오늘날에 있어서도 사회적으로 일반에게 이해되어 있지 않는 것 같으므로, 일단 해설을 하기로 하자.

잠재의식이란 무의식이라고도 하며, 우리들의 평상시의 의식 활동에서 독립한 의식 활동을 말하는 것이다. 예를 들면 이런 것이 있다. 어떤 한 아가씨가 아무리하여도 생수를 마실 수가 없었다. 본인은 물론 아무도 그 이유를 모른다. 그저 이상체질이니까 생수를 마실 수 없는 것일거라는 것이었다.

그러나 점점 문제를 밝혀 본 결과, 그 아가씨가 철이 들기 전의 어린 시절에 마당 연못의 물을 마시고, 돌봐 주는 사람들로부터 생수에는 보이지 않는 충이 있어서, 그것이 뱃속에 들어가서 난폭하게 굴면 크게 고통을 받는다고, 친절하게 되풀이하면서 더욱 공포심을 일으키도록 타이름을 받았다는 것을 알게 되었다.

그리고 그 공포심이 잠재의식 속으로 들어가서, 모르는 사이에 일종의 강박관념으로 되어 다시는 생수를 마시지 않게 되었다. 아니 마실 수 없게 되었다. 현대의식에서는 완전히 잊혀지고 있으나 잠재의식 중에는 살아 있는 것이다.

위의 것은 하나의 예인데, 정신분석학의 권위자 프로이드에 의하면, 우리들에게는 어린 유소년(幼少年) 시절부터 성적 욕망이 있다. 그것이 사회적 습관이나 도덕 규율 때문에 억압되어서 부지불식 중에 그것이 잠재의식 중에 묻혀버리게 된다.

그런데 그것이 현재의식의 감시를 뚫고 언제나 현재의식 중으로 나타나려고 한다. 그리고 그것이 현재의식을 지배하는 경우도 때때로 있는 것이다.

또 잠재의식은 꿈에 대하여도 여러 가지 재료를 제공하는 것이기도 하다.

잠재의식에 대하여 전문가 중에는, 그것은 생리 현상의 일종의 반사 작용이고 경련 작용임에 불과하다고 보는 사람도 있고, 또 그것은 어떤 순간에 있어서의 주의(注意)의 초점 외의 시야에 불과하다고 설명하는 사람도 있다.

이들의 주장자에 대하여 잠재의식이야말로 우리들의 진실한 자아이며, 현재의식은 빙산의 바다 위에 떠 있는 작은 부분이고, 바다 속의 대부분이야말로 잠재의식이고, 그것이 실제의 자아이다.

따라서 식역상(識閾上)의 즉, 현재의식의 자아는, 식역하의 잠재의식의 자아인 저장소의 것의, 하나의 작은 구현에 부과한 것이며, 인생의 큰 사업이나 천재적 업적 등은 모두 식역하의 자아 즉, 이 내재된 잠재의식에 의하여 달성된다고 말하는 전문가도 있다.

그러나 아무튼, 인류의 문화는 현재의식 활동의 소산이라는 것은 누구도 반대할 수 없는 사실이므로, 우리들은 현재의식 활동에 의하여 잠재의식 활동을 교화하고, 지양하고, 승화하지 않으면 안된다. 그리고 그렇게 하는 데에 어떤 방법과 수단을 강구하지 않으면 안되겠는가.

7. 일종의 자기암시

나는 등배 운동에 의하여, 자율신경의 교감신경과 미주신경이 길항(拮抗) 상태로 되는 것을 말하였다. 그리고 또 길항 상태에 있을 때, 잠재의식도 자연히 평화와 통일의 상태로 나타나게 된다. 따라서 양 신경이 길항 상태에 있는 각자에게는 꿈이 없다. 꿈으로 될 소재가 잠재의식에 그려져 나오지 않는 것이다.

양 신경이 길항 상태에 있을 때에, 암시 작용이 또한 가장 적절하고 유효하게 작용하는 것이다. 그저 암시 작용이라고 하면, 일종의 독특한 심리 작용처럼 생각되지만, 의사가 환자를 잘 설득하여 「이 약을 먹고 누워 있으면 병이 낫습니다」라고 하는 것도 일종의 암시 작용이다.

또 최면술에 의한 요법도 암시 작용의 응용이다. 자기자신에게 암시를 주는 방법도 있다. 이것이 말하는 바의 자기 암시 작용이다. 예부터 전해 오는 좌선, 내관법, 정좌법, 복식 호흡, 신심조화법 등도 모두가 이 자기암시 작용을 이용한 것이라고 할 수 있을 것이다.

그런데 교감신경과 미주신경이 길항 상태로 있을 때에, 뇌척수신경을 자기 암시법에 의하여 작용시킨다.

의지에 따라 자유로 되는 뇌척수신경으로써, 자유로 되지 않는 자율신경에 작용을 미치게 하여, 자유롭게 되게 하는 데에 니시의학의 그 목적이 있는 것이다. 이것은 즉 자기 암시에 의하여, 평화와 조화의 상태에 있는 잠재의식에게, 현재 의식을 작용시켜서 양자를 융합 통일한다는 것을 말한다.

이 관계를 불교의 방면으로부터 음미하여 보기로 하자.

8. 생각하는 대로 되는 사람

불교에서는 정신을 분석하여 다음처럼 분류하고 있다. 눈은 제 1식, 귀는 제 2식, 코는 제 3식, 혀는 제 4식, 몸은 제 5식이며 이것은 촉각의 의미이다. 의는 제 6식으로 오늘날 우리들이 보통 말하는 바의 의식이다. 즉, 제 1식부터 제 5식까지는 감각이고, 이에 제 6식을 가한 것이 금일의 현재의식이다.

자율신경 계통은, 교감신경은 알라야식이 대표하고, 미주신경은 마나식이 이를 대표하고 있다. 대성석가는 3천년의 옛날에 있어서, 이미 정신 분석에서 교감신경과 미주신경을 관념적으로 파악하고 있었던 것이다.

그것을 뒤의 학자들은 경서에 기대고 이론을 세우고 하여 갑론을박, 오늘에 이르고 있는데, 나는 알라야식에 관하는 한 섭론종의 말사가 제창한 알라야식을 진망 2식으로 분별하여, 제 7식을 망식으로서 알라야식으로 하고, 진식을 제 9식으로서 따로 아말라식을 세운 일을 찬성하는 것이다.

알라야식을 교감신경으로 하고, 마나식을 미주신경으로 하여, 알라야식과 마나식이 평화와 조화의 상태에 있는데에 현재의식이 작용하여, 우리들의 의식이 현재의식도 잠재의식도 함께 자유로는 경계로 된 경지가 아말라식이다.

진체 역의 〈결정장론〉에 「알라야식은 이것은 무상 그리고 유루법이고, 아말라식은 이것은 상 그리고 무루법이다……알라야식은 일체번뇌의 근본으로 되고 불도를 위한 근본으로는 안되고, 아말라식은 번뇌의 근본으로는 안되고 다만 불도를 위하여 일을 하는 근본으로 된다.」고 되어 있고, 또 〈금강삼매경〉에는 「제불여래는 항상 일각으로써 제불을 돌려서 아말라에 들게 한다.」라고 있다. 이상과 같은 여러 문헌에

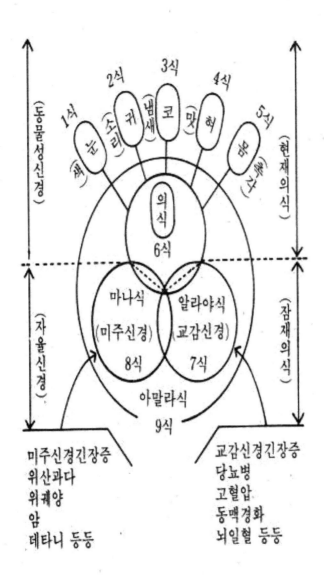

[신경계통도 : 자율신경 계통은, 교감신경은 알라야식이 대표하고,
미주신경은 마나식이 이를 대표하고 있다.]

의하여 나는 정신 분석의 구식론에 찬성하는 바이다. 고대 인도에 쿤달리경이라는 것이 있는데 이것은 미주신경의 경이다. 요오가 쿤달리 우파니샤드에서는 인체에서는 6개의 윤이 있어서 이것이 생체를 맡아보고 있다고 한다.

지근본륜, 자의처륜(배꼽 부위), 만보주륜(위 부위), 무파륜, 청정륜, 교령륜의 6 윤이다. 이 6가지 윤의 소재가 부교감신경 특히 미주신경에 유사하게 되어 있는 데에 우리들은 새삼 놀라게 되는 것이다.

우리들은 자기 암시를 통하여, 현재의식에서 잠재의식으로 활동을 넣어서, 잠재의식까지도 의지로써 자유로이 되는 의식으로 만들어 불교에서 말하는 여러 식을 돌려서 아밀라로 드는 것을 마음에 새기는 것이다.

단, 병이 있을 경우의 자기 암시는 운동 중에 '잘된다 잘된다.' 하고 마음으로 깊이 생각하는 것이다. 「생각이 행동으로 되고, 습관으로 되고, 성격으로 된다.」고 하는 것은, 구미인은 일찍부터 가르치고 있다.

즉, 「Thought→Action→Habit→Character」의 일련의 관계는 심리학적으로도 증명되고 있다.

이와 같은 사항이 〈관세음보살〉의 속에서도 이야기되고 있다. 관세음보살이란 Avalokitecvara Bodhisatta이다. 아발로키타는 본다, 눈, 빛, 방사, 방송의 뜻이며, 이슈바라는 받는다, 귀, 소리, 목소리, 세음, 자재의 뜻이다. 이것을 번역하여 관음(觀音), 관세음, 관자재라고 말하고 있다.

이것을 오늘에 말한다면 방송과 수신이다. 자기로서 생각하는 것이 그대로 된다. 자기의 생각으로 어떻게라도 된다. 생각하는대로 자유자재로 된다는 것이 아발로키이테이슈바라이다. 이것이 바로 관세음(觀世音)이다.

다음에 보드히는 지, 통, 각, 오의 뜻이며, 삿트바는 정, 유정, 중생의 뜻으로 인간을 말하는 것이다. 두 말을 합하여 깨달은 사람, 각인(覺人)이다.

결국 관세음보살(觀世音菩薩)은 오늘의 말로 하면, 자기로서 방송하고 수신하고 그대로 될 수 있는 사람, 자기가 생각하는대로 될 수 있는 사람이며, 이것이 각자(覺者)이 며 관자재보살(觀自在菩薩)이다.

우리들은 등배 운동 중, 잘 된다, 잘 된다 하고 생각하면 정말로 잘 되는 것이다. 또 깨달을 수 있다, 깨달을 수 있다라고 생각하면 각자로 되는 것이다. 등배 운동에 의하 여 암시가 십분 잘 듣는 정신 상태를 만들고, 그런 다음에서의 생각이므로 자연히 관 자재 보살로 될 수 있는 것이다.

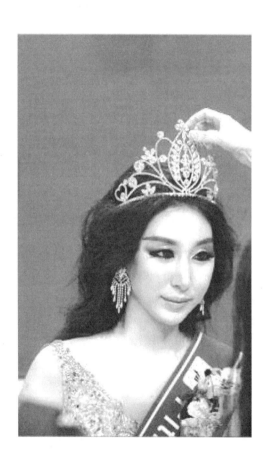

| 제4장 |

생수의 음용

1. 물의 고마움

기원전 6세기의 그리이스의 철학자 타레스는 우주의 근본은 물이며, 삼라만상은 물로 이루어진다고 말하였다. 확실히 지표의 ¾은 물이며, 또 하늘에서는 비가 내리고 땅을 파면 물이 솟아 나온다. 산의 골짜기로부터는 내가 흐르고, 그것이 합하여 양양한 큰 강으로 되며, 기름진 들판을 추기고 넓은 바다로 흘러 들어간다. 끝없이 이어지는 바다에는 해초가 무성하고 고기와 조개류가 서식하고 있다.

 산의 삼림도 들의 풀도 물에 의하여 번식하고, 물에 의하여 꽃을 피운다. 풀숲의 새는 샘가로 모여 들고, 숲속의 동물은 개울가로 찾아 든다.

 확실히 물은 우주의 근원처럼 보인다. 정말로 물은 생물의 생명의 근원처럼 생각된다. 또 한기가 오면 얼음으로 얼어서 고체로 되고, 서열을 만나면 증발하여 기체로 변화한다. 참으로 이상한 액체이다.

우주는 물을 떠나서는 존재할 수 없다. 아니 우주 그 자체가 물로 구성되어 있다고 상상한 타레스의 구상은 소박하면서도 진실에 핍박하고 있다. 그리고 또 생물은 물 없이는 생명을 유지할 수는 없다.

우선 식물의 경우를 생각하여 보자. 첫여름의 새벽에 앞사귀 끝에 반짝이는 이슬을 볼 것까지도 없이, 식물의 조직 중에는 수분이 함유되어 있다. 그 함량은 식물의 종류에 따라, 또 그 부분 부분에 따라 다르지만, 수분은 영양분의 운반이나 영양분의 합성 등에 큰 역할을 하고 있다. 지금 식물을 분석하면, 수분, 무기물질, 당질, 지질, 단백질, 비타민, 효소 등으로 구성되어 있는 것을 알 수 있다.

이 중, 수분과 무기물과는 직접으로 대지와 천공으로부터 섭취하는 것으로 되어 있다. 이 수분과 무기물이 중심이 되어서 여러 가지 복잡한 몸의 성분이 합성되어 가는 것이다. 만일 물이 없다면, 대지 중의 무기물을 식물의 체내로 받아들일 수는 없고, 따라서 영양분의 합성도 스스로의 성장도 할 수 없게 된다. 물론 거기에는 천공으로부터의 광선과 공기 중의 탄산가스의 협력이 필요하게 된다.

문제는 식물에서 끝나는 것이 아니다. 우리들 자신의 몸이 물이 없으면 살 수 없는 것이다. 생체내의 수분은 영아 90%, 소아 70%, 중년 60%, 노년 58% 라고 한다. 지금 이 수분의 10%를 잃을 때는 우리들은 병적 상태가 되어, 정신 불안, 경련 등의 증상이 나타나며, 심한 고민 끝에 20~22%는 사망하는 것이다.

그런데 같은 체내의 구성 요소인 단백질이나 지질이나 당질 등은 10%는커녕 50%, 즉 반감하여도 짧은 기간에는 생리적으로 중대한 지장은 가져 오지 않는 것이다.

최근 프랑스대학에서 출판된 앙리 쟈루랑의 〈물〉이라는 저서에는 다음과 같이 씌어져 있다. 「동물의 생명 유지에 관하여 물이 하는 역할은 식물학상에서 물이 하는 역할과 이상할 정도로 비슷하다. 그러나 물의 중요도가 고등 동물의 경우 훨씬 더 현저하다고 하는 것은, 그 세포가 분명하게 분화되고, 그리고 많은 무리를 이루고 있으며, 그 위에 이들 무리의 기능은 대체로 각각 특수화되어 있기 때문이다. 세포는 모두가 물 속에 담겨져 있다.」 정말로 연구해 보아야 할 과학 이론이다.

그럼에도 불구하고 현대 의학은 단백질이 부족하면 이렇다느니 저렇다느니 하고 시끄럽게 떠들어대면서, 물에 관하여는 모르는 척하고 있다. 아니, 생수는 위생상 좋지 않으니까 끓였다 식힌 물을 먹으라고 선전하는 것이다. 한번 끓은 물에는 생리적 가치가 적다는 것을 모르는 것일까.

어떻든 간에 우리들은 물 없이는 5일도 살 수 없지만, 물만 있으면 물만으로 수 개월도 살 수 있는 것이다. 래트슨 박사는 다음과 같이 말하고 있다. 「그렇게 말하는 것은, 소화, 순환, 동화, 체내 독소의 배설, 모두 이런 것들은 다만 체내에 물이 존재하는 결과로써 가능하다. 음식물 없이도 인간은 60, 70, 또는 80일까지도 생존할 수 있다. 이것은 경험으로 증거가 세워져 있다. 그렇지만 5일이나 6일간 물을 주지 않으면 처참한 모습으로 죽는 것이다.」

2. 물의 성격

전혀 화학적 소양이 없는 사람에게, 물에는 여러 가지 종류가 있는데 알고 있는가고 물은 즉, 알고 있다고 대답한다. 후지 산정의 금명수 은명수, 요오로오 폭포의 물, 이세신궁의 이스즈강의 청수 등을 드는데, 이것들은 각각 독특한 물맛을 갖고 있다. 이 물맛을 식별할 만큼 되지 않고는 미각 등을 논할 자격은 없다고 말할 것이다. 지당한 말이다.

물에는 확실한 독특한 맛이 있다. 그런데 같은 질문을 화학자에게 한다면, 물의 화학 기호를 열 몇가지도 들면서 이와 같다고 자랑스럽게 대답하리라.

그러나 일반인은 H_2O로 표현되는 물이 정말 물이라고 생각하고 있다. 하지만 순수하게는 H_2O의 물 같은 것은 그 언저리에 있는 것도 아니다. H·OH로 표현되는 물은 히드롤이라고 하여 건조수 즉 수증기를 가리키는 것이며, 증류수나 끓인 물은 여기에 가깝다. 생수에도 갖가지 종류가 있어서, 그 함유 성분에 따라 맛이 다르게 되는데, 보통은 디히드롤이라고 부르며 $(H·OH)_2$의 기호로 표현되고, 또 고체의 물 즉 얼음과 같은 것은 쓰리히드롤이라고 하여 $(H·OH)_3$의 화학 기호로 나타내는 것으로 되어 있다.

흥미 있는 일로는 생수는 증류수로도 얼음으로도 되며, 얼음은 생수로도 증류수로도 될 수는 있다. 그러나 일단 끓은 물 또는 증류수는 얼음으로 될 수는 있지만 생수로 환원할 수는 없다.

순수는 물은 무미 무취 무색인데, 이런 순수한 물같은 것은 자연히 존재하는 일은 없는 것이다. 물은 물건을 잘 녹이는 성질을 갖고 있으므로, 자연히 존재하는 물 즉 생수에는 여러 가지 것이 녹아 있다. 영양이 풍부한 여러 종류의 유기물, 그리고 극히 미량이긴 하지만 라듐, 에마나티온 등이 함유되어 있다.

영양이 되는 물질이 녹아 있기 때문에 우리들 생체에 있어서 불가결의 것으로도 되며, 따라서 또 세균도 번식하게 되는 것이다. 생수를 끓이면 세균은 죽는데, 이에 따라 또 우리들 생체에 있어서 영양으로 되는 성분도 없어져버리는 것이다.

미숙한 사람은 문화적으로 시설된 수도의 물에는 세균 등 한 마리도 없다고 생각하고 있지만, 그것은 턱없는 그릇된 생각이다. 다만 전염병 균이나 독소를 분비하는 세균이 없다는 것뿐이며, 그 외의 여러 가지 세균은 우굴우굴하고 있는 것이다. 지구상에는 가는 곳마다 세균이 우굴우굴 하고 있다.

이 세균을 전부 죽인다든가 하는 일은 불가능한 일이며 무의미한 일이기도 하다. 우리들은 세균과 공존공영하며, 세균에 침해되지 않는 체질을 만들도록 하는 데에 유의하지 않으면 안 된다. 나는 살생을 금한 불교도, 또 적을 사랑하는 크리스트교도 함께 종교의 진수를 꿰뚫은 것으로 우러러보고 찬탄하는 것이다.

물에 비누를 풀 때, 탁해지고 거품이 잘 일지 않는 물을 경수라고 부르고, 반대로 비누가잘 풀리고 거품이 잘 나는 물을 연수라고 부르고 있다. 천연의 경수는 보통 칼슘염이나 마그네슘염을 함유하고 있다.

칼슘이나 마그네슘이 생체에 있어서 필요한 것은, 다른 편에서 상세히 말하기로 하되, 우리 일본에서는 10만 g의 물 속에 1g의 칼슘이 녹아 있는 물을 경도 1도의 물이라고 부르고, 10만 g의 물에 10g 녹아 있는 물을 경도 10도의 물이라는 식으로 부르고 있다. 그리고 18도까지의 경수라면 음료에 적합한 것으로 허용되고 있다.

3. 수분이 배설

생수가 생체에 필요하다고 하는데, 생수는 어떤 작용을 생체 내에서 하는 것일까. 참고로 이것을 열거하면 다음과 같다.

혈액을 정화하고 순환을 촉진한다. 임파액의 활동을 돕는다. 체온을 조절한다. 생리적 포도당의 발생을 돕는다. 세포의 신진대사를 촉진한다. 모세관 작용을 촉진한다. 내장의 세척에 소용된다. 중독을 해소한다. 변비를 예방한다.

구아니진의 발생을 예방한다. 설사의 치료, 구토의 치료, 칼슘의 공급, 체취의 소산, 피부의 광택을 증진한다. 술 및 당분의 중독 예방, 궤양의 방지, 전간의 치료, 발한의 조처, 미안법, 젊어지는 법, 안면법 등등에 효과를 낸다고 한다.

지금 위의 각 조항을 하나하나 해명하는 일은 삼가고, 물이 생리 작용을 해설하기로 한다.

생체에서 상실되는 수분(1일)	
폐로부터의 호기(呼氣)로	600g
피부의 땀샘으로 부터	500g
소변으로서	1,300g
대변으로서	100g
계	2,500g

우선 우리들의 생체에서 상실되는 수분은 어른 1일량 2,500g 라고 한다. 그 배설되는 장소와 수량은 위에 표시하는 바와 같다. 따라서 우리들은 보통 1일 2,500g 즉 2ℓ 반의 물을 보급하지 않으면 안 된다. 물론 수분은 1부분은 음식물이나 음료로서 받아들이므로, 생수로서의 필요량은 1일 1,500~2,000g 이 된다.

위에 적은 표는 전혀 땀이 났다고 의식되지 않을 때의 수분의 배설량이다. 땀이 나지 않으면 피부의 땀샘으로부터의 배설은 아무 것도 없게 되는 것이 아닌 가고 반문하는 사람도 있지만, 생체는 땀이 나고 있다고 의식되지 않아도, 언제나 수분을 증발하고 있는 것이다. 전문가는 이것을 불감증발로 보고 있다.

땀이 난 경우의 수분의 배설량은 어떤가 하면 그것은 다음의 표와 같다

발한의 정도	발한량(g)
조금 땀이 스며날 정도	400g
꽤 심한 발한(매시간	1,000g
맹열한 노동에 따르는 발한(매 시간)	1,400g

지금 여기에 체중 14관(1관은 3.75g)의 중년의 남자가 있다고 하면, 이 남자의 체중은 52,500g이고 전수분은 체중의 60%로 하여 31,500g이 된다. 전수분의 10%를 잃으면 병적 증상을 나타낸다고 하는 것이니까, 이 사람이 3,150g을 잃을 때는 그

증상을 나타내게 된다.

그런데 1일의 수분 배설량이 2,500g이므로, 이 사람의 발증 상태까지의 허용량은 겨우 650g이 된다.

만일 이 사람이 심하게 땀을 흘릴 경우라면, 으레히 허용량을 벗어나서 병적 증상을 나타내게 되지만, 땀을 흘리는 자 반드시는 병적 증상을 나타내지 않는 것은, 앞의 계산이 1일의 것을 집계한 결론이기 때문이다.

우리들은 그 간에 식사를 하고 차를 마시어, 배설된 수분을 시시각각으로 보급하고 있으므로, 즉 발증 상태의 허용량 내에 멈추고 있는 것이 되니까, 병적 증상을 나타내지 않고 있을 수 있는 것이다.

4. 물과 영양화학

우리들은 건강 생활을 하고 있을 동안에는 체내에 요소와 암모니아가 생기고, 그것이 자연히 생리적으로 오줌이 되고 대변이 되어서 배설된다.
그런데 발한에 의하여 체내에서 수분이 상실된 경우, 또는 설사나 구토에 의하여 수분을 잃은 경우에는 요소와 암모니아가 요독증을 일으키는 바의 독소는 구아니진으로 되는 것이다.

$$(CO(NH_2)_2 + NH_3) - H_2O = C \begin{array}{c} \diagup NH_2 \\ = NH \\ \diagdown NH_2 \end{array}$$

(요소 + 암모니아) - 물 = 구아니진
그러니까 이 때 즉 발한, 구토, 설사, 소위 황한 의학에서 말하는 한토하의 경우에, 계속 물을 마시면, 정상적으로 요소와 암모니아가 생겨서 그것이 오줌이나 대변으로 자연히 배설하게 되는 것이다.

$$\begin{array}{c}\diagup NH_2 \\ C = NH \quad + H_2O = CO(NH_2)_2 + NH_3 \\ \diagdown NH_2 \end{array}$$

구아니진 + 물 　 = 요소 　　 + 암모니아

위의 조처는 목욕 때의 발한에 대하여도 같다. 단 발한의 조처로서 비타민C 그리고 식염과 수분을 함께 보급하지 않으면 안되는 것은, 다른 항에서 다시 강술하게 될 것이다.

화학방정식을 쓴 김에, 화학방정식으로 물과 영양분과의 관계를 검토하기로 하자. 당질의 대표로서 전분을 들어 보자.

전분은 타액증의 디아스타아제라는 효소에 의하여 포도당으로 분해되는 것인데, 그렇게 되는 데도 수분이 없으면 분해가 안되는 것이다.

$$(C_6H_{10}O_6)^n + {}^n(H_2O) = {}^n(C_6H_{12}O_6)$$

전분 　　 + 물 　 = 포도당

또 장으로부터 흡수된 영양분은 문맥을 통하여 간장으로 들어가, 거기에서 글리코오겐으로 되어 저장된다. 글리코오겐은 필요에 따라 산소화 화합하여 온열의 원료가 되어, 혹은 체온으로 되고 혹은 에너지로 되어 생체에 활용되는 것이다. 이 글르코오겐도 물에 의하여 포도당으로 되어, 그 작용을 다하게 되는 것이다.

$C_6H_{10}O_6 + H_2O = C_6H_{12}O_6$

글리코오겐 + 물 = 포도당

이 전분의 가수분해에 즈음하여, 끓인 물이면 효소의 작용이 일어나지 않으므로, 생수에 한한다고 하는 점은 주의하지 않으면 안 될 사항이다.

다음에 단백질의 예를 들자. 유명한 고오체는 단백질의 본체는 $2C_{72}H_{112}N_{18}O_{22}S$ 라고 발표하고 있다. 단백질도 물에 의하여 영양소로서의 성능을 발휘하게 되는 것이다.

$2C_{72}H_{112}N_{18}O_{22}S + 28H_2O = 18CO(NH_2)_2$

단백질 + 물 = 요소

$+2C_{51}H_{98}O_5 + C_6H_{12}O_6 + 18CO_2 + S_2$

파미르틴 + 포도당 + 탄산 + 유황

즉 단백질로부터 가수 분해에 의하여 요소와 동식물의 유지의 주성분인 파미르틴, 포도당, 탄산, 유황이 생기는 것이다.

〈만인용통속과학 백과 사전〉은 1950년에 「몸 무게의 약 ⅔는 물이다. 신체 내에서 이루어지는 거의 모든 화학반응은, 물의 용액내에서 일어나고, 그 외의 방법으로는 일어나지 않는다」라고 말하고 있는데 명심해야 할 말이다.

5. 물의 신진대사

전에 말한 바와 같이 우리들은 1일 2ℓ 반의 수분을 배설한다. 따라서 이를 보급하여 가지 않으면 안된다. 그러나 같이 보급한다고 하여도 끓인 물과 생수로는 근본적으로 다른 것이다. 한번 끓인 물에서는 금붕어도 자라지 못하고, 화분에 심은 화초도 말라 버린다.

생수에는 우리들의 오늘날의 과학의 힘으로는 도저히 합성해 낼 수 없는 이상한 영양 분이 함유되어 있다. 만일 우리들이 수분을 배설하면서도 이것을 제대로 보급하지 않 는다면 어떤 결과가 오겠는가. 대충 말하면, 전에 든 물의 효용이 없어질뿐만 아니라, 그 역작용이 나타나게 된다.

 우선 신진대사가 방해된다. 우리들의 세포는 16~18시간에서 분열 작용을 일으키고, 그리고 거기에 노폐물이 남는다. 그런데 수분이 결핍하면 혈액은 농축되어 혼탁해지 고, 혈관 바닥의 결체 조직은 굳어지며, 또 모세관에 과잉의 부담이 주어져서 순환이 저해된다.

따라서 세포에 대한 영양분의 배급과 노폐물의 운반 기능이 원활하게 되지 않는다. 이 것이 신진대사 작용의 장해로서 나타나게 된다. 원래 세포는 장액에 떠 있는 섬이라고 말하는데, 순환 작용이 장해를 받으면 임파액도 혼탁하여지게 되고, 또 장액도 더럽게 되어 세포는 흙탕 속에 잠기는 것이 된다. 우리들은 깨끗한 생수를 마심으로써 피를 깨끗하게 하고, 내장을 씻어 내고, 중독을 풀고, 체취를 없애고 하여 피부를 싱싱하고 풍염하게 할 수가 있는 것이다.

이런 생리적 현상은, 물을 마시지 않고 과격한 노동에 종사한 때, 수분 부족으로 고

생하면서 하이킹을 한 때 등, 오줌이 붉은 빛을 띠게 되는 것으로도 알 수 있다. 이것 은 세포 분열에 의하여 생긴 노폐물이 농축된 결과이다. 우리들은 항상 수분을 보급하

여, 적당히 노폐물을 배설하도록 유의하지 않으면 안된다.

〈헬스 칼츄어〉지는 1950년에 W.R.C. 래스튼박사의 〈우리들의 몸은 어떻게 물을 이용하는가〉라는 논문을 싣고 다음과 같이 말하고 있다. 물의 부족은 거의 언제나 소화 불량, 변비, 류우머티즘, 통풍, 카타르, 담즙병과 같은 질병 및 기타 많은 장해를 만드는 요인이 된다. 특히 변비에 있어서는 자주 물을 주저하지 말고 마시는 것이 그의 완전한 치료에 필요한 유일의 방법이다.

물이야말로 우리들이 갖고 있는 가장 좋은 하제-어떤 약물의 배합보다도 좋은 - 간장 환약 혹은 다른 강력한 조제보다도 좋다. 이런 것 등은 단순히 위장의 정교한 점막을 자극할 뿐이다.

6. 각종 질병과 음용수

나는 거의 30년래 청정한 생수의 음용을 장려하여 왔다. 적어도 1일 2~3ℓ을 마시라고 선전한 것이다. 그런데 의사 제씨는 맹렬히 반대하며, 턱없는 난폭한 말이다. 서투른 자는 이래서 곤란하다, 하면서 냉소하였던 것이다. 그런데 오늘날에는 아주 공부를 안하는 의사가 아니고는 나의 설에 반대하는 사람은 없어지게 되었다.

 그래서 나는 십 수년 전, 의사가 생수 음용을 찬성하기 시작한 기회를 놓치지 않고, 설사 환자나, 부기가 있는 환자나, 야뇨증 환자에게는 특히 생수를 마시게 하라고 주장하였던 것이다.

나의 이 주장에는, 점점 동조해 오던 의사까지도 반대의 화살을 들이대었던 것이다. 그러나 나는 신념과 임상 경험을 갖고 있었으므로, 나의 설을 굽히든가 하는 일은 결코 없었다.

우선 설사에 대하여 생수를 마시는 것은 구아니진을 가수분해 하는 것이며, 이에 관하여는 전에 말하였다.

부기가 있는 환자에게 생수를 주는 것은 글로뮤우를 활용하므로써 쾌유시키는 방법이며, 이것은 심장에 가해져 있던 장력을 감소시켜서 고치는 것이다. 요사이에 온 미국의 의학 잡지에서 셈이라는 의사는, 심장병이나 신장병으로 부어 있는 환자에게는 생수를 주라고 주장하고 있는데, 나의 설에 오류가 없었다는 것을 알 수 있으리라.

다음에 야뇨증 환자의 음수이다. 나는 야뇨증 환자에 대하여, 마당이 넓은 사람은 마당에서, 마당이 좁은 사람은 도로에서, 취침 전에 뛰어서 땀을 내게 하고, 그런 다음에 생수의 음용을 권하여 많은 야뇨증 환자를 고쳐 왔다.

살무사나 코푸라 등의 독에 대한 반응은 모두 간장이 맡아보고 있다. 또 간장은 요소를 만든다. 전에 말한 대로 글리코오겐의 분해 작용도 한다. 어느 것이든 간장의 이런 작용은 모두 생수에 의하여 완전히 이루어지는 것이다.

새로 도착한 미국 잡지는, 생수의 음용으로 질병의 50%는 예방하고 치료할 수 있다고 보도하고 있다. 나는 종래 내가 말해 온 설이 틀린 것이 아닌 것을 여기에서 다시 자랑으로 생각하는 것이다.

7. 글로뮤우와 미온탕 관장

니시의학의 생리적 기초의 하나로 되어 있는 글로뮤우는, 알콜에 의하여 굳어지고, 변질되고, 개방된 채로 있게 되며, 또 설탕에 의하여 없어지고, 무르게 되고, 위축된다. 따라서 우리들은 알콜과 설탕의 해독으로부터 해방되게끔 머리를 쓰지 않으면 안 된다. 그런데 이 양자는 물과 같이 전해리되지 않는다고 하는 특수한 성능을 갖고 있다. 다만 가수분해가 되는 것이다.

그렇게 알고 보면, 우리들은 생수의 음용에 의하여 알콜이 해독에서도 설탕의 해독에서도 해방될 수가 있는 것이다. 따라서 또 생수의 음용에 의하여 글로뮤우를 생리적으로 확보하는 방법도, 여기서 발견되는 셈이다.

내가 단 것을 좋아하는 사람이든 취하는 것을 좋아하는 사람이든간에, 생수를 권하여 온 이유가 바로 여기에 있는 것이다.

또 평소에 생수를 마시고 있는 사람은 전염병에 걸리는 율이 적다. 특히 이질이나 뇌염이나 일사병에 걸리는 것은 보통 때 생수를 즐겨 마시지 않기 때문이다. 불행히 걸렸다고 해도 빨리 생수를 마시고 미온탕으로 관장을 하면, 회복이 놀랄 정도로 빠른 것이다.

니시의학에 있어서는 미온탕의 관장의 목적은, 물론 분변을 배설시키는 것이기도 하지만, 대장으로부터 맑고 깨끗한 생수를 공급하여 장내의 독소를 중화시키는 것까지도 목적의 하나로 하고 있다.

따라서 이 목적을 위하여, 관장용의 미온탕은, 맑고 깨끗한 생수에 소량의 더운 물을 타서 만들도록 하고 있는 것이다.

8. 음수의 방법

일어나 있는 동안은, 마신 물이 체내에 1시간에서 3시간 이상도 정체하는 일은 드물지만, 취침시에 마신 물은 다음 날 아침 기상 시까지 체내에 있는 것, 즉 야간에 소변 보러 일어나지 않는 것이 건강체이다. 2번, 3번도 소변 보러 일어나는 사람이 있는데, 그 원인은 대개의 경우 신장과 간장에 있는 것이며, 그것을 고치지 않으면 안 된다.

또 잘 때에 물 마시기를 1주간에서 3주간쯤 계속하면, 특별한 장해가 없는 한 자연히 밤 중에 소변 보러 일어나지 않게 되는 것이다.

물 마시는 방법은 기상, 취침, 매 식사, 운동 후, 또 목욕으로 피부가 빨갛게 되어 있을 때 등에는 컵에 하나나 둘을 그 외의 시간에는 30분에 30g 주의를 엄수하도록 유의한다. 단 목욕하기 전에는 피할 것.

감기로 머리가 아프든가, 머리에 충혈되든가 할 때에는, 처음에 뜨거운 물을 1홉의 ⅓이나 ½을 마시고, 그다음에 생수를 마실 수 있는 만큼 많이 마신다.

몹시 피로한 때나, 여러 가지 병이 있을 때는 찻잔으로 하나쯤 커피든가 감차를 마시고, 그다음에 생수를 마시는 것이 가장 효과적이다.

여름에 덥다고 하여, 물에 얼음을 넣어 마시는 것은, 장이나 방광이나 신장을 나쁘게 할 염려가 있으므로, 부득이 한 경우 외에는 마시지 않도록 할 것.

여름철 어린이에게 물을 마시지 않게 하는 것은, 어린이에게 자살을 강요하는 부모라고 생각하지 않으면 안 된다.

PART **2.**

니시의학 6대법칙

ㅣ 제1장 ㅣ

6대 법칙의 바른 실행법

1. 건강법 연구의 동기

나는 소년 시대부터 30세쯤까지는 위장이 대단히 약하여, 조금 과식하든가 다른 것을 먹든가 하기만 하면, 위가 아프든가 설사가 나든가 하여 매우 곤란하였다.

그 위에 심한 신경쇠약으로 고생하고 있었으므로, 어떻게든지 이것을 근치하여 무병식재의 건강체가 되었으면 하고, 그 이후 건강에 관한 여러 회에 들고, 고금동서의 건강법을 닥치는 대로 연구하여, 질병이나 건강에 관한 책은 화한양(和漢洋10))에 걸쳐 상당히 많이 읽었던 것이다.

그리고 그 내용에는 구미의 스틸박사의 오스테오파시, 녹스 토마스박사의 내츄러파시, 알밤스박사의 스폰딜로테라피(척수 조작 요법), 라스트박사의 래디칼테크닉, 팔머씨의 카이로프랙틱, 말레박사의 소마파시, 핏제랄드박사의 조노테러피 등등이 있었다.

---

10) 화한양(和漢洋) 일본과 중국 그리고 서양을 통틀어 가르키는 말. 譯註

그리고 이 외에도 정신적으로 치병하는 크리스챤 사이엔스라든가, 꾸우에이즘이라든가, 엠마뉴엘 무브멘트라든가, 또 동양 특히 일본에서는 오까다식 정좌법, 나까이씨의 자강술(自彊術), 후지다식 식심(息心)조화법, 에마식 기합술, 이시이씨의 생기 요법, 사까모토씨의 굴신도(屈伸道) 등등이었다.

종래에 발표된 것으로는 나 자신이 실지로 연구하지 않은 것은 거의 없고, 내가 건강법을 창안하여 발표하기까지에 실행한 건강법의 수는 실로 362종류의 다수에 이르렀던 것이다.

그런데 이것 등을 하나하나 생리학적으로 또 심리학적으로 연구하고, 다시 물리, 화학적으로 연구하여 본즉, 나의 건강을 회복하는 데에 적당하다고 인정되는 것은 하나도 없었던 것이다.

과연 그의 하나하나는 반면(半面)의 진리를 포착하고 있는 듯하지만, 어느 것이나 한쪽에 치우친 것으로 그대로 무조건 받아들일 수는 없었다. 그래서 여러 가지로 연구한 결과 「심신의 세포 조직을 호모제니어스(均整)[11]로 한다면, 자연히 심신의 이퀴브리엄(평형상태)이 유지되게 되어 무병식재(無病息災)로 된다」라는 결론에 도달하였다.

거기서 재래의 각종 건강법의 장점을 취하고 단점을 버리고 하여, 한 덩어리로 만들어 새로 구성해 놓은 것이 다음에 말하는 소위 니시의학 건강법의 6대 법칙이다.

이 6대 법칙을 설명하는 데에 있어서, 우선 그 이론을 말하고 싶지만 우선 6대 법칙의 실행 방법을 들고, 그 다음에 원리에 관하여 말하고자 한다.

---

11) 호모제니어스(homogeneous) ; 수학에서는 미지수의 갯수를 뜻하는 次를 같게 한다는 의미 로 쓰이고, 고체역학(재료)에서는 균질화 한다는 뜻이다. 즉, 합금 재료가 고르게 분포하게 만드는 것을 뜻한다.

2. 6대 법칙의 실행법

(1) 평상침대

딱딱하고 평면인 것을 언제나 사용한다.

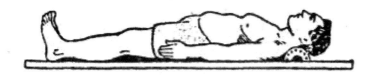

방바닥 위에 모포 한 장이나 또는 그와 비슷한 것을 깔고, 시이트를 펴고 그 위에 바르게 반듯이 눕는다. 또는 베니아판이라든가, 오동나무판이라든가, 압착 코르크판 등의 위를 시이트로 펴고, 몸이 직접 그 위에 일직선으로 되게 바르게 반듯이 눕는다.

평상 침대는 자기의 체중으로 척추 정강법을 스스로 하는 것이므로 추골의 부탈구는 자연히 바르게 돌아온다.

(2) 경침 이용

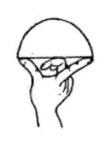

베개의 크기는 대체로, 사용하는 사람의 약지를 반경으로 한 통나무를 둘로 쪼갠 것, 따라서 베개의 높이는 약자의 길이와 같고, 그 길이는 높이의 4배의 것을 사용한다. 직경을 잴 때는 위의 그림처럼 하여도 좋다.

자는 자세는 바르게 반듯이 눕고, 베개를 목에 대고 상용한다.

만일에 아파서 사용하기 곤난한 사람은, 경추골이 부탈구되고 있는 것이므로 타월같은 부드러운 것을 대다가, 익숙해지는데 따라서 점차 이것을 떼고 직접 목을 경침에 대도록 한다.

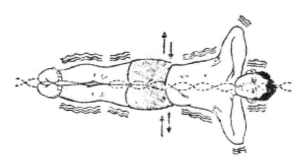

(3) 붕어 운동

아침 저녁 1, 2분간, 평상 위에 반드시 누워 신체를 바르게 하고, 양 손을 목의 부위에서 단단히 깍지 낀 채 양 팔꿈치는 펴서 벌리고, 어류가 헤는 듯 한 운동을 한다. 그때 양 다리는 곧게 펴고 발끝은 다리에 대하여 직각이상으로 젖히고, 작고 **빠르게** 어류가 헤는 운동을 하는 것이다.

남이 하여 줄 경우에는 그림과 같이 반듯이 눕히고, 양 발목을 들어 올리고 좌우로 신속히 미동시켜 주는 것이다. 이 때에는 베개는 사용하지 말 것.

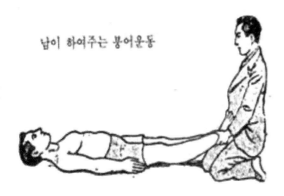

남이 하여주는 붕어운동

(4) 모관 운동

베개는 베고 반듯이 누워 4지를 위로 곧게 펴서 수직에 가깝게 하고, 미진동하기를 1, 2분간, 아침 저녁 두 번 한다. 단 선골부의 각도의 여하에 따라서는 양 다리는 다

소 경사져도 상관없다. 이 경우 척주 부위는
되도록 평상에 접착시킬 것.

(5) 합장 합척 및 촉수 요법

① 합장 40분 수행

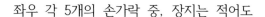

손의 5개의 손가락을 밀착시키고 양 손바
닥을 합친다.

좌우 각 5개의 손가락 중, 장지는 적어도
제 2 절까지 기타의 손가락은 제 1절까지를, 서로 떨어지지 않게 밀착시키고 되도
록 바르게 얼굴 높이에서 합장하기를 연속 40분간. 일생에 한 번으로 좋다.

② 합장 합척

합장한 채로 양 발의 발바닥을 합치고, 대체로 발바닥 길이의 1배 반의 거리를 합
척한 채로 앞뒤로 7, 8회 내지 12, 3회 움직이고, 끝난 후 2, 3분간 합장 합척한
채로 가만히 있다. 아침 저녁 두 번 한다.

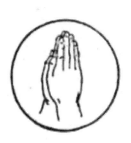

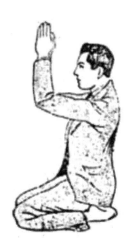

(6) 등배 운동

아침 저녁 10분간씩 척주와 배를 동시에 움직이고, 생수를 하루에 2~3 ℓ 을 마시며,

「어질하게 된다, 능하게 된다, 착하게 된다」하고 깊이 마음에 새길 것. 특히 운동 중에는 장해가 있는 부분에 대하여 정신을 기울이고 「어질게 된다, 능하게 된다, 착하게 된다」하고 소리를 내어 외울 것. 단, 이 등배 운동을 하기 전에는 다음의 준비 운동을 하는 것이다.

① 준비 운동

㉮ 양 어깨를 동시에 올렸다 내렸다 하기를 10번.

㉯ 오른쪽으로 머리를 굽히기를 10번.

㉰ 왼쪽으로 머리를 굽히기를 10번.

㉱ 앞쪽으로 머리를 굽히기를 10번.

㉲ 뒤쪽으로 머리를 굽히기를 10번.

㉳ 오른쪽 뒤로 머리를 돌리기를 10번.

㉴ 왼쪽 뒤로 머리를 돌리기를 10번.

㉵ 양 팔을 좌우로 수평으로 펴고, 머리를 오른쪽과 왼쪽으로 1번씩 돌린다. 이 때 손바닥은 그림과 같이 앞쪽을 향하게 한다.

㉶ 양 팔을 위로 수직으로 들고, 머리를 오른쪽과 왼쪽으로 1번씩 돌린다.

㉶㉵의 양 팔을 위로 든 채, 주먹을 꼭 쥐고, 주먹을 쥔 채 팔을 직각으로 굽혀서 수평으로 떨어뜨린다. 단, 엄지손가락을 안쪽에 넣고 쥔다.

㉮ 전박을 수직으로 하고, 상박은 수평인 채로 뒤로 당길 수 있는대로 당기고, 동시에 머리를 뒤로 젖히며 턱을 위로 치켜올린다.

이상 11가지의 준비 운동을 약 1분간으로 끝내고, 바로 힘을 빼고 양 손바닥을 벌려 무릎 위에 세워서 놓고 다음의 본 운동으로 넘어간다. 그림은 모두 나체로 되어 있으나 옷을 입은 채로도 상관 없다.

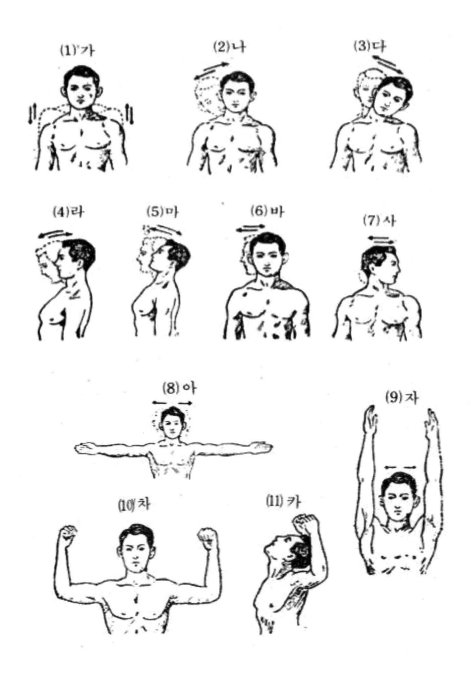

② 본운동

니시의학 건강법의 중요점인 이 운동은, 척주의 미저골을 중심으로 하여 신체를 좌우

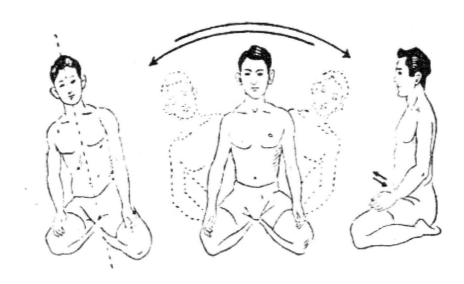

로 흔드는 동시에 복부의 운동을 겸해서 하는 것이다.

그 속도는 척주 운동 1왕복을 1회로 세어서 1분간에 50~55회, 약 10분간 즉, 총수 500회를 표준으로 한다.

그러나 처음에는 200회고 300회고 할 수 있는대로 하고, 점점 500회에 이르도록 노력한다.

복부의 운동은 척주를 오른쪽이면 오른쪽, 왼쪽이면 왼쪽으로 기울였을 때에 아랫배의 중심에 가볍게 힘을 주어 밀어내는 기분으로 한다. 따라서 척주 1 왕복을 1회로 하면 복부는 2회가 된다.

척주가 오른쪽과 왼쪽으로 기울어졌을 때에 복부에 힘을 넣고, 척주가 중심으로 돌아왔을 때에 힘을 빼는 요령으로 한다.

이 척주와 복부의 운동은 서로 율동적으로 한다.

3. 실행 상의 여러 주의

척주가 다소 비뚤어져 있는 사람은 최초에는 상체가 비스듬하게 흔들린다든가, 앞으로 굽어지게 된다든가, 여러 가지로 되지만 연습하고 운동하고 하는 중에 자연히 바르게 흔들리게끔 된다.

이것을 실행할 때는 정좌를 하여도, 책상다리로 앉아도, 의자에 걸터앉아도 어느 쪽도 상관 없지만, 서서 하는 것은 절대로 안된다. 반드시 엉덩이를 붙이고 운동하는 것이다. 고래로 서서 운동하는 건강법은 침착성을 잃게 하고 얼굴 모습을 야비하게 만든다. 그래서 서서 운동을 하는 건강법을 할 때는 반드시 별도로 정신 수양법을 하지 않으면, 품성이 거칠고 비천하게 되고 또 피부가 거칠게 된다. 육체의 강장과 정신의 수양과를 겸한 강건법은 반드시 엉덩이를 안정시키고 하는 것이다.

준비 운동을 하는 경우에는 눈을 떠도 좋은데, 척주 및 복부의 운동의 경우는 눈을 감고 하는 편이 하기가 좋다. 단, 무념무상으로 되는 것은 아니고, 모두 의식하고 노력하며 하는 것이다.

척주를 움직이는 것과 동시에 복부의 운동을 하는 것은, 처음으로 할 때에는 어렵지만 점점 익숙하게 되면 쉽게 할 수 있게 된다. 처음에는 복부만 움직이는 연습을 하고, 뜻대로 복부를 움직일 수 있게 된 다음에 신체를 좌우로 흔드는 운동을 합치면, 바로 함께 할 수 있게 된다.

이 운동법은 모두 생리적으로 적합하게 되어 있으므로, 이것을 매일 아침 저녁 10분간씩 하면 머리가 맑아지고, 기억력이 좋아지며 웬만한 병은 거의 일소할 수가 있다. 그리고 등배 운동을 2천번 연속으로 하면, 그 후는 매일 이 운동을 할 필요는 없어지게 된다. 그 후는 가령 무슨 원인으로 등뼈가 비뚤어지게 되어도, 이 운동법을 한 번 하면 바로 교정할 수 있다. 현재 나는 이 운동을 한 번 하면 바로 교정할 수가 있다. 현재 나는 이 운동을 매일 하고 있지는 않다. 다만 과격하게 머리나 몸을 썼을 때, 혹은 여행한 때에만 하기로 하고 있다.

다음에 병이 있는 사람은, 이 운동법을 30분간쯤 계속 해 하면 반사 운동이 일어난다. 예를 들어 류우머티즘 환자라면 어디에도 비유할 수 없는 것같은 발작이 일어난다. 그것은 그 사람사람에 따라 다르며, 중에는 뒤집어져서 발을 푸들푸들 떠는 사람도 있다. 병이 있는 사람에 한하여, 이 운동법을 하면 각 관절에 독소가 쌓이고, 그것을 제거하려고 하여 자연히 그런 발작이 일어나는 것이다. 이런 반사 운동이 일어났을 때에는, 이마고 무릎이고 자기가 때리든가, 혹은 남에게 청하여 등뼈를 탁하고 때리게 하면 바로 멎는 것이다.

이 반사 운동은 오까다식 정좌식에서도, 생요법에서도, 대본교의 진혼 귀신법에서도, 기타 이 종류의 것에서는 대개 일어나는 것이며, 특히 니시의학 건강법에서만 생기는 것은 아니다. 그리고 이 반사 운동이 일어났으니까 병이 낫는다든가, 그 환부를 때렸으니까 증상이 없어진다든가, 문질렀으니까 낫는다든가 하고 생각하는 것은 잘못된 생각이며, 일부러 이런 반사 운동을 일으키게 하는 것은 전혀 소용 없는 노릇이다. 반사 운동이 일어났으면 그것으로 그의 행방을 보고, 그 부분에 연결되는 척수신경 줄을 우선 교정하고, 그런 후에 나의 운동법을 하면, 대개의 병은 고칠 수가 있다.

6대 법칙에는 이상 말한 운동법 외에 반드시 잊어서는 안되는 두 가지의 일 이 있다. 하나는 생수는 매일 1~2되 마시는 일이다. 생수는 오줌의 빛깔이 없어지고 깨끗이 맑게 될 때까지 늘여서 마시는 것이 좋다.

물을 많이 마시면, 처음에는 오줌이 자주 마려워 곤난을 겪는 사람이 있지만, 그것은 물이 몸 전체로 돌고 있지 않기 때문이며, 점점 단련되는데 따라서 오줌이 보통으로 나오게 된다.

여기서 말하는 생수는 신선하고 청정한 우물물의 이야기이지만, 도회지에서는 수돗물을 사용하여 좋은 것이다.

다음에 자기의 건강에 관하여는 결코 비관하지 말고, 마음을 유쾌하게 가지고, 그리고 「어질게 된다, 착하게 된다, 능하게 된다, 바르게 된다, 낫는다, 반드시 장수한다」라고 항상 생각하는 일이다. 이렇게 생각하는 것은 이윽고는 병을 구축하는 까닭이 되며,

마음을 초조하게 하는 것, 비관하는 것은 건강의 대적이다.

「등과 배를 함께 움직이고 생수를 마시며, 잘 된다고 생각하는 사람은 건전한 사람」

4. 자기의 몸을 진단하는 법

특히 여기서 미리 말해 두고 싶은 것은, 우선 자기로 자기 몸이 무병식재인가 어떤가, 즉 자기 손으로 자기의 몸의 건강 진단을 하는 일이다. 그러는 데는 다음에 제시한 5가지의 방법을 할 수 있는가 어떤가를 시험하는 일이다.

(1) 처럼 양다리를 곧게 펴고 직립하여, 무릎을 굽히지 말고 주먹을 쥔 채 지며네 닿는가.

(2) 처럼 벽이나 무엇인가에 기대고 서서, 대체로 지면과 30°의 각도 정도로 경사되게 하고, 뒤꿈치가 지면에서 떨어지지 않게 할 수 있는가.

(3) (2)의 반대로서 발끝이 지면을 떨어지지 않게 할 수 있는가.

(4) 처럼 반드시 누워서 양 손을 방바닥에 붙이면서, 몸을 뒤집어서 발끝이 타다미에 닿는가.

(5) 처럼 정좌하고, 무릎을 방바닥에 붙인 채 떼지 말고 뒤로 누울 수 있는가.

이 5가지와 같은 상태의 동작을 할 수 있으면, 가로막 이하의 내장에는 병이 없다는 증거가 된다. 만일 이들의 동작이 되지 않으면 어딘가에 고장이 있는 것이므로, 이 5가지의 방법을 연습하여 쉽게 될 수 있도록 노력하지 않으면 안 된다. 5가지 방법을 연습하면서 6대 법칙을 실행하고 있으면, 자연히 몸 전체가 완전히 건강을 유지하게끔 되는 것이다.

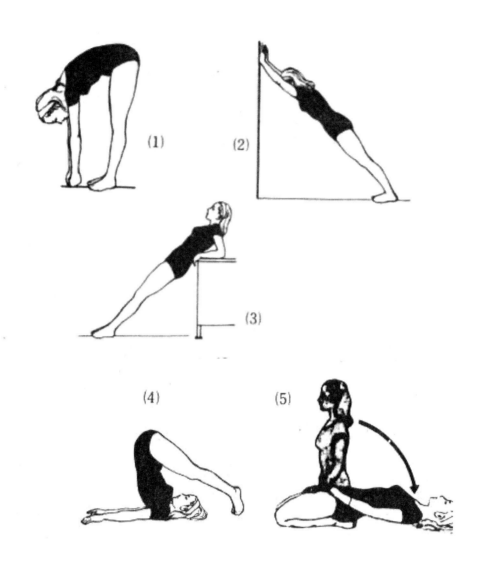

(1)

(2)

(3)

(4)

(5)

ǀ 제2장 ǀ

바른 척추의 소유자는 병이 없다

---

1. 아메바에서 인간까지

모든 생물의 근원인 아메바가, 처음으로 이 지구상에 나타나면서부터 오늘에 이르기까지, 실로 유구한 7천만년, 조화의 신이 한 번 단세포 아메바에게 위대한 생의 힘을 주고 나서부터, 시시각각으로 분열을 시작하고, 또 갖가지 모양으로 모이고 변화하고 하여, 그동안 끊임없이 포말처럼 생겼다가는 사라지고, 사라졌다가는 생기면서, 그 위에 놀랄만한 증가율을 가지고, 모든 생물이 번식하여 전지구를 둘러싸기에 이르렀다. 미국의 곤충 학자 폴삼의 설에 따르면, 오늘날 이 세계에 현존 서식하고 있는 생물 및 화석으로 남겨져 이전의 과거에 생존했다고 생각되는 생물의 종류는 실로 175만종, 그 중 식물이 50만종, 곤충이 100만종, 나머지 25만종이 우리들 척추 동물 기타 등이라고 한다.

우리들 인류는, 원래 네발 동물부터 진화한 것인데, 인간의 형태를 갖추게 되면서부터는 약 100만년의 역사를 가지며, 전에 가장 오랜 화석으로서 쟈바에서 발견된 약 47만년 전에 서식한 것으로 추산되는 피테칸 트로프스 및 이번의 대전에서 분실한 시난트로프스의 시대를 지나서 오늘날에 이른 것이다.

그리고 그 100만년 간은 거의 네발로 걷든가 직립하여 걷든가 하고 있었던 것이다.

그것은 온르날 발굴된 갖가지의 유인 화석에 의하여 증명될 수가 있다.

예를 들면 독일의 하이델베르크시 부근에서 발굴된 인류에 가까운 하악골 즉, 쇼에 텐삭이 하이델베르크인으로 명명한 것이,

지금부터 25만년 전의 인류라고 측정되며, 또 같이 독일의 네안데르탈에서 나온 인골이 약 1만 5천년 전의 것이라고 하며, 프랑스의 베제에르 기타에서 발견된 크로마뇽인의 뼈가 약 1만년 전의 것이라고 하며, 프라웃의 베제에르 기타에서 발견된 크로마뇽인의 뼈가 약 1만년 전의 것이라고 하듯이, 모든 지질 시대와 화석에 의하여 이것을 증명할 수가 있는 것이다.

우리들 인간이 완전히 직립하여 걸을 수 있게 된 것은 아무튼 1만년 이래의 일이다. 우리들의 경우 50년 되는 인생으로부터 생각하면, 1만년이라고 하는 연수는 대단히 유구한 것으로 생각되지만, 인류의 발생 100만년의 역사에 비교하면 인간의 직립 보행 시대는 극히 짧은 것이라고 하지 않으면 안 된다.

2. 척추골과 척수신경의 구조

그런데 위에서 말한 바와 같이, 인간은 원래 다른 동물과 같이 네발로 걷고 있었던 것이다. 따라서 우리들 골격의 주요 부분인 등뼈는 원래 다른 동물의 그것과 같이 들보로서 설계된 것이다.

그러니까 등뼈를 들보로 사용할 경우는 극히 이상적이어서 세로의 방향으로 당겨도 또 이것을 가로로 하여도 대단히 튼튼하지만, 우리들 인류가 이 등뼈를 직립시켜서, 이것을 기둥으로 사용하기에 이르러서는 특히 무거운 머리를 위에 이는 관계로, 여기에 역학적으로 갖가지의 무리가 생기고, 고장이 일어나기 쉽게 되어 온 것이다.

척주는 33개의 추골이 연결하여 하나의 막대 모양을 이루는데, 위의 7개를 경추라 하고, 다음의 12개를 흉추, 그 다음의 5개를 요추, 다시 다음의 5개는 유착하여 삼각형을 이루며 이것을 선추라고 한다.

최후의 4개를 미추 혹은 미저골이라고 한다. 그리고 제 1, 제 2의 경추골은 회선 운동이 되므로 이것을 회선 추골이라고 부르고, 제 3 경추골 이하 요추까지는 주로 굴신 운동을 하는 것 뿐이므로 이것을 총칭하여 굴신 추골이라고 부른다.

각 추골과 추골과의 사이는 연골과 인대로써 각 뼈의 알력과 충격을 피하게끔 되어 있다. 척주에는 세로로 큰 추공이 일관하고, 속에는 굵은 척수가 통하고 있다. 각 추골에는 뒤쪽의 중앙부에 극상독기가 있고, 그 좌우에 하나씩의 횡돌기가 있다. 이것은 급격한 외계의 장해를 막고 척수를 보호하기 위한 것이다.

각 추골의 좌우 양측에는 1개씩의 추간공이 뚫려 있어, 이리로부터는 척수 신경을 싼 협관이 나오고, 그 속에 신경과 혈관이 들어 있다.

다시 척수신경이 척수로부터 사출되고 있는 상태를 설명하면, 복부쪽에서 보아 앞쪽에서 좌우로 사출되고 있는 것을 전근이라고 하여, 이것이 즉 운동신경이며, 근육에 연결되어 운동의 기능을 맡아 본다. 뒤쪽에서 좌우로 사출되고 있는 것을 후근이라고 하여 이것이 즉 지각신경이며, 피부 및 점막에 고루 퍼져서 지각의 기능을 맡아 본다. 이리하여 좌우 31쌍의 척수신경이 전신에 분포되고 있는 것이다.

3. 척추의 부탈구와 질병

그런데 앞에서도 말한 것처럼 우리들 인간은, 상부에 비교적 무거운 두뇌를 지탱하면서 직립하여 걷기도 하고, 혹은 활동도 하게끔 되어, 등뼈를 기둥으로서 사용하게 되었기 때문에, 흉추에 포물선형을 그리고, 요추에는 쌍곡선형을 만들게 되고, 선골 및 미저골에 포물선형을 만들고, 그럼으로써 두뇌의 직접 충격을 피하게끔 되었다. 만일 곡선을 만들지 않고 막대처럼 하나같이 곧게 되어 있다고 하면, 불안전하기 짝이 없고, 보행하기가 곤난하게 될 것이다.

거꾸로 또 이 곡선이 있기 때문에 하나하나의 추골은 역학적 영향을 받아서 여러 가지 고장을 일으키게 되어, 혹은 비틀린다든가 혹은 기울어지기 쉽게 된 것이다. 이와 같이 비틀리든가 기울어지든가 하는 것을 부탈구하고 한다.

뼈가 완전히 빠져버리는 것을 탈구라고 하는데 추골은 탈되는 일이 없고, 부탈구라고 하여 조금 기울어지든가 비틀지든가 할 뿐이다[12].

추골이 부탈구되면, 거기에서 나온 신경은 짜부러지고 압되어서, 신경의 말초가 충분한 활동을 할 수가 없게 된다. 때문에 우리들의 신체에 갖가지의 질병이나 고장이 일어게 되는 것이다.

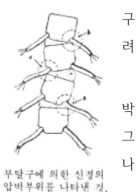

구 려 박 그 나

부탈구에 의한 신경의
압박부위를 나타낸 것,
즉 A의 재점.

---

12) 금붕어 운동은 척추의 좌우 부탈구를 고치고 위장을 튼튼히 할 수 있는 자연치유요법이다.
　장폐섹 수술 직전에 있던 사람이 치유된 예가 있으며 충수염으로 고생하던 사람이 단식과 함께 실행하여 좋아진 경우도 있다. 특히, 위장이 좋지 않은 사람은 반드시 꾸준히 해야하는 요법이다.

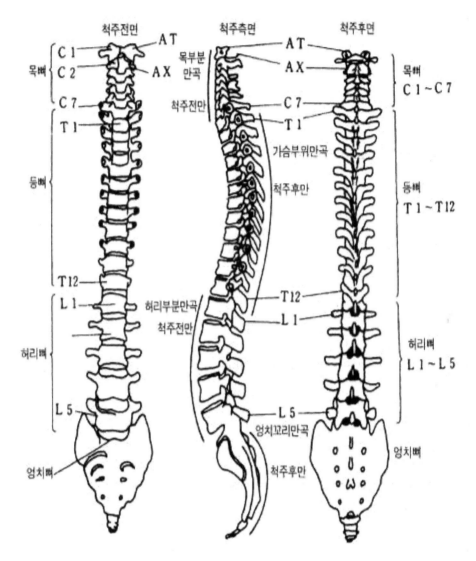

[척추; 척추는 33개의 뼈가 차례로 연결되어 이루어지며, 그 부위에 따라 목 부분의 목척추뼈 (7
개; 경추), 가슴부분의 등척추뼈(12개; 흉추), 허리부분의 허리척추뼈(5개; 요추), 엉덩이부
분의 엉치척추뼈(5개;천골)와 꼬리척추뼈(4개;미골)로 이루어진다.]

추골 중에서 가장 역학적 영향을 받기 쉬운 곳은, 경추에서는 1번과 4번이다. 1번의
경추골이 부탈구되면 눈, 안면, 경부, 폐장, 횡격막, 위, 신장, 부신, 심장, 비장, 대소
장 등이 침범되기 쉽다. 4번의 경추골이 부탈구되면 같이 눈, 안면, 경부, 폐장, 횡격

막, 간장, 심장, 비장, 부신 또 코, 이, 인후 등에 이상을 일으키기 쉽다.

흉추에 있어서는 2번, 5번 및 10번이 부탈구를 일으키기 쉽다. 2번이 부탈구되면 폐나 늑막이 침범되기 쉽고, 5번이 부탈구되면 인후, 눈, 위, 갑상선 등의 병이 되고, 또 10번이 부탈구되면 눈, 심장, 대소장, 코 등의 병이 된다.

요추에 있어서는 2번과 5번이 고장을 일으키기 쉽다. 2번이 부탈구되면 방광염, 충양돌기염, 남녀 생식기의 기능 장해를 일으키기 쉽고, 5번이 부탈구되면 항문병 즉, 치질 등에 걸리기 쉽다.

이상은, 다만 직립 보행 때문에 역학적으로 가장 영향을 받기 쉬운 곳만을 든 것이며, 기타 직업의 관계, 외상 등 여러 가지 원인으로 각 추골이 부탈구되는 것은 말할 필요도 없다.

이와 같이 거의 모든 병은 등뼈의 고장에 의하여 일어나고, 또 내장 기타 각 국부에 말초적으로 고장이 일어난 경우에도, 거꾸로 척추골에 부탈구에 생기는 것이다.

4. 미이라와 그의 병

척주가 어긋난 것에 의하여 여러 종류의 병이 생긴다는 사실은, 다시 역사적으로도 이 것을 증명할 수가 있다. 이집트 기타에서 발굴된 미이라에는 대체로 어떤 병으로 죽게 되었는가 하는 것이 적혀져 있다.

그리고 엘리옷 스미드 등의 연구에 의하면, 미이라의 척주를 상세히 조사하면, 경추, 흉추 및 요추 등의 제 몇 번째가 부탈구되어 있는가를 분명하게 알 수 있다. 그리고 이 부탈구에 의하여 일어나는 병과 미이라에 기록되어 있는 병이 꼭 부합되는 것이다.

W.J.코르빌은 「척주의 부정은 병의 기본이다」라고 하는 사실이, 이미 기원전 420년에 에스큐라프어스족에 의하여 발견되어 있었다고 하는 것을 발표하고, 또 J. 애트킨슨박사는 이미 3,000년 전에 이집트에서 척주의 부정을 바르게 하는 것으로써 병을 치료하고 있었다는 것을 보고하고 있다.

다시 D.D.펄머의 설에 의하면 고대 보헤미아 민족도 또 척주의 부정으로 병이 생기는 것을 알고 있었다고 보고하고 있다.

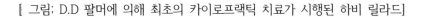
[그림; D.D 팔머에 의해 최초의 카이로프랙틱 치료가 시행된 하비 릴라드]

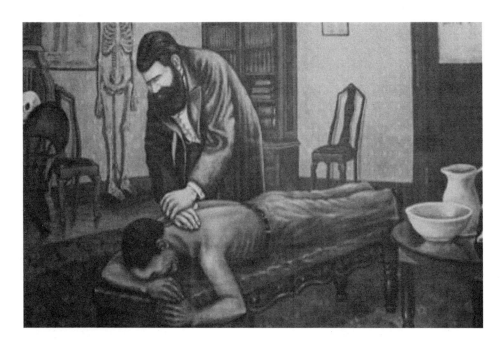

도대체, 고래로 어떤 문명도 넓은 큰 강의 연안에 따라서 발생한 것이다. 인류가 처음으로 군집생활을 하고, 태고의 문화를 낳은 토지는 유프라테스강 하반이었다. 기타 나일강이든, 갠지스강이든, 황하이든, 이들 인류의 고대 문병을 양육한 강물의 흐름은 강우기가 되면 가끔 크게 범람하였다. 그리고 그 곳에 군집하고 있던 토인들은, 홍수 후의 옥토를 이용하여 아무런 비료도 주지 않고 씨를 뿌리며, 자연대로 자라서 여무는 풍부한 수확에서 그들의 식량을 얻고 있었던 것이다.

그렇긴 하지만 이와 같은 큰 홍수가 너무도 자주 있었기 때문에, 그들 주민은 주거를 일정할 수가 없어서 항상 수초를 좇아 이동하며, 나뭇잎이나 담쟁이덩굴을 이용하여 텐트를 만들고, 칡이나 등나무를 엮어서 해먹 모양의 베드를 마련하고 그 위에 거처하며 생활하고 있었던 것이다.

이와 같이 극히 불안정한 베드(bed)에 누워서 잔 고대의 인류들은, 자연히 그 척주에 부정이 생기게 되어 여러 종류의 병에 걸리고 있었다는 것은 다툴 수 없는 사실이다.

이윽고 그들은 경험적으로 척주가 어긋난 것을 바로잡을 필요가 있는 것을 알고, 석가 강탄의 전후부터 크리스트 탄생 후 약 천 5, 6백년 간은, 나무 판자 혹은 암반의 위에 거처하는 풍습이 생기게 되었다. 석가 입적 시나 공자가 돌아간 때의 기록을 보아도, 판자 위에 극히 얇은 자리를 깔고 있었다는 데에 불과하다는 것은 분명하다. 이리하여 인류는 나무 판자 내지 암반 위에 거처하기에 이른 다음에는, 척주 교정의 필요는 제창되지 않게 되었고, 후세에 와서도 이 시대의 척주에 관한 문헌을 발견할 수는 없는 것이다.

5. 복식 호흡법의 기원

인류가 담쟁이덩굴이나 칡으로 만든 해먹 모양의 베드 위에 자는 풍습에서 벗어나서, 목판 내지 암반 위에 자게 됨에 이르러, 사람의 지혜는 조금씩 자라고 문화는 점점 진보하게 되었지만, 한편 빨리도 폐단이 생겨났다. 그것은 인간이 너무도 잔꾀를 부리게 되어 언제나 얕은 재능, 얕은 계략을 꾸미기를 즐겨서, 인간 생활의 대도를 잊게 된 것이다.

그 원인은 무엇인가 하면, 인간이 다른 동물처럼 복부로 호흡하고 있던 시대는, 그 성정은 조폭하면서도 극히 순박한 것이었다. 그런데 그들이 판자 위에 자고 얼마쯤 인간적인 생활을 하게 되면서, 그들의 호흡운동은 복부에서 흉부로 옮겨졌고 여기에 문제가 있는 것이다.

남의 비밀 같은 것을 찾아 내기를 즐기고 항상 오물쪼물하고 있는 인물은, 배의 운동을 잊고 있는 사람이며, 배의 운동이 충분히 되고 있는 사람은 그런 작은 계략이나 비밀 일에 관여하기를 바라지 않는 것이다.

그런데 이와 같이 복부의 운동을 잊은 판상 생활의 인류는, 간신히 그의 잘못을 깨닫고, 여기에 일종의 수양법과 건강법을 겸한 복부중심 주의의 운동법이 일어나게 되었다. 즉, 좌선이나 복식 호흡법 등이 바로 그것이다.

그런데 후대에는 너무 복부 운동에만 얽매이게 되어서, 이른바 복식 호흡의 기교완롱 시대가 일어났다. 2단식 호흡이라느니 3단식 호흡이라느니 하는 것은 모두 그 당시의 산물이다.

이와 같이 그들은 복식 호흡만에 사로 잡혀서 조금도 척주에 관하여 생각하지 않았기 때문에, 재차 척추골이 어긋나게 되고 추골에 동통을 느끼게끔 되었다.

그 동통을 막기 위하여 그들은 점점 깔개를 두껍게 하게 되고, 또다시 척주의 부탈구로 고심하게 된 것이다.

6. 여러 가지 척주요법

다시 눈을 돌려서, 서방 즉 구주의 천지로 그 생활의 터전을 찾아간 유목 민족은 어떤가 하면, 그들은 최초에 목판으로 만들어진 상자형의 침대를 사용한 것인데, 너무도 불편하기 때문에 근대식 베드의 전신인 극히 유치한 베드 모양의 것을 연구하여, 그 위에 자게끔 되었다.

그 결과 그들의 척주는 어긋나기 시작했다. 여기에서 유목민은 척주 교정의 필요를 부르짖게 된 것이다.

근세에 조금 조직적으로, 처음으로 등뼈의 요법으로서 고안되어 나온 것이 즉, 스틸박사의 오스테오파시이다. 오스테란 희랍어로 「뼈」, 파아시란 「병리학」이란 의미로 뼈를 바르게 하면 어떤 병도 낫는다는 것이다.

다음에 나타난 것은 알밤스박사의 스폰딜로테라피이다. 스폰딜로란 역시 희랍말로 「척수」, 테라피란 「조작」이라는 의미이다. 즉, 척수를 조작하면 일체의 병은 낫는다는 것이다. 그러나 단순히 등뼈를 조작하는 것만으로는 재미없다.

인간은 태고의 포복 시대로 돌아가는 일이야말로 인간 본래의 치병법이라고 하여, 네 발로 기면서 걷는 건강법이 나타났다. 이것이 녹스 토마스박사의 내츄로파시이다. 사실 인간은 네발로 걸으면 대개의 병은 낫는 것이다.

그러나 인간은 직립하여 걷게끔 되었기 때문에, 지혜가 발달하여 만물의 영장이라고 일컬으게 된 것이며, 네발로 걷는 연습을 하면 머리가 내려가서 반드시 바보가 된다.

다음에 생긴 것은 라스트박사의 래디칼테크닉이다. 즉 근본 요법이라고나 번역해야 할 것인데, 네발 동물의 생활법에 따른 등뼈의 조각을 주된 내용으로 하는 요법이다. 최후에 나타난 것이 펄머의 카이로프랙틱이다. 카이로란 희랍말로 「손」, 프랙틱이란 「기술」 즉 카이로프랙틱은 손의 기술이라는 뜻이며, 이것도 척수의 교정을 기본으로 한 것이다. 이상 그 이름을 달리하고 방법이 다르지만 모두 척주의 교정에 중점을 둔 것은 동일하다.

7. 내분비와 동물의 척추 운동

유럽의 금언에 「환자 자신의 신체 속에는 언제나 한 사람의 의사가 살고 있다. 그는 닥타 V.M.N. 으로 불리며, 인간이 만든 의학교를 졸업하지는 않았지만, 모든 병이나 상처를 고칠 수 있는 신과 같은 힘을 갖고 있다」라는 뜻이다.

V.M.N.은 'Vis Me dicatorix Naturae'의 약자이며, 즉 「자연의 양능(良能)」이라는 의미이다. 그리고 이 양능의 본체는 무엇인가 하면, 그대로 우리들 체내에 있는 많은 분비선의 기능으로 즉, 그것이 바로 양능의 본체이다.

인체 내부의 분비선은 그 종류는 대단히 많지만, 이것을 크게 나누면 외분비선과 내분비선의 두 가지로 갈라진다.

외분비선은 샘의 대대수를 차지하고 있으며, 그의 분비물을 도관을 통하여 몸의 겉 부위로 내보내는 것인데, 이에는 유선, 한선, 피지선 등처럼 피부를 향하여 분비하는 것과, 타선, 위선, 장선, 췌액(膵液), 간장, 섭호선(攝護腺) 등처럼 점막을 향하여 분비되는 것이다.

내분비선은 외분비선과 달라서, 도관(道管)을 갖추지 않고 그 분비물을 혈액내 혹은 임파액내에 공급하는 것이며, 갑상선, 상피소체, 뇌하수체, 송과선, 흉선, 부신, 췌장(랑겔한스씨섬 분비) 및 생식선 등이 그 주된 것이다. 최근 쉐퍼는 이 내분비선을 총칭하여 오우토코이드라고 제창하고, 그 중에 촉진 작용을 하는 것을 호르몬, 제지 작용을 하는 것을 샤론이라고 이름을 붙였다. 이 양자의 작용이 완전히 되어서 비로소 조절이 되는 것이다.

이상 말한 내외 분비선의 기능이 완전히 영위될 때 비로소 우리들의 몸은 건강을 유지할 수가 있으며, 이들의 기능에 약간의 고장만 생겨로 바로 병에 걸리게 되는 것이다. 동물이 거의 병에 걸리지 않는다고 하는 것은, 이 내외의 분비 작용이 완전히 유지되고 있기 때문이며, 가령 우연의 일로 병이나 상처를 입는 수가 있어도, 그들이 자연적으로 갖는 소위 생활력에 의하여 스스로 고쳐버리는 것이다.

동물의 세계에는 의사도 없고 병원도 없으며, 또 그들은 병을 앓아도 약을 먹을 필요도 없고, 종양이 생겨도 고약을 바를 필요도 없다. 허리가 아프다고 하여 아들에게 주무르게 하고, 어깨가 엉킨다고 하여 아내에게 두들기게 하는 따위는, 인간 사회에 한하는 것이며 동물의 세계에는 절대로 없는 일이다.

또 그들은 인간처럼 특수한 체조법이나 강건술을 할 필요는 전혀 없다. 그런데도 그들은 각각의 건강을 유지하고 천수를 다할 수 있는 것이다.

이와 같이 그들 동물의 체 내에 있어서의 내외 분비선이 조절을 유지하며, 그 기능을 완전히 해낼 수 있는 것은 네발로 걸으며 자연의 생활을 즐기고 있기 때문이다.

시험 삼아 네발 동물의 보행을 보라.

그들이 걸을 때는 그림처럼 오른쪽 앞발이 앞으로 나가는 동시에, 왼쪽 뒷발도 나간다. 이 때에는 척추골의 전반은 왼쪽으로 만족되고 후반은 오른쪽으로 만곡된다. 다음에 왼쪽 앞발과 오른쪽 뒷발이 동시에 전진할 때는 전과는 반대로 만곡된다.

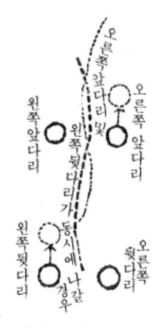

[네발 동물의 보행과 척추의 만곡]

하기는, 네발 동물의 전진 방법에는 4가지가 있는데, 어느 것이든 척추가 좌우로 S자 상의 굴신 운동을 하면서, 복부는 상하의 파동 운동을 하는 것이다. 이렇게 하여 네발 동물인 사족보행동물의 척추는 그들이 네발로 기면서 걷는 데서 언제나 교정되고, 또 동시에 복부의 운동도 되며, 따라서 분비 기능도 완전하게 되고 자연히 양능(良能) 작용도 완전하게 되는 것이다13).

---

13) 사족보행동물과 네발동물이라는 단어는 모두 네개의 발을 가지고 있다는 의미의 단어에서 유래했지만 둘의 뜻은 다르다.네발동물은 린네 분류체계의 사지상강(특정 네발 달린 조상으로부터 유래한 모든 자손)에 속한 동물이며 사족보행동물은 이동에 네 개의 다리를 이용하는 동물이다.
   모든 네발동물이 사족보행동물인 것은 아니며 모든 사족보행동물이 네발동물인 것도 아니다.

| 제3장 |

장이 맑은 자는 병이 없다

1. 촉매제로서의 효소

우리들이 생선이고 쇠고기고 먹으면, 위 속에서 모두 범벅처럼 되어버린다. 그것을 옛적에는 위가 수축 작용을 하여, 마치 멧돌로 가는 것처럼 내용물을 갈아서 부수기 때문이라고 생각했던 것이다.

그런데 그것은 그렇게 간단한 기계적인 작용은 아니다. 위 속에는 거기에 들어온 물질에게 일종의 화학적 변화를 주는 어떤 것이 분비되기 때문이라는 것을 알게 되었다. 그리고 그것을 효소라고 불렀다.

효소가 뚜렷하게 인정되게 된 것은 80년쯤 전의 일이며, 그 이후 많은 학자들이 이 본체에 대하여 연구하고, 그 후 세계의 유명한 학자들은 이를 결정짓는 데에 심혈을 쏟고 있지만, 아직 정확한 것은 모르는 것이다.

그것은 그렇고, 우리들이 날마다 섭취하는 음식물이 위 장내에서 소화되는 것도, 동물의 알이 부화하여 완전한 하나의 동물로 되는 것도, 식물의 씨가 땅에서 싹이 터서 자

91

라고 가을이 되어 성숙하는 것도, 술이나 된장, 간장 등이 양조되는 것도 모

두 효소의 힘이다. 그리고 이것은 전에 말한 것처럼 그 본체는 아직 분명지는 않으나, 어떤 화학반응을 촉진하는 유기적 촉매제이며, 그러면서 그 자신은 그때문에 아무런 변화도 받지 않는 특성을 갖고 있는 것만이 확인되었다.

이런 불가사의의 위력을 갖고 있는 효소는, 생물의 육성과 생명 유지에 중대한 관계를 갖는 것이며, 넬 쿠우브라는「물질, 공중의 에테르, 및 생명은 우주의 3대 요소이며, 물질의 단위는 원소이고, 에테르의 단위는 전자이며, 생명의 단위는 효소이다.」라고 말하고 있다. 한번 우리들의 몸에서 효소의 기능이 빠져 버린다면, 바로 건강은 손상되어 병이 생기고, 끝내는 죽게 되는 것이다.

나는 우리 니시의학에 있어서, 척추의 운동을 하는 동시에 배의 운동을 하는 까닭은, 바로 우리들의 체 내에 있어서의 효소의 작용을 가장 완전하게 하도록 하기 위한 것이라는 점을 역설하고자 한다.

생물의 체내에 존재하는 효소의 종류는 매우 많지만 그 작용에 따라 크게 나누면 다음과 같다.

① 단백질 분해 효소,
② 탄수화물 분해 효소,
③ 지방 분해 효소,
④ 당원질 분해 효소,
⑤ 응고 효소,
⑥ 산화 효소,
⑦ 주정 발효소,
⑧ 요소 분해 효소.

더욱 효소의 개념을 분명히 하기 위해 다음에 소화작용에 대하여 약술한다.

2. 구강 내의 소화작용

우리들이 음식을 입에 넣으면, 우선 이로 이것을 저작한다. 이 저작은 기계적으로 음식을 잘게 씹어서 삼키기 좋게 하고, 또 위장 내에서의 소화액의 분비를 촉진하는 동시에, 구강에서의 타액의 분비를 왕성하게 한다.

음식물 중의 당질의 일부는 타액 중의 소화 효소 프티알린의 작용에 의하여 우선 가용성으로 되고, 이윽고 맥아당으로 변화한다. 그리고 저작을 오래하여 타액의 분비가 많아지면, 이 맥아당은 다시 말타아제 효소에 의하여 포도당으로 된다.

음식물이 범벅처럼 녹아서 자연히 슬슬 넘어가기까지 씹는 것을 건강 장수법으로 제창하였던 후렛챠의 저작법도, 요컨대 입속에서 음식물이 포도당으로 변화할 때까지 성심껏 씹고, 또 간접으로 위액의 분비까지도 왕성하게 하는 것을 목적으로 한 것에 불과하다.

그렇지만 우리 니시의학에 있어서는 이같이 귀찮은 저작법을 할 필요는 조금도 없는 것이다. 아무튼 저작법은 언어 장애를 가져오는 기본이 된다.

3. 위 내의 소화작용

구강 내에서 저작된 타액과 섞인 음식물은, 식도로부터 위 속으로 들어가 여기에서 다시 위액의 작용을 받게 된다. 위액의 작용을 받는 것은 주로 단백질이다.

위액이라고 하는 것은 위벽에 있는 펩신샘과 유문샘에서 분비되는 혼합액이며, 강한 산성을 가지고 보통 무색 투명한 것이다. 단백질에게 화학적 변화를 주는 것은, 이 위액 중의 소화 효소 펩신이다. 단백질이 펩신의 작용을 받으면 앨브모오스가 되고 다시 펩톤으로 변화한다.

위액 중에는 펩신 외에, 우유 중의 단백질 카제인을 응고시키는 키모오딘(라아브 효소)으로 부르는 효소가 있다. 키모오딘에 의하여 응고된 카제인은 다시 펩신의 작용을 받고 펩톤으로 변화하는 것이다. 더욱 위액 중에는, 지방의 일부를 분해하는 리파아제로 부르는 효소도 들어 있다.

그러나 이것은 우유 혹은 난황 중의 지방처럼 유상화된 지방에 한하는 것이며, 다른 지방에는 아무런 작용도 주지 않는다.

앞에서 말한 것처럼 위 속에 있는 음식물은, 각 분해 효소에 의하여 단백질에 화학적 변화가 주어지는 동시에, 위 자체에 수축 작용에 의하여 다소 기계적 작용을 받아서 죽 모양을 나타내게 된다. 이것을 미죽이라고 한다.

미죽은 위의 규칙 바른 수축 운동에 의하여, 점점 유문부로 이동하고, 유문부의 개폐 반복에 의하여 장으로 보내진다. 음식물이 위에 들어가서 장으로 완전히 보내질 때까지는 수 시간을 요한다.

4. 소장 내의 소화작용

위액에 의하여 산성을 나타낸 미죽은 장에 들어가면, 그리고 흘러 들어오는 담즙에 의하여 중화되고, 끝내는 알칼리성으로 변한다. 장의 소화는 주로 소장에서 되는 것이며, 실로 소장은 음식물 소화의 중요한 기관이다. 위나 대장을 끊어 내어도 소장만 완전하면, 어느 정도까지 건강을 유지할 수가 있지만, 소장이 없고서는 우리들은 영양을 흡수할 수는 없다.

소장 내에서는 취액, 담즙 및 장액이 필요에 따라서 분비된다. 이들의 소화액 중에서 가장 중요한 역할을 하는 것은 취액이다. 취액 중에는 트립신, 리파아제 및 뉴클레아제 등의 소화 효소가 함유되어 있다.

트립신은, 위에 있어서 펩신의 작용을 받고 펩톤으로 변화한 단백질을, 쉽게 아미노산으로까지 분해한다. 이 아미노산이야말로 우리들 생물의 성장에 있어서 중요한 역할을 하는 것이다. 음식물 중의 단백질은 실로 소장에 이르러 그 소화가 완결된다고 해도 좋다.

리파아제는 지방에 작용하여 지방산과 글리세린으로 분해한다. 단 이 분해는 담즙에 의하여 지방이 유상화된 뒤에 비로소 일어나는 것이므로, 담즙은 지방의 소화에 큰 의의를 갖는 것이다.

담즙은 간장에서 제조되어 담낭으로 모여 저장되는 것이며, 일정한 자극에 의하여 소장으로 흘러 나오는 것인데, 그 속에는 소화 효소는 들어 있지 않다. 그러나 전술한 바와 같이 지방을 유상화시키고, 그리고 리파아제로 하여금 지방의 분해 작용을 완전히 하게 하는 역할을 하는 것이다.

더욱 담즙은 구강으로부터 들어오는 갖가지의 세균을 억제하고, 장내의 부패 작용을 방지하여 일종의 정장 작용을 하고, 또 장의 연동 운동을 돕는 것이다.

장은 실로 신장의 5, 6배나 되는 긴 점막성의 관이며, 우곡회전되어 있고, 연동에 의하여 음식물을 이동시켜 가는 것이다. 이 연동은 음식물의 이화학적 자극에 의할 뿐만이 아니고, 또 담즙의 자극에 의하여서도 일어나는 것이다.

장액은 소장내의 점막에 무수히 있는 브룬나샘에서 분비되는 것이며, 그 중에는 에렙신, 말타아제, 인펠타아제, 락타아제, 가락타아제 그리고 알기나아제 등 여러 종류의 효소를 함유하고, 끊임 없이 주기적으로 분비하여, 소화만이 아니라 장의 안쪽면을 윤활하게 하는 작용도 하고 있다. 이상 말한 바와 같이, 음식물은 여러 가지 효소의 소화 작용을 받아서 비로소 흡수 이동되고, 그 찌꺼기는 대장으로 하고 보내진다.

5. 대장 내의 발효와 부패

대장에 이르면 소화 작용은 거의 정지되어 버린다. 투에르니의 연구에 의하면 대장이 24시간 내에 흡수하는 액체는 겨우 6g 정도이며, 영양학상으로 보면 극히 미미한 것이다. 다만 점액을 분비하여 고체인 배설물을 축일 정도가 대장의 일이다.

대장은 음식물의 찌꺼기 즉 분변의 저류소이며, 거기에서는 무수한 세균이 왕성한 부패 작용을 하고 있다. 건전한 사람의 위나 소장에는 세균은 거의 없는 것이지만, 대장에 있어서는 슈트러스부르거의 연구에 의하면, 24시간에 128조라고 하는, 우리가 거의 상상도 할 수 없을 정도의 세균이 번식하고 있다고 한다.

메치니코프의 설에 따르면, 우리들의 노쇠를 빠르게 하는 가장 큰 원인은, 대장에 있어서 이 많은 세균들이 우굴거리고 있기 때문이며, 이들의 세균은 대장 내에서의 항상 분해 작용을 하여, 해로운 화학적 물질을 생산하고 있다. 그리고 이 해로운 화학적 물질이 끊임없이 자연히 흡수되어, 자가중독을 일으켜서 현저한 전신 증상을 나타내게 된다.

따라서 대장내에 존재하는 세균의 수가 많으면 많을수록, 그 자체의 생명을 단축시키게 되며, 대장이 가장 두드러지게 발달하고 있는 포유동물은, 그 유해 작용을 받는 정도도 당연히 크기 때문에, 다른 동물에 비하여 단명한다는 것이다.

6. 대장과 동물의 수명

그러면 이와 같은 무용의 장물, 아니 유해무익한 기관인 대장이, 어째서 우리들 인류를 비롯하여 모든 포유동물에게 존재하고 있는 것일까.

메치니코프는 이에 대답하여 말한다. 「야생의 동물에 있어서는, 적을 쫓고 혹은 적의 습격을 받을 경우, 그 운동은 가장 민속하기를 요한다. 그 운동의 지속은 바로 그들의 생명에 관련되는 것이므로, 운동 중에 배설할 여가가 없다. 그러므로 운동 중에는 배설물을 체내에 머무르게 하지않으면 안 된다.

대장은 이런 필요에서 발달한 것이며, 인간의 대장도 그 옛날 야생 동물이었던 시대의 유물에 지나지 않는다. 요컨대 현대인에게 있어서는 대장은 무용의 장물이다.」라고. 나에게 말을 시킨다면, 야생 생활에서 벗어난 우리들 인간은, 다시 사회적 문화생활을 하기에 이르러, 분변의 저류소인 대장의 필요가 점점 더 크게 된 것이라고 하겠다. 다시 이 해로운 대장의 부패 발효 작용을 어떻게 해야 할 것인가가 중대한 문제이다.

위에서 말한 것처럼, 포유동물은 발달한 대장을 갖고 있지만, 나르는 도중 자유로이 배설할 수 있는 조류는 대장을 갖고 있지 않다. 대장을 갖고 있지 않는 조류의 편이 포유동물에 비하여 훨씬 오래 산다.

즉, 수명으로 말하면 매 180세, 금독수리 110세, 앵무새 100세, 카나리아나 종달새같은 작은 새까지도 20년이나 사는데, 포유동물인 말은 15~30세, 소 30세, 양·개·고양이는 15세, 토끼 10세, 쥐 5~6세이다.

드물게는 코끼리같이 오래 사는 것도 있지만, 대체로 포유동물은 조류보다는 단명이다. 타조는 조류에 속하지만 짐승과 같이 지상 생활을 하니까, 대장이 발달하고, 그 결과 매우 단명이어서, 그 큰 몸집을 갖는데도 불구하고 보통 20년쯤밖에는 살지 못한다. 이에 반하여 박쥐는 짐승에 속하지만, 조류와 같이 나는 생활을 하고 있으므로, 그 대장은 발달할 필요가 없고, 따라서 저 작은 몸집을 가지고 잘도 15세 이상이나 살

수 있는 것이다.

이상 말한 데서 알 수 있듯이 인간은 대장이 발달하고 있어서, 거기에 발생하는 세균에 의하여 생성되는 독소 때문에, 자가중독을 일으켜서 단명으로 되는 것이므로, 우리들은 어떻게 하여서든지 대장내를 깨끗하게 하지 않으면 안된다고 메치니코프는 역설하였다.

7. 대장 내의 청소

결론으로서 메치니코프는, 고래로 세계의 불로 장수국으로 불리는 발칸 반도의 불가리아의 사람들은 항상 유산균(일명 불가리아균이라고도 함)을 함유한 산성유를 마시는 습관이 있기 때문에 장수하는 것을 알고, 우유를 썩혀서 유산균을 번식시킨 요구르트를 음용하기만 하면, 대장균이 죽어버리므로 장수를 얻을 수 있다고 제창하였다.

때문에 당시에 요구르트의 음용이 크게 유행하여, 마치 진의 시황제가 서복으로 하여금 봉래에 가서 구해 오도록 하였던 불로불사의 영약인 것 같은 모습이었는데, 근래에 갑자기 그 성과를 잃게 되었다. 그것은 위에서 장으로 연동 기능에 의하여 보내지는 사이에 유산균은 대부분 죽어버리므로, 메치니코프가 믿는 것처럼 사실 불로불사의 효과를 올릴 수 있는지가 크게 의문이 되었기 때문이다.

그것은 어떻든 간에, 장이 건강과 밀접한 관계가 있는 것은 허다한 학자가 주장하는 바이며, 뮌헨의 개업의 바렌틴 리가웰박사는, 그의 <개업 50년간에 있어서의 한 개업의의 경험과 식견>이라는 책에서, 인간의 여러 가지 질환은 분변의 정체에서 일어나는 것이며, 변통을 좋게 하는 것은 건강을 유지하는 데에 대단히 중요한 일이라고 말하고 있다.

중국의 도서 <포박자>에도 「장생을 얻으려고 하면, 마땅히 장 속을 깨끗하게 해야 한다. 불사를 얻으려고 하면 장 속에 찌꺼기가 없어야 한다.」라고 하였으며, 또 일본인이 설날에 마시는 도소는 대황, 백출, 길경, 계심, 오두, 방풍의 6종류를 섞은 일종의 통변약이며, 예부터 통변만 되면 장수하고, 일가가 행복하게 된다고 믿어져 왔던 것이다.

최근 <헬스 컬츄어>지에 그레이스 맥클리는 <조로는 어떻게 막는가>에 제목하여 다음과 같이 말하고 있다. 「건강은 신체 내부의 청정에 기본한다. 그리고 그것은 신체 제기관이 음식물로 과잉 부담이 되지 않을 때에만 달성된다」

우리들 인류의 대장은 단순히 분변의 저류소일 뿐 아니라, 전술한 바와 같이 네발로 걷는 생활에서 직립하게 되면서, 대소장이 중첩 굴곡되고, 그 결과 많은 주름이 생기게 되었다. 이것 때문에 한 층 더 대장에 분변이 정체되기 쉽게 되고, 또 소장의 내벽에도 여러 가지 물질이 달라붙기 쉽게 된 것이다. 숙변, 흑변이 바로 그것이다.

8. 니시의학 건강법의 복부 운동

대소장 내에 체류하는 잔재를 항상 청소하는 데는 어떻게 하면 되겠는가 하면,

그것은 우선 척주의 운동과 동시에 배의 운동을 하면 되는 것이다. 척주의 항에서 말한 바와 같이, 네발 동물이 걸을 때는 반드시 척주의 좌우 굴신운동과 동시에 복부의 상하파동운동을 하는 것이다.

이 양자의 혼합 운동은, 그들이 걸을때에 자연히 이루어지는 것이다. 이리하여 그들은 언제나 건강을 유지해 낼 수 있는 것이다. 조류는 물론 야생 동물의 분변은 고형물 및 섬유소의 외는 모두가 소화되어서 아무 냄새도 없으며, 따라서 배설 후에 쉽게 부패하여 구더기가 끓는 것같은 일이 없는 것은,

요컨대 그들은 척주의 운동과 동시에 장의 운동을 하며, 그리고 앞에 말한 효소의 기능을 완전히 영위하게 되고, 한편 장내의 부패 발효를 억제하고 있기 때문이다.

인간은 분변에 한하여 냄새가 있는 것은, 요컨대 소장내에 있어서 완전 소화가 되지 않고, 또 대장 내에 있어서 찌꺼기가 발효 부패하기 때문이다.

네발 동물의 복부 운동

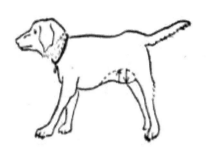

우리들이 여러 가지 병을 키우게 되고 건강을 해쳐서 천수를 다할 수 없는 것은 당연한 이치이다. 그러므로 척주의 운동과 배의 운동을 동시에 하는 것이 아무래도 필요하게 되는 것이다.

[네발 동물의 복부 운동]

배의 운동은 요컨대 자연적인 내장 요법이며, 각 장기의 혈액순환을 촉진하여 모관 작용을 왕성하게 함으로써 독소의 대사 작용을 완전하게 하는 것을 목적으로 하는 것이다.

다시 해부학적으로 이를 설명하면, 척주의 앞쪽에 있는 신경절은 흉부, 복부 및 골반부의 신경과 연락되는 것이며, 이들의 가지는 또 여러 가지의 신경총을 만드는 것이다. 그 중에 복강 신경총이 있다.

이 신경총은 생리학상의 중요성에서 「복강의 뇌수」라고도 불린다. 이 신경총은 다시 가는 분지를 내어 모든 내장과 연결되어 있다. 다시 분지신경은 혈관의 불수의 근막 및 각종의 내장 그리고 각 샘의 내외 분비 세포에 연결되어 있다. 복부 운동은 복강신경총을 자극하고 다시 분지 신경으로 하여금 그들의 분포 영역에 자극을 전달하는 것으로 되는 것이다.

장과 뇌와는 밀접한 관계가 있는 것이며, 장의 장해가 반드시 뇌의 장해를 가져온다는 것은 문헌으로 분명한 바이다. 따라서 뇌일혈을 예방하고자 하는 사람은 먼저 장을 청소하는 것이 선결 문제이다.

| 제4장 |

제 1법칙-평상 침대

1. 척추의 전후 만곡을 바르게 한다

중국의 <남사>의 송무제기에 「제는 원래 열병이 있어서, 일상생활에서 언제나 찬 물건을 사용하였다. 뒤에 신하가 석상을 바쳤다. 여기서 잔즉 극히 좋다고 하였다」라고 있다. 무제는 오늘로 말하면 폐병과 같은 병에 걸리고 있었다. 열이 있으므로 찬 것을 좋아 하였다. 약을 먹어도 효과가 잘 나지 않으므로, 신하가 이것을 걱정하여 대리석으로 만든 평평한 침대를 바쳤단 바 황제는 대단히 좋아하였다는 것이다. 물론 병도 점점 좋아졌다.

전에 말한 바와 같이 크리스트도 석가도 돌처럼 딱딱한 침대에 자고 있었고, 시인 괴테도 돌침대에서 수면을 취한 것이 기록으로 남아 있다. 미국의 운동 선수 특히 보오트레이스의 선수는 경조일의 한 달 전에는 스프링이 있는 보통 침대를 떠나서, 딱딱하고 평평한 침대나 또는 평평한 판자에서 자는 습관으로 되어 있다.

평상은 척주가 전후로 어긋난 것을 고치기 위한 것이다. 전후의 부탈구가 나은즉 열병으로 괴로워 하던 무제도 병이 좋아져서, 석상을 기리게 되는 것이다.

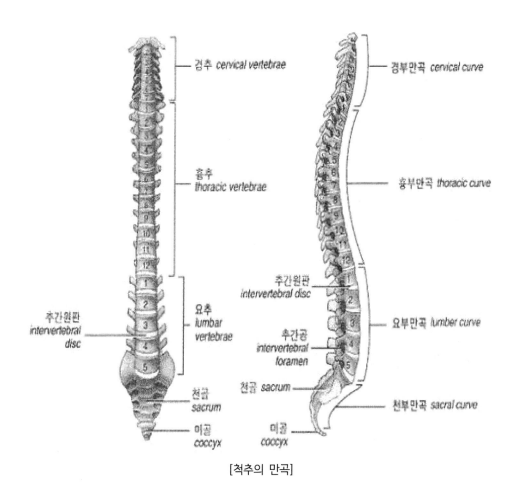

검추 *cervical vertebrae*

경부만곡 *cervical curve*

흉추
thoracic vertebrae

흉부만곡 *thoracic curve*

추간원판
intervertebral disc

추간원판
intervertebral disc

요추
lumbar vertebrae

요부만곡 *lumber curve*

추간공
intervertebral foramen

천골 *sacrum*

천골
sacrum

천부만곡 *sacral curve*

미골
coccyx

미골
coccyx

[척추의 만곡]

척수카리에스의 많은 환자가 곡선으로 된 깁스베드에 누워서, 의사가 말하는대로, 치료까지에는 많은 시일을 요하는 것이라고 달관하고, 아니 체관하고 있는데, 깁스베드

도로는 낮지 않는 것이다. 우리들은 직립하여 걸을 때에야말로 척주의 전후의 만곡이 필요하지만, 그 만곡을 잘 때에도 필요하다고 생각하는 것은, 생리학적 해부학적 지식이 낮은 것을 가리키는 것이다.

잘 때에는 척주가 일직선이 되게끔, 평평하고 딱딱한 자리에서 자는 것이 가장 생리적이고 또 합리적이기도 한 것이다. 반복하여 말하는데, 인간은 생물 진화의 도중에서, 네발 포복 동물의 들보로 설계된 척추골을, 직립 보행에 즈음하여서 이것에 기둥으로서의 기능을 갖게 하였다. 가로의 들보를 세로의 기둥으로 사용하였기 때문에 「인간은 병의 그릇」으로 된 것이다.

그리고 또 보행에 즈음하여서는, 전주처럼 일직선이어서는 역학상 자유로 보행할 수는 없다. 그래서 경추골과 흉추골과 요추골의 3곳에, 곡선을 생기게 하여 위로부터의 중력을 체외로 피하게끔 된 것이다. 그렇다고 하여 이 3곡선이 생리적이 아니라고는 말하지 않는다. 직립하고 있을 때는 확실히 이들은 생리적 곡선이다. 그러나 누울 때는 그것이 생리적 곡선으로는 되지 않는 것이다.

2. 안면과 바른 자세의 달성

평상은 또 중력에 대하여 가장 안정된 평면이므로, 그 위에서 잘 때에는 전신이 편안하게 휴양될 수가 있다. 그런데 우리들이 안면하고 있다고 생각될 때에도, 하룻밤(수면 시간 8시간으로 하여)에 7천 번은 진동하고 있다고 하는 것을, 미국의 침대 회사가 발표하고 있다.

수면 중 무의식 중에 7천 번 진동한다고 하여, 만일 그것이 스프링이 있는 침대라고 하면, 그 결과는 어떻게 될 것인가는 상상하고도 남음이 있는 바이다. 우리들은 어떻게 하여서라도 딱딱하고 평평한 침대에 자고서야 숙면이 되고 피로가 풀려서, 다음 날의 활력이 되살아날 수 있는 것이다.

일본에서는 고래로 노인을 형용하여, 허리가 「〈」자로 굽었다든가, 자궁(개능소화로 만든 활)처럼 굽어져있다든가 하는데, 외국의 노인의 허리는 일본의 늙은이처럼 굽어져 있지는 않다.

방바닥의 위에 부드러운 요를 깔고 자는 것을 자랑하고 있는 일본 사람은, 나이를 먹으면 허리가 굽어지게 되어 있다. 늙은이는 그렇다 하더라도 청소년도 자세가 나쁘다. 길거리를 걷고 있는 주둔군의 군대와, 같은 연배의 일본의 청년의 자세를 비교하여 보는 것이 좋겠다. 특히 일본 여성의 자세가 과거에는 뒤떨어져서 좋지 않았다.

그러나 근년 가정적으로도 사회적으로도 여성은 해방되고, 또 그 복장이 옹색하고 거북하던 화복에서 양장으로 변하는 데 따라 그 심신은 자유롭고 느긋하게 발육되어, 자세도 또 참으로 늘씬하게 되어 온 것은 주목할만한 가치가 있다.

그러나 무엇보다도 바른 자세는 단순히 자세도를 흉내 낸다든가, 혹은 또 체육 시간에 있어서 만으로서 완성되는 것은 아니다. 아니 완성되기는커녕 의식적으로 무리하게 바른 자세를 갖추려고 하는 것이, 나쁜 결과를 가져오는 것은 문헌이 가리키고 있는 바이다. 바른 자세는 내가 주장하는 6대 법칙에 의하여서만, 특히 평상에 의하여 달성된다는 것을 여기서 주장하여 주저하지 않는다.

3. 평상과 피부, 신장, 지각 신경 등의 관계

우리들의 아직 모체 내에 있을 시대, 즉 배아의 시대를 검사하여 본즉, 최초에는 외배엽과 내배엽으로 생성되고, 그것이 이윽고 이들 양 배엽 사이에 중배엽 생성 시대가 경과된다. 그리고 외배엽부터는 피부나 그 부수물 즉 체모나 땀샘, 또 신경 계통이 만들어진다.

중배엽부터는 골격, 근육, 혈관 계통 및 생식 계통이 생성되고, 내배엽부터는 소화 계통, 호흡 계통, 간장, 갑상선 등이 만들어지게 된다. 개설하면 외배엽부터는 신경계통, 중배엽부터는 운동 기관이나 생식 기관, 내배엽부터는 영양 계통이 만들어진다.

그것은 그런데, 평상의 경도는 외배엽에서 만들어진 피부 및 신경계통을 적당히 자극하며, 피부의 표면 가까이에 천재하고 있는 정맥을 자극하여 혈액순환의 귀로 기능을 완전하게 하는 것이 된다.

따라서 평상 사용은 피부와 긴밀한 관계에 있는 신장의 기능을 활발하게 하여, 낮 동안의 활동으로 생긴 노폐물을 밤중의 수면 시에 쉽게 처리할 수 있게 한다. 부드러운 이불이나 모포가 주는 감각은 대단히 쾌적한 감촉이긴 하지만, 그것이 피부나 신경 계통을 자극하여 생리기능을 촉진시키는 일은 불가능이다.

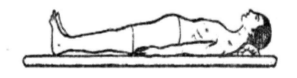

[평상은 중력에 대해 가장 안정된 평면이므로 여기서 잠을 자면 전신을 안정(安靜)하게 쉴 수 있는 동시에 직립으로 생긴 척주의 부정왜곡이 교정되어 바른 자세를 확보할 수 있다. 척주는 직립시는 만곡이 필요하나 앙와할 때는 본래의 일직선으로 펴지는 것이 옳은 것이다.]

4. 위나 장과의 관계

신경계통에 대한 평상의 경도의 자극은 지각 신경까지도 적정하게 하는 데서, 그 결과로 장관의 마비가 예방되며 그것이 또 변비를 막는 것으로도 된다. 또 장과 밀접 불리의 관계에 있는 뇌까지도 항상 명쾌하게 유지할 수 있게 되리라.

참으로 바른 자세의 소유주라면, 평상에서 자도 조금의 아픔도 고통도 느끼는 바가 없이, 전신은 평상에 찰싹 달라붙게 된다.

그리고 그런 신체의 소유자에게는 병이 와서 붙지 못하는 것이다. 그런데 위가 나쁜 사람, 장이 나쁜 사람이 평상에서 자게 되면, 흉추골의 곳에서는 5번, 6번, 7번, 바로 조개껍질뼈 즉 좌우의 견갑골의 아랫 부근의 곳에 아픔을 느끼는 것이다.

그 곳에 아픔을 느낀다고 하는 것은, 또 자세가 무너져서 앞으로 굽어지기 쉽게 되어 있다는 것을 말하는 것이다.

5. 실행에 즈음하여

처음으로 평상에 자는 사람은, 우선 첫걸음으로서 붕어운동으로 반듯이 눕는 습관을 만드는 일이다. 그리고 지금까지 요를 3장 깔고 자던 사람은 2장으로 하고, 2장이던 사람은 1장으로 하고, 또 1장이던 사람은 모포 1장쯤으로 한다는 식으로 점점 엷고 딱딱하게 하도록 하고 나아가서는 평상을 상용하게끔 노력한다.

단, 방바닥 위에 직접 자는 것은, 방바닥에게 체온을 빼앗기게 되니까 모포의 아래에 지첩이나 신문지 등을 깔도록 주의한다.

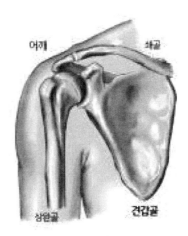

[견갑골]

평상에 자서 선추부가 아파하는 사람은, 발꿈치의 부위에 방석을 1장 깔고 자면 통증을 느끼지 않게 된다. 단 평상에 익숙해지면 방석을 없애지 않으면 안된다. 선추부가 아픈 사람은 요추골의 만곡이 큰 사람이며, 평상에 익숙해지는데 따라서 통증도 없어지게 되는 것이다.

평상의 두께는 3푼, 폭은 2자 5치~3자 정도, 길이는 6자 있으면 좋고, 용재는 졸참나무, 나왕, 시나 등의 합판으로 훌륭하다.

잠옷은 욕의 정도가 좋으며, 허리띠를 하지 말 것. 평상에 익숙하게 되고 바른 자세의 소유주가 되면, 요나 스프링의 침대에서는 어쩐지 믿음직 하지 못하고 마음이 놓이지 않아 거기에서는 안면할 수 없게 되리라.

| 제5장 |

제 2법칙-경침 이용

1. 머리가 가벼워진다

인간이 네발 포복에서 직립 보행으로 진화하여 왔기 때문에, 우리들의 척추골은 척주로서의 기능을 갖고, 그리고 비교적 무거운 머리를 목 위에 이고 떠받치지 않으면 안되게 되었다. 이 역학적 결과로서 아무튼 경추골이 자주 부탈구를 일으키게 된 것이다.

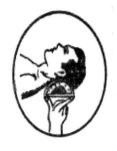

[경침 이용]

경추골을 생리학적으로 또 해부학적으로 바른 위치에 확보하기 위하여, 경침을 사용하라고 주장하는 것인데, 딱딱한 베개를 목에 대면 혈액의 순환이 나쁘게 되고, 그때문에 머리가 저리게 된다고 반대론을 펴는 자가 있다.

그렇지만 경침을 이용하여 혈관을 압박하면 도리어 순환이 좋게 되는 것이다. 이것을 수학적으로 생각하면, 지금까지 1초간에 1자의 속도로 1의 것이 흐르고 있었다고 가정하자. 그런데 지금 경침의 압박으로 혈관의 면적이 반으로 줄었다고 하면, 흐름의 속도는 배로 되는 것이다.

홉킨스의 법칙에 의하면, 지금까지의 면적이 1, 속도가 1이던 것이, 면적이 ½로 되어 속도가 배로 된 경우에는, 혈류는 2의 6승에 정비례하게 된다. 속도가 배로 되므로 그 2의 6승 즉 64, 즉 지금까지의 64배의 것이 흐르게 되는 것이다.

종래로 동맥경화 등에 걸려서 혈관이 경화되어 있는 사람 등은, 경침을 이용하면 혈관의 면적이 좁혀지고 따라서 흐르는 속도가 빨라지게 되어, 지금까지 혈관내에 퇴적되어 있던 불순물 등이 흘러 나가서, 머리는 점점 가벼워지는 것이다. 이것은 경침 이용의 경험자가 하나같이 말하는 바이다.

경침에 의하여 머리가 저리게 되었다는 것은, 경추골의 부탈구가 경침에 의하여 바르게 되기 위한 일시적 현상이며, 소위 명현의 현상으로 이것은 기뻐해야 할 일이다.

2. 코를 소작하여 만병을 고친다

지난 해 스페인의 아스에로박사는 「제군의 코를 태워 버리라」고 부르짖어, 온 스페인을 놀라게 한 일이 있다. 그의 설에 의하면 만병은 비강내에 나타난다.

물론 비강내의 위치에 의하여 병원(病源)도 다르게 되는 것이지만, 비강내에 나타난 염증을 태워 없애버리면 반사적으로 병원도 낫는다고 하는 설이다. 비강 중추요법으로서의 평판이 있었지만, 비강내의 염증의 진단에 독특한 기능을 필요로 하는 데서 일반화되지는 않았다.

만병이 비강에 나타난다고 하는 것도 사실이라고 본다. 회충이 들끓으면 자주 코밑을 비빈다든가 하는 사실 등에서 보아도 진리이리라는 믿음이 간다. 그리고 또 연수의 부위의 밸브에 대하여 소작에 의한 반사 작용을 일으켜서, 각 질병이 연결되고 있는 중추신경부터 고쳐간다고 하는 것도 확실히 합리적이다.

원래 이 요법은 프랑스의 포니에박사가 제창한 것인데, 경침만 이용하면 이 비강 중추 요법 등도, 일부러 뜨거운 생각을 하며 코를 태워버리는 위험을 할 필요가 없어지는 것이다. 비강 중추 요법에서는 비강의 진단에 특수 기능을 필요로 하지만 경침 이용에는 그것은 불필요하다.

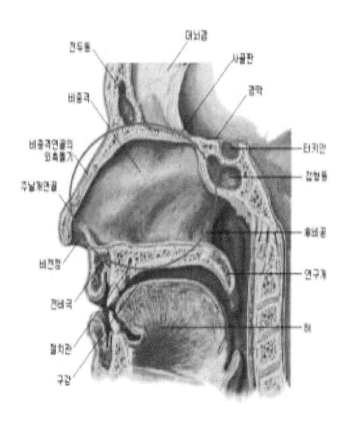

[비강의 내측]

3. 연수의 기능을 확보한다

비강 중추 요법이 연수의 밸브에 의한 반사 작용인 것을 전에 말하였는데, 그 연수는 생체에 있어서 간과할 수 없는 곡절을 갖고 있는 기관이다.

누구든지 머리의 활동이라고 하면 대뇌와 소뇌가 그 중요한 역할을 하는 것으로 일찍부터 알고 있다. 그런데 생물이 환경에 적응하여 생명을 유지하고 이것을 영속시켜 가는 힘, 예컨대 반사 작용 등의 소위 동물적인 생활력은 연수에 존재하고 있는 것이다.

[연수의 위치]

따라서, 생명 그 자체에 있어서는 연수만 있으면 대뇌와 소뇌는 비교적 할 일이 없는 것이다. 해부학적으로 검사하면 연수는 뇌와 척수의 2대 중추 신경의 전도경로이며, 양자를 연락하고 또 전술한 것처럼 환경에 적응하는 특수한 생물학적 제기능을 갖고 있다. 그런데 해부학적인 위치로 보면, 연수는 위쪽은 소뇌에 접하고 있지만, 아래쪽의 척수와의 경계는 분명하지 않은 것이다.

골격으로 말하면, 제 1 경추이 상단, 신경으로 말하면 제 1 척수신경의 상단에 위치하고 있는데, 확연치 않은 중에 연수는 척수로 옮겨 가고 있는 것이다. 대소뇌는 두개골에 싸여서 보호되고 있으나 연수만은 척추골과의 경계에 해당되는 곳이며, 제 1 경추는 특수한 형태를 갖고 두개골과 연결하면서 연수를 보호하고 있다. 그러나 경계역인데서 직립 자세로서 받은 역학적인 영향은 가장 큰 것이다.

그래서 나는 경침으로, 그 곳이 당하게 될 바의 역학적 파국을 미연에 막고, 또 이미 위화의 상태에 있을 경우에는 이것을 생리학적으로 또 해부학적으로 바로잡아, 연수의 기능을 확보하여야 한다고 주장하는 것이다.

4. 경침으로 낫는 질병

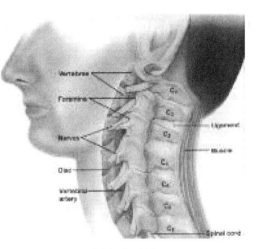

[경추의 위치]

다음에 경침에 대한 여러 전문가의 설을 들어 보자.

레니요오는 말하고 있다. 「목침을 목에 대면, 직립 보행에 의한 역학적 약점에서 오는 경추골 제 4번의 부탈구는 낫게 되며, 따라서 여기에 관계되는 여러 병, 즉 눈, 안면 신경, 폐, 횡격막, 간장, 부신, 심장, 비장, 코, 이, 인후, 두통, 불면 등의 병이 전치된다.」

독일의 유명한 치과의 팔마박사는, 그의 저서 〈칫과 뢴트겐 진단학〉에서, 치통으로 고생하는 환자는 경추골 제3, 제4가 부탈구되어 있으며, 상하문치, 상하 소구치, 상하 구치, 섬유 상하 관절의 파손 등은, 거의 경추골 제3, 제4의 이상에 의한다고 하여도 과언이 아니라고 말하고 있다.

또 구미의 지식 계급 가정에서 환영되고 있는 유명한 〈홈 닥터〉의 제 1권에, 뇌척수성 뇌막염, 뇌종양, 신경쇠약, 빈혈, 치통 및 귀 질환 등의 동통은, 경추골 제 2번부터 제 6번까지의 사이에 일어난다고 설명하고 있다.

케르커는 충치는 대개는 어깨가 엉키는 데서 생기고, 어깨가 엉키는 것은 경추골 제 3, 제 4의 부탈구에서 일어난다고 말하고 있다.

다음에 여러 해에 걸친 니시회 회원의 체험 보고를 요약하면, 이비인후 및 이의 여러 질환, 기관지염, 상지의 마비, 견응 등이 경침에 의하여 낫는 것이다.

5. 우치(충치)와 부갑상선의 관계

팔마가 충치와 경추골의 부탈구와의 관계를 말한 것은 전술하였다. 나는 이에 관하여 다른 방면으로부터 연구하여 보려고 생각한다.

경추의 3번, 4번이 부탈구되면 갑상선에 고장이 일어난다. 거꾸로 또 갑상선이 나쁜 사람에게 경침을 이용시키면 최초에는 아프다고 하여 싫어하지만, 점점 익숙해지면서 고통을 모르게 된다. 그리고 또 그렇게 되면 갑상선이 차차 낫게 된다. 경침에 의하여 경추의 3번, 4번의 부탈구가 고쳐져서, 통증도 느끼지 않게 되고 갑상선도 낫는 방향으로 돌아가게 된 것이다.

후두부의 전면에 있는 나비 모양을 한 새끼손가락 폭 정도의 적갈색의 갑상선, 사이록 신이라는 호르몬을 분비하는 갑상선에 고장이 생기면, 그 곳에 있는 팥알 크기 정도의 부갑상선이 영향을 받게 된다. 부갑상선은 파라솔몬이라는 호르몬을 분비하는 샘이며 2개씩(혹 3개씩인 때도 있음) 붙어 있는데, 그 중에는 안쪽으로 파고 들어가서 좀처럼 분별이 안되는 수도 있다.

그런데 이 부갑상선이 분비하는 호르몬 중, 위쪽에 있는 것은 정신에 관계하고, 아래쪽에 있는 것은 육체에 관계를 갖고 있다. 따라서 위쪽의 부갑상선이 장해를 입으면 정신이 돌든가 하고, 아래쪽의 부갑상선이 장해를 입으면 핏속의 칼슘이 극도로 거의 반으로 줄게 되어 경련을 일으키게 된다.

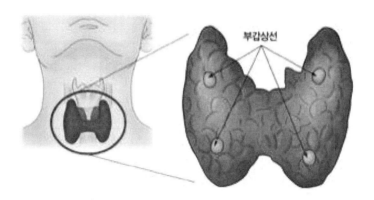

[부갑상선의 위치]

칼슘이 결핍되면 이빨의 법랑질에 싸여 있지 않는 부분 즉, 치은이 속에 있는 부분이 줄어져서 치은에 틈이 생기고, 그 곳이 세균의 온상이 되어 끝내는 화농하게 된다. 이 것이 치조농루이다. 그런데 이상하게도 이가 나쁜 사람은 경추 3번, 4번이 부탈구되어 있다. 또 3번, 4번이 부탈구되어 있는 사람은 갑상선이 침범되어 있다.

갑상선과 부갑상선과의 관계, 부갑상선과 칼슘과의 관계, 칼슘과 치조농루와의 연결 등을 함께 생각하여 보면, 거기에 이상한 관계가 숨어 있는 점에 놀라게 되리라. 그리 고 이 관계는 경침에 의하여 단절할 수 있는 것이다.

6. 목이 굽은 자는 빨리 죽는다

예부터 목이 굽은 자는 요절한다고 한다. 즉, 젊은 나이에 죽는 것이다. 여기서 상형 문자인 한자를 음미하여 보자. 원래 「人」 이라는 자는 「大」 라는 자이다. 「大는 사람의 형상을 딴 옛글의 人이다」라고 되어 있다. 이 사람인 大에 「/」을 씌우면 夭가 된다. 요는 「夭는 굴이다. 大에서 상형하다.」라고 있어서, 구부러지다, 상냥하다, 젊어서 죽는다는 등으로 해설되고 있다. 즉, 夭는 사람이 목을 구부리는 것이다. 그것이 순간적으로 구부러질 때는 상냥한 것으로 되고, 계속 구부릴 때는 젊어서 죽는 것으로 되는 것이다.

그러면 목을 언제나 굽히고 있는 사람은 어째서 일직 죽는가. 항상 목을 굽히고 사람은 경추에 고장을 갖고 있는 사람이고, 그런 사람은 경부 정맥이 노창된 사람이며, 우심방이 확대된 사람이고, 또 전항에서 말한 것같은 병에 걸리는 사람이기 때문이다.

목을 굽히고 있는 일로 상기되는 것은 체온계이다. 보통의 온도계는 춥고 더운 데에 따라 수은주나 알콜주나 오르내리며 그때의 온도를 가리키게 되어 있다. 수은주나 알콜주는 자유로 올랐다 내렸다 한다. 그런데 체온계는 검온 시의 최고 체온을 재는 것이므로, 보통의 온도계처럼 수은주가 온도에 따라 자유로 오르내려서는, 겨드랑이에서 꺼냈을 찰나에 내려버려서 체온을 잴 수가 없다. 그런데 우리들이 평상시에 사용하고 있는 체온계는, 겨드랑이에서 꺼내도 그대로 그때의 체온의 최고 온도를 유지하여 준다.

이것이 보통의 온도계와 다른 구조는 어디에 있는가, 외계의 온도에 좌우되지 않고 1도가 올랐으면 오른대로라고 하는 장치는 어디에 있는가 하면, 수은이 머물러 있는 관의 하부가 굽고 좁혀져 있기 때문이다. 마치 우리들의 목이 좁혀지고 굽어 있는 형편과 같다.

체온계도 목이 굽어져 있으므로 수은의 흐름은 자유로 안되는 것이다. 목이 굽어져 있어서는 머리의 혈액 순환은 저해된다. 목이 굽어져 있으면 첫째로 자세가 나쁘게 된다. 자세로서는 뱅크로프트부인은 귀의 앞줄이 어깨의 위를 타지 않으면 안된다고 하고, 앤 드레스는 머리의 중심과 목의 중심과 몸의 중심이 일직선으로 되지 않으면 안된다고 말하고 있다.

그리고 바른 자세를 갖게 되는 데는, 우선 평상에 자고, 경침을 이용하여 목의 만곡을 해부학적으로 확보하는 것이 선결 문제이다. 체육 시간에만 머리를 똑바로 들고 턱을 당기게 하는 것으로는 별로 효과도 없는 것이다.

7. 폐질환 시 음수와 수상

나는 20여년 전부터 깨끗한 생수의 음용을 장려하여 왔다. 어떤 환자에게도 이를 권하여 왔다. 누운 채로 움직이지 못하는 사람에게도 권하여 왔다. 다만 그 음용 방법이 문제이다. 특히 폐를 앓고 있는 사람에게는 상명식이라는 방법을 권하고 있다. 이 방법은 깨끗한 생수 중에 접시를 넣었다가 그 접시에 붙은 물방울을 환자에게 핥게 하는 방법이다.

자리에 누운 채로 접시를 전후좌우로 핥는다. 얼핏 들으면 아무 뜻도 없는 평범사처럼 들리지만 그렇지 않은 것이다. 환자가 전후좌우로 목을 돌리면서 접시를 핥는 것은, 결국 경추 7번의 압박을 풀어 놓는 것이다. 그리고 경추 제 7번의 중요성에 대하여는, 이 방면의 연구가가 모두 함께 인정하는 바이다. 이 경추 제 7번의 고타는 약 66종류의 질병에 주효하다고 한다.

동물이 막 적을 향하여 뛰어덤비려고 할 때, 우선 앞발을 세우고 어깨를 높여서 위협

하는 태세를 취하는데, 이것은 바로 경추 7번을 바르게 하여 경추의 제 8번 신경을 분기시켜 돌격할 태세를 갖추는 자세이다.

다시 또 경추 7번을 중심으로 하고, 경추의 6번, 5번, 4번 및 흉추 1번 등이 같이 이에 협동하여 상완신경총을 관장하고 있다. 이 상완신경총의 생리와 해부를 터득하였다면, 밤의 길거리를 헤매며 큰길가의 철인에게 수상의 감정을 받는 어리석음을 스스로 깨달을 터이다.

생명선이 짧아서 단명이 걱정이 되면, 자기 자신이 길게 만들면 된다. 두뇌선이 선명치 않아 두뇌의 활동이 둔하면, 스스로 선명하게 되도록 머리를 쓰면 된다. 나의 방법으로써 보면 이런 일은 극히 쉬운 일이다.

나는 여러 해에 걸친 연구에서, 엄지 손가락이 붙어 있는 곳의 선을 본능선, 손바닥의 한 가운데에 있는 선을 이지선, 손바닥의 손가락 쪽에 있는 선을 직감선으로 부르기로 하고 있다.

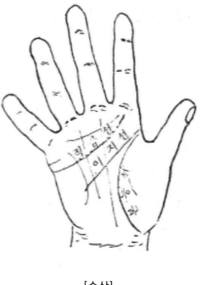

[수상]

또 신경과의 관계에서 각 손가락이 표시하는 기관 및 정신 작용을 위의 표와 같이 정하고 있다.

다시 또 각 선에 대하여 해설하면, 본능성은 체액의 알칼리성의 정도에 따라, 그 장단이나 선명도가 결정되는 것이며, 따라서 이 선을 길고 선명하게 하고 싶은 사람은, 체액의 알칼리도를 높이는 연구를 하면 되는 것이다.

직감선은 체액이 산성도를 나타내고, 또 엄지가락 이외의 4손가락의 마비 여하에 관계를 갖는 것이며, 모세혈관의 기능 여하에 걸려 있다. 따라서 이 선을 선명하게 하는

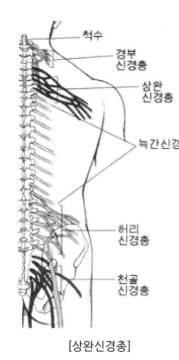

[상완신경총]

데는 모세관 현상 운동법을 충실히 실행하면 되는 것이다.

또 이지선은 본능선과 직감선의 사이에 있는 선이며, 그 장단후박은 이것을 끼고 있는 양선에 의하여 결정된다.

나는 여기서 수상의 개략을 말하였는데, 결국에 있어서 수상을 각자가 희망하는 형상으로 만들고, 또 희망의 문선을 그려내라고 하는 데는, 우선 상완신경총을 맡아 보는 신경을 바르게 하는 데에 있으며, 그리고 또 그러기 위해서는 경침을 이용하여 경추의 각 신경을 생리적으로 바르게 하는 것이 선결 조건이다.

8. 실행에 즈음하여

경침은 어떤 의미에서는 일종의 건강 진단법으로도 되는 것이며, 이것을 이용하여 아프다든가, 저리다든가 하는 사람은 어딘가에 고장이 있다는 것을 깨닫지 않으면 안 된다. 그리고 아픈 것이나 저린 것이 없어지는 것은, 그 고장이 나은 증거로도 되는 것이다.

 처음으로 경침을 이용하는 사람은, 아프든가 저리든가 하는 것이 보통이지만, 그때는 타월류를 경침에 얹어서 사용하고, 날이 가면서 그것을 없애고 직접 이용하도록 노력한다. 날이 가면서 그것을 없애고 직접 이용하도록 노력한다. 최초에는 10분이고 20

분이고도 좋으니까 이용하고, 점차로 자는 동안에 계속 사용하도록 유의한다.

경침의 재료는 목재가 좋고 적당하지만, 자기 베개, 돌베개 등도 여름에 있어서는 소중한 것이다. 단 좌우가 높게 된 베개는 결국 의지를 속박하게 되므로 권할 수는 없다.

| 제6장 |

제 3법칙-붕어 운동

1. 붕어에게 배운다

못의 붕어를 보면 건강 상태에 있을 때는 옆으로 기우는 일 없이, 즐거운 듯이 꼬리를 치며 헤엄치고 있다. 그런데 수질이 나빠진다든가, 병이 난다든가, 고양이의 장난으로 상처라도 입으면 금방 기울어지게 된다.

이 앓는 붕어에 대하여 절대 안정 요양을 명한다면 붕어는 옆으로 넘어진 채로 떠 올라 죽어버릴 것이다. 그런데 이 때 꼬리를 잡고 부들부들 재빨리 가볍게 떨어 주면, 붕어는 금세 되살아나서 헤어 나간다.

수질이 나쁜 그릇에 방치되면, 붕어는 부득이 아가미로 조절한다. 아가미로 가감하는 것이 알맞게 되지 않으면, 척추와 척추 사이의 연골에 일종의 주름이 생기며 그 결과 옆으로 헤엄치게 된다. 그래서 꼬리를 잡고 흔들어 주면, 척추는 바르게

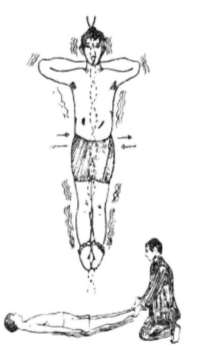

[붕어 운동]

되어 처음의 힘 있는 붕어가 된다는 이치이다.

붕어에 대한 이 요법은 일본에는 어디에서도 예부터 소년 소녀 제군에 의하여 실시되고 있는 비법이다.

최근 붕어의 수출이 성해져서, 몇 만 마리나 되는 금붕어가 배로 태평양을 건너 간다. 미국에 상륙하여 본즉 배멀미 때문인지, 거의가 옆으로 기울어져 있다. 금붕어 장수는 바로 니시 의학 요법이 아닌 붕어 운동을 실시하여 기사회생시켜, 일본에서 온 금붕어를 미국인의 완상에 제공하는 것이다. 나는 세 번째의 도미에 즈음하여 캘리포니아에서 이 광경을 보고 야릇한 것같은 생각을 갖게 되었던 것이다.

2. 척추의 측만곡을 바로잡는다

우리들은 평상 침대에 의하여 척주의 전후의 부탈구를 고치고, 경침 이용으로 경추의 만곡을 해부학적 위치로 확보하는 것을 말하였다. 그러나 척주의 측만곡과 선전의 문제가 남아 있다.

나는 〈체모의 연구〉에 있어서 측만곡과 선전이 척주의 어느 위치에 어떻게 일어나는가 하는 것을, 생리학적으로 해부학적으로 연구하고, 그 보건 요양과의 관계를 명백히 할 것이다. 지금 여기에서는 다른 방면으로부터 연구하여 보자.

측만곡은 둘로 나눠서 생각된다. 하나는 자세성 측만곡이고, 하나는 구조성 측만곡인데 대개의 경우 자세성 측만곡이 정형화되어 구조성 측만곡으로 되는 것이다. 이렇게 써 나가면 과연 의학자 같아서 일반인에게는 어렵게 느껴지지만, 결국은 언제나 상체를 옆으로 기울이는 자세를 하고 있으면, 그 버릇이 굳어져서 정말로 옆으로 굽어진 몸이 된다는 것이다. 그리고 측만곡의 유무를 판정하는 데는, 옷을 벗고 척주를 보는 것같은 수고를 끼치지 않고도 양 어깨의 높이가 달라져 있는 사람은 측만곡이 있다고 보아 틀림없다. 또 높은 쪽의 어깨는 얼마쯤 앞쪽으로 나와 있는 것이다.

우리들은 일상 생활에 있어서, 상체를 좌우로 굽히는 것은 너무나도 흔히 있는 일이다. 측만곡으로 되는 것이 싫다고 하여, 상체를 좌우로 굽히지 않는다면 생활 그 자체가 성립되어 가지 않는다. 그것이 같은 방향으로 굽히는 것이 습관적으로 될 경우가 문제가 되는 것이다. 〈체모의 연구〉에서도 말할 것이지만 측만곡과 선전과는 언제나 동시에 협력적으로 이루어지는 것임을 여기에서 부언하여 두자.

그런데 회사 등에서 집무 테이블의 관계상 상위자가 왼쪽 편에 있을 경우는 왼쪽에로의 측만곡과 선전이 습관적으로 될 것이고, 골프의 애호가는 오른쪽으로서의 선전이 결정적으로 될 것이다. 이들의 직업에서 또는 스포츠에서 오는 측만곡이나 선전은 누구든지 당연히 알 수 있을만한 것이지만, 다만 그것을 눈치채지 못하는 사람이 많다는 것뿐이다.

여기에서 특히 주의하지 않으면 안 되는 것은, 학교에 있어서의 아동의 자세가 흑판의 광선 반사에 의하여 비뚤어지게 되는 것, 또 아동의 시력이나 청력의 결함에서 무의식 중에 측만곡이나 선전이 만들어지는 등의 일이다. 다시 또 편평족, 골반의 부정 경사, 근육의 취약 등도 자세성 측만의 원인으로 되는 것이다.

이 자세성 측만곡에서 구조성 측만곡으로 진전하는 것은 전에 말하였지만, 이 외에 예를 들면 척추의 선천적 이상, 소아마비, 쿠루스병, 뼈의 저항저감 등이 구조성 측만곡의 원인으로 되는 수도 있다.

어느 것이든 우리들은 아침 저녁의 붕어 운동에 의하여 측만곡을 예방하는 동시에, 직업이나 스포츠에 의하여 초래된 그 날의 측만곡은 그 날 중에 바로잡고, 척수신경에 대한 압박이나 말초신경의 마비를 없애고, 전신의 신경 기능을 바로잡아 두지 않으면 안 된다.

3. 좌우 신경의 위화를 바로잡는다

전항에 있어서 해부학적 견해를 주로 하여 측만곡을 말하였는데, 측만곡과 신경과의 관계는 〈체모의 연구〉에서 말할 것이므로, 일부러 생략한 것이다.

그런데 일상 생활에 있어서, 우리들은 직업이나 혹은 스포츠로부터 측만곡에까지는 이르지 않더라도 좌우 신경의 위화를 가져오는 것은 자주 있을 수 있는 일이다. 전차나 자동차의 운전수의 생활은, 거의 오른쪽의 신경만을 쓰고 있다. 또 가정 생활에 있어서도 남편은 왼쪽을 처는 오른쪽을 아래로 하고 자는 습관을 갖고 있는 가정이 대단히 많다.

어느 것이든 일상 생활 그것이 정형화되게 되면, 부지부식 중에 좌우의 신경을 일반화하여 사용하는 것이 된다. 조상 전래의 집에 태어나서 거기에서 오래 살며, 같은 방에 거처하는데, 부부가 자는 위치까지 일정하게 되어 있는 가정 등에는 그 경향이 보인다. 사십완, 오십견은 특히 그런 가정의 사람에게 많이 보인다. 특히 귀여운 손자라도 나서 껴안고 자는 습관이 생기면 그 징후는 두들어지게 된다.

우리들은 되도록 생활의 정형화를 깨뜨리지 않으면 안된다. 그리고 좌우의 신경을 균등하게 사용하도록 유의하지 않으면 안된다. 예를 들면 통근의 통로를 바꿔 본다든가, 서재나 근무처의 책상의 위치를 바꿔 본다든가, 취침 시의 스탠드의 위치를 옮겨 본다든가 하는 것도 하나의 방법이다.

그러나 이와 같은 일에 하나하나 신경을 쓰든가 생각을 돌리든가 하는 것은 귀찮기 짝이 없는 일이다. 그것보다도 아침 저녁 다만 2, 3분간 붕어 운동을 실행하면, 하루의 좌우의 신경의 위화는 모두 완전히 해소되는 것이다.

4. 내장하수를 고친다

직립 생활이 내장 여러 기관에 미치는 영향 중에서 가장 중대한 것이 하수인 것도 〈체모의 연구〉에서 말하기로 한다.

지금 내장이 하수된 사람들을 관찰하면, 흉곽이 길고 좁으며, 아랫배가 튀어 나오고 등은 굽어져 있다. 머리는 앞으로 나오고 근육은 긴장이 풀려 있다. 정신적으로는 활기가 없고 변비와 설사로 고생하며, 따라서 두통이 늘 있고 신경과민이 된다.

원래 나쁜 자세에서 내장이 하수되고, 하수되니까 이랫배가 튀어 나온다. 그 튀어나온 아랫배를 껴안고 낮동안 활동하고, 더구나 거기에 대한 조처도 대책도 하지 않고 그대로 잠자리에 들어서는, 내장 하수는 날로 악화는 될지언정 좋게 될 이는 없으리라.

나는 이에 대한 대책으로서, 우선 평상과 경침과 붕어운동으로, 자세면으로 바른 체모로 이끌고, 그와 동시에 붕어 운동에 주력을 넣어서 내장 여러 기관에 미진동에 의한 자극을 주어, 내장 여러 기관을 해부학적 위치로 정제하는 동시에, 생리적 기능을 부활시킬 것을 주장하는 것이다. 즉, 내장 하수를 바르게 하는 것은, 바로 변비를 막고 나아가서는 장염전, 장폐색 등을 예방하여 장 본래의 기능을 생리적으로 촉진하는 것으로도 되는 것이다.

5. 여러 가지의 붕어 운동

(1) 남이 하여 주는 붕어 운동

환자같은 경우는 남이 붕언 운동을 하여 주지 않으면 안 된다. 그러는 데는 시술자가 환자의 발쪽에 앉는다. 환자를 반드시 눕히고 베개를 뺀다.

시술자는 양 손바닥에 환자의 양 뒤꿈치를 얹고 좌우로 미진동한다. 환자의 양 발의 엄지가락을 지점으로 하고 진동시키는 것도, 질병에 따라서는 효과적인 경우가 있다. 환자의 양 뒤꿈치의 높이는 환부의 위치와 긴밀한 관계가 있는 것이며, 또 진동의 완급, 진동의 폭도 질환에 중대한 관계가 있는 것이므로 환자가 쾌적감을 갖도록, 조절 가감하는 것이 중요하다. 일반적으로 중증일수록 가늘게 서서히 한다.

(2) 엎드린 붕어 운동

엎드려 누워서 붕어 운동을 하는 방법인데, 양 손은 겹쳐서 앞이마의 밑에 댄다. 이 방법은 부인병의 환자에게 좋다.

(3) 무릎 붕어

반드시 누운 체위로 무릎을 좌우 함께 같이 세우고, 되도록 뒤꿈치는 같이 맞춰서 궁둥이쪽으로 당긴다. 이 체위로 무릎을 좌우 번갈아 방바닥에 닿을 만큼까지 눕혀서, 척주에게 좌우 균형의 선전 운동을 준다. 좌우 왕복을 1회로 하여 30회 한다.

이 운동은 위장을 정돈하고, 또 부인병, 맹장염 등의 예방법으로서 효과적이다.

(4) 허리 붕어 운동

젖먹이의 경우의 붕어 운동은 허리를 양쪽에서 잡고 좌우로 흔드는 운동을 한다.

| 제7장 |

제 4법칙-모관 운동

1. 귀로 순환을 촉진한다

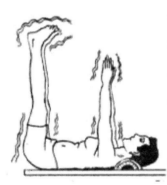

[모관 운동]

이 운동의 정식 호칭은 모세관현상 발현 운동이라는 긴 것인데 약하여 모관 운동이라고 부르고 있다. 모관 운동은 니시의학의 근본 원리를 이루고 있는 「혈액 순환의 원동력을 모세혈관망에 있다」라고 하는 학설에 기초를 두고 있다.

현대 의학은 혈액 순환의 원동력은 심장의 펌프 작용에 있다고 하는, 300년대 믿어져 내려 오는 학설에 기본을 두고 있는 것이다.

따라서 나의 학설과는 근본적으로 대척적인 입장에 서 있다. 그리고 또 나는 어째서 현대의학의 순환설을 과감히 배척하고 모세혈관망설을 주장하는가에 관하여는 다른 편에서 상술하리라. 그것은 그렇다 하고, 심장펌프설에 입각하는 의학으로는 병이 낫지 않는 것이다. 인체의 혈액은 심장의 좌심실에서 대동맥으로 흐르고, 소동맥을 통하여 모세혈관에 이르며, 그로부터 소정맥을 통하여 대정맥으로 흘러 들고 심장의 우심방에 주입된다. 이 때 동맥을 흐르는 것을 동맥혈이고 정맥을 흐르는 것은 정맥혈이다.

정맥혈은 우심실에서 폐로 흐르고, 그 곳에서 동맥혈로 되어 좌심방으로 흘러 들어온다. 이런 것에 관하여는 다른 편에서 상술하리라. 그런데 생체에는 51억 줄기의 모세혈관이 있고, 그 중 38억 줄기는 사지에 분포되어 있다. 지금 사지를 위로 들고 모관운동을 하면, 모세관의 주위에 존재하고 있는 루우제씨 세포의 자극에 의하여 모세관은 수축한다.

모세관이 수축하면 모세관 내의 혈액은 정맥관으로 흘러 든다. 정맥관에는 정맥판이 있어서, 한번 흘러 들어 온 혈액은 역류될 수 없는 구조로 되어 있으며, 그 위에 정맥관은 성격적으로 수축하는 작용을 갖고 있으므로, 혈액을 다음으로 보내게 되어 끝내는 대정맥에서 우심방으로 흘러들게 하는 것이다.

혈액을 정맥으로 보내 버린 모세관은 순간적이기지만 진공 상태가 되게 된다. 그리고 또 모세관이 수축하였을 때, 소동맥내의 혈액은 글로뮤우를 통하여 소정맥으로 흘러간다. 이 모세관망의 작용이 혈액 순환의 원동력으로 된다고 나는 주장하고 있는 것이다.

물리학에 있어서는 모세관 현상 발현의 조건으로서 고체, 액체, 기체의 3가지가 필요조건으로 되어 있는데, 이 때 혈관은 고체이고, 혈액은 액체이고, 진공은 기체이다. 진공이 기체라는 뜻은 혈액이 진공에 놓여지면 100 용적이 혈액이 약 60 용적의 가스를 방출하기 때문이다.

사지를 수직으로 드는 것은, 인력의 관계만으로도 정맥의 순환을 촉진하는 것이 되는

데, 다시 모관 운동에 의하여 순환의 귀로 순환이 촉진되는 것은 이상의 설명으로 이해되리라. 또 귀로 순환이 촉진된다고 하는 것이 병리학적으로 보아 얼마나 중대한 의의를 갖는 것인가는 이에 췌언을 불요로 하는 바이리라.

2. 글로뮤우를 활용하라

재차 모관운동에 의한 모세관의 수축 현상을 살펴보기로 하자. 모세관이 수축한 경우 소동맥관의 혈액이 어떻게 되는가. 수축한 모세관에 충돌하여 갈 곳이 막혀 곤란하게 되지는 않을까. 그런데 자연의 섭리는 참으로 교묘하게 설계되어 있다.

소동맥에서 모세관으로 옮겨 가는 곳으로부터, 모세관이 소정맥으로 옮겨 가는 곳을 향하여, 하나의 통로가 개통되고 있는 것이다. 이것이 글로뮤우이다.

모세관이 수축하면, 소동맥의 혈액은 글로뮤우를 통하여 직접 소정맥으로 흘러 가는 것이다. 글로뮤우에 관한 상세한 것은 다른 편에서 강술하게 되므로 여기서는 생략하기도 한다.

생체에는 400조의 세포가 있다고 한다. 이 400조의 세포는 51억 줄기의 모세관을 흐르는 혈액에서 영양을 받고, 또 그의 노폐물을 혈액에 방출한다. 즉, 혈액은 모세혈관을 흐르는 사이에 세포에 영양분을 주고, 세포로부터 노폐물을 받는다. 혈액은 여기에서 동맥혈에서 정맥혈로 바뀌는 것이다. 그런데 혈액이 모세관을 통과하지 않고 글로뮤우를 통과한 경우에는 세포와의 수수는 이루어지지 않는 것이다.

이것은 모세관에는 구멍이 있어서, 그 구멍으로부터 영양과 노폐물과의 수수가 이루어지지만, 글로뮤우는 막을 쓰고 있어서 구멍이 없으므로 영양과 노폐물과의 수수가 이루어지지 않는다. 우리들이 아침 저녁 2회, 모관 운동을 하는 것은 사지의 피부 기능을 촉진하는 동시에, 세균이 가장 침입하기 쉬운 손발의 모세관을 수축시켜 혈액을 글로뮤우로 흐르게 하면, 일시적이지만 세포를 단식 상태로 만들어 세균의 번식을 막는 것이 되는 것이다.

손에 상처를 입은 경우, 손을 들고 진동하면 화농하지 않고 낫는다고 하는 것도 이 생리적 이유에 의하는 것이다.

3. 손발이 차게 되는 것이나 마비를 막는다

보통 때 자세가 나쁘고, 혹은 내장의 질환 때문에 옆으로 누워 자는 습관이 있는 사람은, 혈액의 흐름이 사지의 끝까지 가지 않아, 특히 발끝이나 손 끝에 마비를 일으키는 수가 많다. 그리고 그것이 드디어 류우머티즘의 온상이 되어 심장내막염, 괴혈병, 혈우병 등을 발생하게 된다.

류우머티즘이란 류우는 「흐름」, 머티즘은 「독소」의 뜻이며, 독소가 이곳저곳으로 흐른다는 의미로 이 명칭이 생긴 것이다. 그러나 이들의 질병은 모두 사지를 수직으로 들고, 아침, 저녁 1, 2분간씩 진동하면 사지의 마비가 풀린다. 따라서 혈액의 순환이 왕성하게 되어 병은 점점 나아간다.

또 다행이 이런 병에 걸리지 않은 사람도 모관 운동을 함으로써, 예방할 수 있는 것이다. 모관 운동만 열심히 하고 있으면, 겨울이 되어도 뒤꿈치가 차진다든가 동상이나 트는 일도 없고, 또 나이가 들어서 손등에 생기는 검은 반점같은 것도 나타나지 않는다.

4. 고혈압을 낮춘다

확실히 전쟁 직후쯤으로 기억하고 있다. 근처에 살고 있는 차남의 친구의 부친이, 어떤 생명 보험 회사의 외무원이 되어, 차남을 통하여 강력하게 보험을 권유하여 온 것이다.

그런데 이쪽은 오랫동안 세상에 건강을 내세우면서, 병을 앓는 것은 큰 바보이며, 또 이것을 고치는 일을 장사로 하고 있는 의사는 저능한 것이라고 마구 불어대는 판에, 생명 보험에 드는 것은 좀 언짢은 일이다.

귀찮은 일이 되었구나 하고 생각하고 있었다.

어느 날의 일, 그 권유원이 의사를 데리고 드디어 찾아왔다. 왔구나 하고 나는 독특한 방법으로 혈압을 자꾸 올리고 모르는 척하는 얼굴로 응접실로 나갔다. 틀에 박히대로 보험의 이득 이야기를 들은 다음, 「그러면 건강 진단」을 하면서 동행한 의사는 나의 혈압을 쟀던 것이다.

「응……?」

라고만 말하고 의사는 머리를 갸웃하면서 무엇을 생각하고 있다. 조금 있다가 「아무래도 너무 높아」라고 하는 것이다. 나이에 비하여 40인가 높다고 권유원과 귓속말을 하고 있다. 나는 자리에서 일어나 서재로 와서, 2, 3분간 열심히 모관 운동을 하여서 혈압을 낮춰 건강체의 혈압으로 돌이키고, 다시 응접실로 나갔다.

그리고 「높을 이가 없는데……, 높아 가지고는 얼굴 들고 건강법을 이야기할 수가 없지요. 확실히 하기 위하여 한번 다시 재어 주시오」 하고 팔을 걷고 내놓았다. 이번에는 보통 건강인의 혈압 자리에서 눈금이 멎었다.

「이것은 이상하다」하고 의사는 다시 머리를 갸웃하였다. 두 사람은 서로 눈짓을 하면서 「일단 본사에 돌아가 연구한 후에 다시 청을 드리도록 하겠습니다.」하고 총총히 돌아가 버렸다. 그것으로 그만이고 외교원은 그림자도 얼씬 하지 않았다.

그 후, 나의 집에 신간본을 보내 주는 코오엔지의 큰길목의 책방의 주인이 「재미있는 일이 있는데요」하고 이야기를 꺼내었다.

「요전에 보험의 외교를 하고 있는 U씨가 말하는데, 니시씨는 건강법이다. 니시의학이다 하고 선전하고 있지만 두고 보십시오. 1년도 되기 전에 털썩 할테니까요. 혈압이 높아서 보험에도 들 수 없는 몸이라니까요, 하고 말하고 있었어요.」하며 대단히 흥미 있는 듯이 말하는 것이다. 그리고 책방의 주인은 뜻이 있는 듯한 얼굴로 「비법을 썼군요」 하고 소리내어 웃었던 것이다.

모관 운동을 하여 글로뮤우를 활용시켜서 혈액을 통하게 되면, 혈압이 자연히 내리는 것은 누구에게도 이해될 수 있으리라.

글로뮤우는 나이를 먹는데 따라서 소멸하는 것이다. 그것은 알콜 과잉으로 경화되든가, 변질되든가, 또는 당분 과잉에 의하여 소실되든가 연화되든가 하는 것이다. 우리들은 글로뮤우의 소멸이나 경화를 막지 않으면 안된다.

또 혈압에 대하여 나는 최대 혈압과 최소 혈압과의 계수적 관계를 고등 수학으로 증명하여, 그 비를 1 : 7/11로 하였다. 이에 관한 상세한 것은 다른 편에서 이해하여 주기 바란다.

5. 여러 가지 모관 운동

(1) 관절의 모관 운동

① 무릎의 모관 운동

무릎에 고장이 있을 때는, 그림처럼 발을 위쪽에서 스프링이나 고무끈으로 매달아, 무릎 부위에 무게가 걸리지 않도록 하고 모관 운동을 한다.

② 발의 관절, 혹은 주상골 관절의 모관 운동

발의 관절이나 주상골의 관절에 고장이 있는 경우에는 그림과 같이 발에 틀을 만들어 대서, 발의 각 부분이 이리저리로 움직이지 않도록 하고 모관을 한다. 발의 관절 및 주상골 관절의 고장은 끈질긴 것이므로 특히 여기에서 주의하여 둔다.

(2) 손가락의 모관 운동

생안손의 경우는 손가락과 손가락과의 사이에 솜이나 천을 끼워 넣어 손가락끼리 서로 접촉하지 않도록 하고 모관 운동을 한다.

단 검지와 장지와 약지는 다만 떨기만 하면 낫지만, 그러나 떨면 아프므로 참으면서 상당히 세게 흔들지 않으면 안 된다.

엄지와 새끼는 손목에 테(예를 들면 주걱을 안과 겉의 양면에서 대고 맨다)를 대서, 손목이 흔들리지 않도록 하고 떨지 않으면 안 된다.

각 손가락의 생안손 치유의 난이 정도를 말하면 약지 1, 검지 2, 장지 3, 엄지 및 소지 10의 비율이며 계수가 많을수록 낫기 어렵다.

(3) 분무 모관 운동

인후에 염증이 있을 경우는 분무 모관 운동으로, 인후의 혈액 순환을 촉진시켜 고치는 것이다. 우선 앉든가 또는 의자에 걸터앉아서 다음의 운동을 한다. 최초에 손을 위로 들고 모관 운동 하기를 1분 15초, 다음에 손을 내리고 1분간 쉰다. 그리고 또 손을 들고 모관 운동을 하기를 1분 15초, 아래로 내리고 1분간 쉰다. 이것을 15회 반복하는 것이다.

이 때, 인후부에 냉수 찜질을 하는 것을 잊어서는 안된다. 편도선염, 후두결핵, 쉰 소리 등에 효과가 있다.

(4) 반 모관 운동

적당한 높이의 베개를 베고 옆으로 눕는다. 좌우 중에서 약한 쪽 즉 신경의 발달 정도나 기능 작용의 약한 쪽을 위로 하고 옆으로 누워, 위쪽의 손과 발을 각 30도로 들고 모관 운동을 한다. 시간은 2, 3 분을 1회로 하고, 증상에 따라 몇 번이고 반복한다.

(5) 45도 모관 운동

보통의 모관 운동에서 진동을 시작하기 전의 자세에서, 양 다리를 하지가 붙은 곳의 수직선으로부터 각 45도씩 좌우로 벌린 체위로, 모관 운동을 하는 것이다.

남녀 모두 생식 기관의 기능 보강에 좋고, 특히 여성에 있어서는 월경불순, 백대하에 효과가 있다.

| 제8장 |

제 5법칙-합장합척과 촉수 요법

1. 체험과 미국의 촉수 요법

나는 소년 시대에, 만성 설사와 복통으로 계속 고생하였다. 그런데 복통이 일어났을 때, 아무 생각 없이 손바닥으로 복통부를 누르고 있으면, 어느 사이에 아픈 것이 없어져 간다. 밤에 자는 동안 배가 아플 때에 조용히 손바닥을 배에 대고 있으면, 따뜻하게 더워져서 대단히 기분이 좋고, 그러는 중에 통증도 점점 사라져서 어느 사이에 잠이 들어버린다.

이러한 경험에서 나는, 손바닥에는 무엇인가 병을 고치는 이상한 힘이 갖추어져 있는 것은 아닐까 하고, 혼자 생각하게 되었다. 그러는 중에 불교의 경전이나, 크리스트교의 성서를 보게 되면서, 성자들이 손바닥으로 병을 고친 영험담을 읽고, 과연 이런 것이 있구나 하고 감탄하였던 것이다.

그러나 손바닥이 어떤 생리적 현상에 의하여 병을 고치는 것인가는 알아낼 수 없었다. 다만 성자들이 흔히 합장하고 기도하는 그림같은 것을 보고 합장과 기도와 촉수와의 사이에, 무엇인가 이상한 힘을 빚어내는 작용이 있는 것은 아닐까 하고 막연한 대로 생각하고 있었다.

그 후, 미국에 유학하여 그 치료계를 본즉, 기도와 촉수에 의하여 치병에 공헌하고 있는 사람들이 상당히 많은데에 놀라게 되었다. 보통의 의과대학과는 별도로 기도와 촉수를 위한 대학이 여기 저기에 있어서 청년 학생들을 모으고 있었다.

내가 제일 처음에 접할 기회를 얻은 것은 도우위즘이다. 교조 알렉산더 도우위에게는 면접할 기회가 없었지만, 그는 나야말로 전차를 타고 온 것은 아니지만, 지상에 다시 온 에리야라고 선언하고, 로마의 신주 「합장은 신으로 통한다」를 신조로, 크리스트상 앞에 무릎을 꿇어 예배 합장하고, 그 손으로 많은 환자를 고치고 있었다.

그는 병은 반드시 낫는 것, 또 고칠 수 있는 것이라고 굳게 믿고, 많은 제자를 양성하고 있었다.

도우위이즘의 일파에 다빈 사이엔스라는 파가 있는데, 이 파의 사람은 신은 선이다, 병은 인간의 치우에서 오는 것이므로, 신에게 그 뜻만 있으면 인간의 병을 고쳐 주는 것이라고 가르치며, 무지한 사람들을 모으고 있었다.

신앙 요법으로서는 도우위이즘 이상으로 유명한 크리스챤 사이엔스가 있다. 이것은 에디이부인을 창시자로 하고 있다.

촉수 요법에 속하는 것에, 파시아트리, 포로파시, 스피리츄어리즘 등의 유파도 활동하고 있었다. 또 티터스 불박사도 「자기는 신처럼 성정하다.

나의 합장 기도에 의한 이 손은 다만 병자를 안수하는 것만으로 바로 악마를 구축한다」라고 선전하고 있었다. 존 D. 쿠웻켄보스박사는 의약으로 고칠 수 없는 환자를 촉수 요법과 정신 요법으로 고치고 있었다.

2. 양파도 자외선을 방사한다

고래로 촉수 요법을 실시하여 뚜렷한 효험을 나타낸 사람은, 모두 두터운 신앙과 합장의 생활로 정진하고 있다. 그 중에는 나면서부터 질병을 고치는 손을 갖고있는 사람도 있지만, 대개는 신앙과 합장의 생활에서 병을 고치는 손을 만들게 되어 있다. 그래서 나는 합장에 의한 생리 작용과 정신 작용을 연구하기로 한 것이다.

1923년에 코펜하겐에서 헤베시는 동위원소를 사용하여, 생체의 신진대사의 현상을 분명히 하는 데에 성공하였다. 신기하게도 같은 해에 모스크바의 알렉산더 구울빗치는 두 개의 양파를 나란히 놓으면, 마주 보는 가장 가까운 거리의 곳에서 특히 세포의 분열이 왕성하게 이루어지는데, 그 분열 증가의 정도는 50~75%이고, 또 마주보는 면에서 파장 190~230 밀리미크론의 자외선이 방사된다고 보고하였다.

구울빗치의 이 보고에 흥미를 느끼고, 독일에서는 라이터나 보올 등의 기사가 또 프랑스에서는 노돈이, 이 연구에 착수한 것이다.

그들의 연구의 결과는 양파가 있는 면에 올챙이의 머리를 가까이 하면, 올챙이 머리의 세포는 그 분열의 증가를 가져온다는 것을 발견하였다. 그래서 이 연구 결과를 의학에 응용한다면, 암의 치료 등에도 효과를 볼 수 있지 않을까 하고 생각하게 되었다.

이에 관하여 스텐벨은, 이것은 단순한 자외선이라고 할 수는 없다고 하여, 생명광선이라는 이름을 붙인 것이다. 결국 우리들의 생명을 돕는 바이탈 포오스 즉 생활력이라고도 할만한 힘이, 거기에서 나온다고 하는 것이다.

정신 작용이 없는 양파에 있어서도 이러하다. 만물의 영장인 인간이 양 손을 합쳤을 때, 거기에 바이탈 포오스가 방사될 것이라는 것은 누구에게도 상상될 수 있는 바이리라.

3. 손바닥에서 전기가 방사된다

우리들의 생체로부터는 생물전기가 방전된다. 특히 합장을 하면 그 곳은 생물전기의 회로로 된다. 나는 20년도 이전부터 이 일을 말하고, 손바닥의 표면으로부터 직각으로 생명광선이 방사된다고 한 즉, 또 니시라는 작자의 미신이 시작되었다. 과학자이면서 저런 미신을 말하지 않으면 좋을텐데, 하는 친구들의 험담을 듣게 되었던 것이다.

그런데 구미에 있어서는, 이 방면의 연구가 나날이 진행되어 생체로부터 생물전기가 나오는 것은 상식으로 되어 왔다. 우리나라에 있어서도 1943년 8월에 스미토모 통신 공업소의 이노우에 기사가 손바닥에서 발생하는 생물전기의 방사선을 실험 측정하여 〈전기의 벗〉에 발표하기까지에 이르렀다.

생물전기의 최초의 발견자는 이탈리아의 가르바니이다. 그 후 이 연구는 진행되어, 심장이 수축할 때마다 복잡한 경과를 갖는 전류가 발생하는 것이 실험 보고되게끔 되어, 오늘날에는 생명 현상의 물리적인 보편적 특질은 인체전기의 발생에 있다고 말하는 학자도 있다. 인체전기의 발생은 생명의 죽음과 같이 소멸한다.

4. 마이스넬 소체의 폭음과 진동

영국의 카이로의 〈수상학〉에 다음과 같이 적혀져 있다.

「1853년 마이스넬은 이른바 마이스넬 소체라는 것을 발견하였다. 이것은 특수한 형식을 갖고, 손 전체에 분포되는데, 손가락의 말단에 있어서는 제 1관절내에 108개의 비율로 존재하며, 그 각 1개에는 약 400개의 소유두상 돌기가 마련되어 있다. 이들의 미분자체는 팍팍하는 일종의 폭음을 내며 또는 미동을 일으키고 있다. 이것은 또 손의 여러 선에도 많이 분포되어 있다.

기묘한 일로는 손바닥의 여러 선에 있어서는, 이들이 각각 고립된 직선을 이루고 있는 일이다. 이들의 미분자가 일으키는 미동에 관하여 실험을 계속한 결과, 그 폭음은 각각 사람에 따라 서로 다르다는 것이 분명하게 되었다. 이들의 미분자체는 건강, 사상, 흥분의 정도의 변화에 따라서 증감하며, 죽음의 전귀와 같이 소멸하는 것이다. 마이스넬이 이 소체를 발견하고 나서 약 20년 후, 당시 파리에 대단히 예민한 청각을 가진 장님이 있었다.

그는 연습을 반복한 결과, 드디어 이 미분자체의 폭음에 생기는 극히 작은 변화 즉, 변이를 식별할 수 있게 되고, 이런 변화를 통하여 그 사람의 나이가 몇 살이라든가, 가까운 장래에 병에 걸린다든가, 혹은 또 죽음의 때가 가깝다든가 하는 것을 무서울 정도로 정확하게 알아 맞추게 되었다.」

5. 효소와 효기

넬쿠우브리라는 학자가 효소를 떠나서 생물을 논할 수는 없다고 주장하여, 다음과 같이 말하고 있다.

「우주의 3대 요소는 제 1은 물질, 제 2는 공중의 에테르, 제 3은 생명이다.

그리고 물질을 재는 단위는 원소이고, 공중의 에테르를 재는 단위는 전자이며, 생명을 재는 단위는 바로 효소이다.」라고 하였다.

또 홉마이스타는, 우리들의 생체는 무수한 세포로 구성되어 있다고 하고 다음과 같이 말하고 있다.

「이 세포를 하나의 실험실이라고 하면, 그 세포의 내외에서 활동하고 있는 학자가 있다. 그는 교묘하게 세포의 분열 작용을 하고 있다. 그 학자는 바로 효소이다.」

확실히 생물을 떠나서 효소가 없고, 효소를 떠나서 생물은 존재하지 않는다. 나는 전에 소화와 흡수에 관계를 갖고 있는 효소에 관하여 말하였지만, 우리들의 생체의 효소에 관하여는 현재로서는 허다한 맹점이 남아 있다.

어떻든간에 효소는 생체내의 일이다. 그런데 촉수 요법은 시술자의 생체내에서 생체외로 방사되는 힘이므로, 이것을 효소로 부르는 것은 불합리하다고 생각되므로, 나는 이것을 효기라고 부르고 있다.

6. 합장의 생리적 근거

이상의 강설을 예비 지식으로 하고, 합장의 정신적 그리고 생리적 해설을 진행하여 가자.

합장하는 것은 생물전기의 회로를 만드는 일이며, 스텐벨의 생명광선의 방사를 촉진하는 일이다.

또 합장의 위치를 얼굴의 높이로 드는 것은, 합장을 혈액의 조절처인 심장의 위치보다도 높이 가져 가는 것이다. 그리고 이것은 또 맑고 깨끗한 혈액을, 합장하고 있는 손바닥으로 순환시키는 것으로도 되는 것이다. 인간은 직립 자세를 하게 되면서, 두뇌를 심장보다도 훨씬 높은 위치로 유지하게 되는 데서, 즉 청정한 혈액이 두뇌를 순환하게 됨으로써 감각 기관이 예민하게 되어 인간의 두뇌는 발달하게 된 것이다.

합장의 위치를 얼굴 높이로 듦으로써, 그 곳에 청정한 혈액을 순환시킬 수가 있게 되고, 그렇게 함으로써 또 조곽과 손바닥의 모세관 체계가 비틀리고 꼬였던 것이 고쳐져서, 혈액 순환이 한층 완전하게 되고 손바닥의 신경이 더욱 예민하게 되는 것이다. 따라서 또 마이스넬 소체의 진동도 폭음도 생리적으로 바르게 되고, 활기가 되살아나는 것이다.

합장을 생체역학의 방면으로부터 검토하면, 이것으로 인체가 좌우 대척적 균형 상태를 유지하는 것이 된다. 그리고 이 체위가 확보되면 교감신경과 부교감신경이 길항 상태를 이루기 쉽게 되고, 체액도 산염기의 생리적 상태를 쉽게 만들게 된다.

따라서 심신 일여, 중, 공, 무의 경지가 스스로 만들어지게 되고, 그럼으로써 정신 작용의 활동 분야가 새롭게 벌어지는 것이다.

정신 작용에 대하여는 다른 항에서 상술할 것이다.

또 합장 시간을 40분으로 한 것은, 혈액 순환의 소요 시간을 23초 반으로 하고, 대체로 40분이면 100회의 순환이 된다고 하는 입장에서 40분으로 정한 것이다.

 또 식사때마다 1분 15초 이상의 합장을 하면, 체액의 산염기는 평형 상태로 되어 음식물에 의한 중독을 예방하는 것이 된다.

7. 효기인가 이온인가 생물전기인가

두 손바닥 열 손가락을 합쳐서 이것을 얼굴 높이로 유지하기를 40분, 나의 손바닥은 척수음성이 나며, 그리고 촉수하면 병을 고치는 손이 된다고 깊이 마음에 새기면, 손바닥으로부터는 효기(효소와 기운)가 발생하게 되리라.

네 발 동물에 있어서는 상처를 고치는 데에 혀로 핥지만, 혀는 가장 효기를 많이 방사하는 곳이다. 인간에게 있어서도 혀로 질병을 고친 문헌은 코오묘오 황후를 비롯하여 여러 가지 기록이 남아 있다.

그런데 손바닥의 경우, 이것을 어떻게 설명하면 좋을까. 생물전기인지, 전기 이온인지, 아니면 생명광선인지, 어느 것이든 한 마디로 표현할 수는 없는 모양이다. 그래서 나는 일단 가장 적절한 표현으로서 효기라는 말을 쓰고 있는 것이다. 이것은 오늘의 생물이 화학에 있어서는 해명될 수 없는 현상이다.

그렇다는 것은 이 현상에는 정신 작용이 많이 들어 있기 때문이다. 심신의학(싸이코소매틱 메디신)에 기초를 두는 의학이 급속히 진보하여, 미개의 영역에 과학적 해명의 빛을 던져 주는 오늘날, 이 효기의 해명도 멀지 않아 완성되리라.

 어느 것이든 촉수는, 병자의 약해져 잇는 건설효소의 활동을 부활하여, 장해를 치유하는 현상으로 이해하면 좋으리라.

오늘날 미국에 있어서는 동위원소의 연구가 활발해져서 방사성능 원소가 치료계에 등장하고 있다. 이들의 연구가 심신의학 등과 발을 맞춰 촉수요법에 새로운 과학적 해명을 주게 되는 것도 멀지는 않으리라.

8. 불교의 합장

불교에 있어서의 합장의 자죽을 더듬어 보면, 그 근원을 인도에서 찾아 볼 수가 있다. 불교는 인도에서 중국으로 전해지고 일본으로 건너 왔는데, 중국에서는 합장보다도 손을 마주 잡는 것이 부처님에게 대한 예로 되어 있다.

고래로 불교에서는, 합장에는 정신의 통일, 지성, 조화의 세 가지 뜻의 들어 있다고 가르치며, 대단히 이상하고 영험이 높은 것이라고 되어 있다.

그러나 그 방법에는 여러 가지가 있는데 십지양장을 가슴 앞에서 합친다고 하는 것이, 오늘날로는 일반화되어 있다. 합장의 위치를 가슴 앞으로 한 것으로는 심장과의 높이가 거의 동일하게 되기 때문에, 오늘날의 심신의학에서 보면 소기의 목적을 달할 수는 없으리라.

또 〈관무량수경〉에는 「합장차수하고 여러 부처님을 찬탄한다」라고 있으며, 손바닥을 합치는데 손가락은 교차하는 것으로 되어 있다.

〈법원주림〉에 「십지조장을 합친다」라고 있는데, 손바닥을 합치고 거기에 10개의 손가락과 손톱을 합친다는 것이므로, 이것도 문자대로 해석하면 합장차수하는 것이 된다. 그러나 손가락을 깍지낀 합장에서는 이것 또 소기의 목적을 달성하는 합장은 되지 않으리라. 즉, 완전한 생물전기의 회로로는 되지 않으리라.

불가에서는 합장을 해석하여, 몸가짐을 거두고 공경을 나타내는 자세라고 하여, 합장이 잘 맞지 않는 거은 그 마음이 문란하여 정이 흩어져 있기 때문이라고 가르치고 있다.

우리들에게 부처님을 공양할 마음은 있어도, 아무튼 공연한 우월감 즉 만심이 생겨서 마음이 흩어지기 쉬운 것이다. 그래서 손바닥을 합치고 마음을 하나로 치면, 즉 형식적이지만 합장하고 심신을 전일로 하면, 내용도 거기에 맞게 되어 깨달음이 열리게 되는 것이다.

우리들은 오온(물질, 정신을 5종류로 나눈 것)을 개공으로 비쳐 보는 각자의 경지에 도달하면, 선가에서 말하는 「척수음성」의 소유자로도 될 수 있는 것이고, 또 그 척수의 소리를 들을 수 있는 각자로도 될 수가 있으리라.

선가에서는 「구름을 타고 올라 금계에 이르러 합장하여 선의 경지를 연다」라고 가르치고, 또 「좌, 좌」라고 한다. 하나도 둘도 「좌」이다. 그러나 과학적 연구가 진보되어 있는 오늘날, 다만 멍하니 앉기보다는 각자에 도달하는 수업의 조건에 합치된 방법으로 앉지 않으면 안된다. 그러나 앉는 것 그 자체가 선가의 목적이라고 항변한다면, 또 무엇을 말하겠는가.

그리고 아무 뜻없이 멍하니 앉아 있었기에, 하쿠인 선사로 하여금 그의 저 〈실내비서〉에서 척수음성의 소유자는 겨우 180명이라고 한탄하게 하였던 것이다.

9. 임금님의 촉수 요법

크로포오드가 쓴 「킹스 이이블」 중에 임금님의 촉수 요법의 그림이 많이 실려 있다. 이이블이란 병, 악, 화의 뜻이다. 그 글미을 본즉 임금이 촉수 요법을 하고 있는 환자는 거의 나력 환자 뿐이다. 나력 환자는 어째서 왕의 고통거리일까.

나력이 생기는 사람은 모두 자세가 나쁘다. 등을 둥글게 하고 목을 앞으로 내밀고 있다. 목을 앞으로 내밀고 있는 것은 목을 굽히고 있는 것이며, 따라서 머리의 정맥혈이 내려 오는 것을 방해하게 된다. 그것이 이윽고 경부정맥의 노창으로 되어 나타난다. 또 내려 온다고 하여도 다음의 이유로 우심방이 확대 · 충혈되어 있을 때는, 내려 올

수가 없게 되어 정맥은 노창한다.

그런데 정맥혈에는 세균 등이 있으므로 그것을 경부 정맥 주변의 임파가 포위된다. 그리고 이 세균을 둘러싼 멍울이 망하는 바의 나력으로 되는 것이다. 따라서 나력은 세균을 격멸하는 특공대의 유적이라고도 불린다.

또 자세가 나빠서 등을 둥글게 하고 있으면 폐를 압박하는 것이 된다. 폐가 압박되면 한쪽으로 3억 5천 개, 양쪽으로 7억 개나 되는 폐포가 현저히 그 기능을 저해 받게 된다. 폐가 압박되어 그 기능이 저해되면, 심장으로부터 받는 혈액의 양도 스스로 줄게 될 것이다.

따라서 우심실에 혈액이 차면 우심방도 또 혈액이 차게 된다. 그런데 우심방은 정맥혈이 정맥 혈관으로부터 들어오면, 무엇에 겁난 것처럼 수축하여 그것을 우심실로 보내 버리는 것이 본래의 모습이다. 그런데 우심실이 이것을 받아들일 여유가 없다고 하면, 우심방은 자연히 확대되지 않을 수 없는 것이다.

이상의 경부 정맥의 노창과 우심방의 확대와의 관계에서, 경부 정맥이 노창된 것을 우심방 확대증이라고 말한 것은, 지금부터 300년 전, 신학자 출신의 시의 란시지이다. 나는 이 양자의 원인을 나쁜 자세의 하나로 돌려서 설명하는 것으로 하고 있다.

크로포오드의, 왕이 촉수 요법을 하고 있는 그림을 보면, 환자는 모두 황공하올 임금님 앞에 나가서 더구나 임금님으로부터 촉수를 받는 것이므로, 극히 경건한 태도로 합장하고 있다. 임금님은 또 몸소 기도를 하고, 거기에 임금님에게만 주어진 신이 주는 특권인 촉수를 하는 것이므로, 이것 또 극히 신중한 태도를 갖고 환자에게 촉수하고 있다.

이 그림을 본 사람은 니시의학을 다소라도 이해하고 있다면, 한눈으로 나력이 나을 것이라는 것을 간파할 수 있을 터이다. 합장하고 있는 환자는 평상시의 열악 자세와는 아주 다른 극히 단정한 자세를 하고 있다.

경부 정맥 노창의 원인도 우심방 확대증의 원인도 거기에는 전혀 보이지 않는다. 또 임금님은 신앙 그 자체의 신과, 그가 일자로 된 태도로 촉수하고 있다. 임금님의 손바닥으로부터 효기 100%의 영력이 방사되고 있는 것이 상상된다. 임금님의 고민인 나력도 환자의 바른 자세에서 저절로 치유되어 가는 것은 당연한 일이라 할 풍경이다.

10. 실행에 즈음하여

(1) 촉수 요법

우리들의 생체의 고장이 생긴 경우에, 평상·경침·붕어·모관 등으로 이것을 없애려고 노력하는 것은 물론이지만, 이상의 방법으로 치유되지 않을 경우는 그 질환부에 촉수를 하는 것이다.

또 타인에게 촉수를 할 경우도 평상, 경침, 붕어, 모관을 실시하여 우선 손발이나 신체의 부정을 바로 잡아, 혈액 순환이 순조롭게 되도록 하고, 그런 후에 환부에 촉수를 한다.

어느 경우에 있어서도 촉수를 할 때에는 우선 손의 모관 운동을 하고, 그리고 나서 촉수를 시작하지 않으면 안 된다. 또 촉수가 끝났으면 양 손을 아래로 드리고 3, 4회 흔들어, 소위 봉해 놓도록 유의하다.

또 남에게 촉수를 하는 것은 크게 체력을 소모하는 것이므로 부득이한 경우에 한하여 하도록 한다.

(2) 합장 합척

① 앉은 채로 하는 수도 있지만, 임산부의 등의 경우에는 보통 반듯이 눕는 체위로 한다.

② 각 손가락을 벌려서 좌우의 손가락 끝을 각각 합치고, 양쪽부터 밀어대는 운동을 몇 번 한다.

③ ②의 위치에서 전박을 중축으로 하고, 십분 힘을 넣어서 손을 회전시키기를 몇 번.

④ ③이 끝났으면 보통의 합장으로 넘어간다.

⑤ 무릎을 굽혀서 벌리고, 발바닥을 합친 위치로 발을 전후의 방향으로 왕복시킨다. 왕복의 거리는 발바닥 길이의 1배 반, 왕복 운동은 10수 회 한다.

⑥ ⑤가 끝났으면 합장 합척을 한 채로 5~10분간 안정을 취한다.

(주의)

(ⅰ) 운동 중 무릎은 되도록 벌리고 합척이 떨어지지 않도록 한다.

(ⅱ) 기상 시에도 취침 시에도 하는 외에 수시로 한다.

(ⅲ) 실행의 전후에는 붕어 운동과 모관 운동을 할 것.

본 법은 사지의 근육과 신경을 평등으로 조정하여, 전신적으로 조화를 꾀하는 운동법이다. 특히 합척법은 골반바닥, 복부, 상퇴, 하퇴, 발 등의 근육과 신경의 기능 및 혈액의 순환을 순조롭게 하는 것이며, 부인병 일반, 예를 들면 자궁발육부전, 자궁후굴, 월경이상, 무월경, 불임증, 냉감증, 난소낭종, 자궁근종, 자궁암, 자궁내막염, 질염 등을 예방하는 동시에 회복을 빠르게 한다.

아침, 저녁 이것을 하는 것은 남녀 같이 강정법으로도 되는 것이며, 또 성병의 예방에도 효과가 있다. 특히 여자 스포츠맨이나, 서서 하는 일에 종사하는 직업 부인에게는 반드시 실행하였으면 하는 운동이다.

그것은 그렇고 임산부의 안산법으로서, 또 태아의 위치 이상을 자동적으로 생리적 위치로 전위시키는 운동으로서, 널리 만천하의 여성에게 권하고 싶은 것이다.

l 제9장 l

제 6법칙- 등배 운동

1. 좌선과 등배 운동

등배 운동의 등 운동을 좌우요진이라고 하고, 배 운동을 올올좌정이라고도 하고 있는
데 이것은 도오겐 선사의 〈보권좌선의〉에서 빌려 온 글자이다. 나는 20세 전후의 병
약하던 시대부터 마쯔시마 탕광 시대에 걸쳐, 건강하게 되고 싶다는 비장한 소원과 정
신적 번민에서, 좌선 삼매(무아의 경지)에 정진한 일이 있다. 오늘날 당시를 회상하면
감개무량한 것이 있다.

 원래 좌선은 교외 별전, 불립문자(글자나 이야기로는 참 뜻을 나타낼 수 없다는 뜻)
의 입장에서 여러 가지의 유파가 생겨 왔는데, 결국은 대동소이, 배의 힘을 키우는 것
이 목적이다. 아니 「좌」하는 그 자체가 목적이라는 사람도 있다. 외곬으로 좌선입정,
인생의 목적이 좌하는 데에 있다고 하는 것이다. 나는 이 설에는 찬양할 수 없다.

나는 좌선에 관하는 한 도오겐 선사의 〈보권좌선의〉를 본격적인 것으로 믿고 있다. 선
사는 사륙병려체(육조시대에 시작된 문제)의 육조문의 명문으로 이것을 기술하고
있다.

「그래서 바른 몸으로 단정하게 앉아 왼쪽으로 치우치든가 오른쪽으로 기울든가, 앞쪽으로 쏠리든가, 뒤로 넘어지든가 하여서는 안된다. 귀와 어깨, 코와 배꼽이 서로 대응하게 되어야 한다. 혀는 위쪽의 잇몸에 걸고 입술과 이빨은 서로 붙이고 눈은 언제나 뜰 것. 코로 숨을 작게 쉬고 몸의 모양을 갖추고 나서, 큰 숨을 한 번 쉬고, 좌우로 흔들면서 우뚝하게 차분히 앉아서……」

도오겐 선사의 위의 일절은 우량 자세와 일치되고 있다. 단정히 앉아서 상체가 좌우전후로 기우는 일이 없고, 거기에 귀와 어깨가, 또 코와 배꼽이 수직선상에 있다고 하는 자세는, 현대의 과학적 건강과학으로 말해도 참으로 우량 자세이다. 이 자세로 좌선한다면 저절로 깨달음도 열리리라.

그런데 이 우량 자세가 갖춰지고, 몸의 모습이 고르게 되면, 윗몸을 좌우로 흔들어

즉 요진하여 보고, 우뚝하게 바로 앉아서 엉덩이를 차분히 붙이고 선정으로 들어가는 것이다.

도오겐 선사의 좌우요진, 올올좌정은 아마도 송의 시인으로서 유명한 범성대의 「죽여요올 주파파」에 유래하는 것이리라. 이 말은 대로 된 가마는 위쪽은 가마를 거는 막대에 매어져서 고정되어 있으나 아래쪽이 흔들리면서 뛰어가는 모습을 읊은 것이다. 좌우요진, 올올좌정은 엉덩이를 고정하고 상체를 좌우로 흔드는 것을 말한 것이다.

도오겐 선사가 오늘날의 과학적 의학의 지식이 전혀 없던 시대에, 더욱 이와 같은 좌선의 방법을 창안한데 대하여 나는 경복찬탄하는 것이다. 천재는 자연의 섭리를 선견한다고 하는 것이리라.

〈보건좌선의〉에 의하여 참선하였던 바 부산물로서 병이 좋아졌다. 병같은 것과는 관계없이 좌선삼매에 들어 갔던 바, 모르는 사이에 지병이 낫는다. 이런 체험단이 선승 사이로부터도 비승비속의 신도 사이로부터는 들리게 됨으로써, 좌선과 치병이 결부되어 고래로 많은 정좌치병서가 나왔다. 어떤 것은 내관법이라고 하고 어떤 것은 정좌법이라고 하고, 또 어떤 것은 여기에 조식법 즉, 호흡법을 가미하여 복식호흡법이라고

부르고, 또 조심법을 이용한 암시법을 가미하여 정신 요법이라고 명목을 붙여서 스스로가 창안한 것처럼 선전하고 있다. 그러나 내가 보는 바로는 도오겐 선사의 보권좌선의를 모방하였으나 제대로 되지 않은 것들 뿐이다.

선사가 말하는 정신단좌한 우량 자세의 조신심과 좌우요진 올올좌정의 조심법과는 확실히 선사의 일대 창안이다.

2. 척추의 어긋남과 질병

직립 보행에 의하여 역학적으로 가장 많이 어긋나게 되는 곳은, 경추골에서는 제 1번과 제 4번, 흉추골에서는 제 2번, 제 5번, 제 10번, 요추골에서는 제 2번과 제 5번이다. 이들의 추골이 어긋나면 다음과 같은 내장 기관에 고장을 일으키게 되는 것은 전에도 말하였다.

경추골의 제 1번이 어긋나면, 위가 나쁘게 된다든가 혹은 간장, 폐, 비장, 취장 등에도 영향이 미치게 된다. 제 4번이 어긋나면 코나 이빨에 고장을 일으키고 혹은 인후가 나쁘게 된다든가, 또 위, 간장, 취장, 심장 등이 장해된다.

흉추골의 제 2번이 어긋나면 심장이나 폐장이 장해를 받는다. 제 5번이 어긋나면 위, 눈, 코, 갑상선이 침범된다. 제 10번에 나빠지면 신장의 기능에 고장이 일어난

다. 요추골의 제 2번에서는 충양돌기염이든가 생식기가 장해되고, 제 5번에서는 치질이 생긴다든가, 혹은 하지의 병을 일으킨다든가 하게 된다.

이상의 외에 척주가 어긋나게 되면, 자리에 눕는 이상적 자세인 앙와가 될 수 없게 되

고, 부득이 우측이나 좌측을 아래로 하는 소위 횡와로 자게 된다. 그리고 그 결과는 손발이 저리게 되고 류우머티즘 등의 원인을 만들게 된다. 혈액의 순환은 반듯이 누운 자세의 경우에 가장 생리적으로 바르게 되는 것이다. 옆으로 눕는 것은 결국 심장의 기능을 손상하게 된다.

특히 생리적으로 심장이 약한 사람이 옆으로 누워 자면, 끝내는 심장의 내막염을 유발하게 되고, 그것이 판막이 고장이 되고 승모판의 고장으로 된다. 승모판의 고장은 끝내는 핏덩어리를 그 곳에 만들게 되고, 그 핏덩어리가 동맥관 중에 흘러 들어가면, 동맥류의 원인이 된다든가, 혹은 신장에 떨어져 들어가서 신장결석으로 된다든가, 혹은 담석의 원인이 된다든가, 혹은 머리 속으로 뛰어 들어 엠보리를 일으켜서 반신불수증이 된다든가 한다.

여기에서는 옆으로 누워 자는 것과 심장과의 관계를 살펴보았지만, 원래 생체는 서로 연락되고 있는 것이므로, 하나의 장해가 그 곳까지 와서 멎는 것이 아니라 다른 데로 영향을 미쳐 간다는 것을 알지 않으면 안된다.

우리들은 척추가 전후로 부탈구된 것은 평상에 의하여, 좌우로 어긋난 것은 붕어 운동으로 바로잡을 수 있지만, 등 운동인 좌우요진에 의할 때는 전후 좌우의 부탈구가 동시에 고쳐지는 것이다.

시험 삼아 유리 원통 속에, 둥근 막대를 옆으로 잘라 그것을 척추골 비슷하게 30개쯤 난잡하게 넣고, 좌우로 흔들고 있으면, 각 나무조각은 점점 한 줄기로 막대 모양으로 정돈되어 오는 것을 볼 것이다. 등배운동 중에는 이와 같은 물리적 이론과 실험이 포함되어 있기도 하다.

원래 각 추골은 그 중심을 뇌척수신경이 지나고, 각 추간공으로 부터는 말초신경이 갈라져 나오며, 또 근육이나 혈관이 엉켜붙어 있으므로 막대를 끊은 것처럼 여기 저기 흩어지는 것은 아니므로, 따라서 또 앞에 말한 실험처럼 10분이나 20분의 요진으로 바르게 되지는 않지만, 아침, 저녁 10분간씩 열심히 수련할 때에는 점점 바로잡혀져 가는 것이다.

3. 장의 맥관을 자극한다

배 운동의 목적의 하나는 보통 말하는 태양총에 대한 자극이다. 태양총이 생리적으로 중요한 것은, 거기에 내장의 맥관과 복강의 신경이 숲을 이루고 있기 때문이다.

이 항에서는 맥관 특히 장의 맥관을 연구하여 보기로 하자. 현대 의학에서는 혈액 순환이 원동력을 심장에 구하는 관계상, 심장에 직접 연결되어 있는 동맥을 중요시하고, 정맥이나 모세관을 등한히 하는 경향이 있다.

나는 혈액 순환의 원동력을 모세관망에 구하는 관계상, 정맥과 동맥은 동등시되어야 할 것이라고 주장하는 것이다. 특히 질병 치료의 점에서 말한다면, 동맥 이상으로 정맥을 중시할 필요가 있다.

울혈이나 빈혈 등은 정맥관의 기능 장해에 의하는 수가 많은 점에서 보아도 알 수 있으리라. 다만 설명의 편의상 동맥부터 말한다.

장의 혈관은 상장간막 동맥, 하장간막 동맥 및 상치 동맥이 주로 이에 관계를 갖고 있다. 상장간막동맥은 취장의 아래 즉, 제 1요후의 높이에서 하행대동맥으로부터 갈라져 십이지장 아래 수평부의 앞쪽면을 넘어서 장간막으로 들어간다. 그리고 왼쪽으로부터 15~20줄기의 측지맥관을 소장에 보내고 있다. 이 외에 왼쪽으로부터 공장과 회장에도 맥관을 보내고 있다. 오른쪽으로부터는 회맹 동맥, 우결장 동맥, 중결장 동맥을 내어 각각 기관에 영양을 공급하고 있다.

하장간막동맥은 제 3요추의 높이에서, 하행대동맥으로부터 갈라져서 복막을 지나, 좌결장 동맥과 S자상결장 동맥으로 갈라져 있다.

또 상치동맥은 직장에 영양을 나르고 있다. 이상 여러 가지의 동맥을 이름을 늘어놓았는데, 이와 같은 이름의 정맥이 각각 있어서, 노폐물을 받아가지고 하대 정맥으로 들어가는 것인데, 다만 다음의 사항에 주의하지 않으면 안된다.

하장간막정맥은 하장간막동맥과 같이 제 3요추의 높이까지 가서, 그리로부터 상행하여 십이지장 공장 굽은 곳의 왼쪽을 통과하여, 비 정맥과 함께 상장간막정맥과 합치든가 혹은 비정맥으로 들어간다. 그러나 어떻게 되든 상장간막정맥과 비정맥과는 합하여 문맥을 이루고 간장으로 들어가는 것이다.

즉 장에서 흡수된 모든 영양분은 상장간막정맥과 하장간막정맥 과에 의하여, 문맥에서 간장으로 보내진다는 것을 확실히 알아둘 필요가 있다.

나는 배 운동에 의하여 장의 맥관을 자극하여, 특히 그 흡수 기능을 고무하고 또 장 전체의 순환을 촉진한다고 말하지만, 거기에는 뒤의 항에서 말하는 자율 신경의 작용에 기대는 바도 크며, 맥관 그 자체를 배 운동으로 자극하여 그 기능을 부활시키고, 그러므로써 변비를 예방하고 숙변을 배제하여 장수의 기본이 되는 맑은 창자를 만들기위하여는, 절대로 배 운동이 필요하다는 것을 주장하는 것이다.

4. 체액의 중성

지금 등 운동의 좌우요진만을 30분쯤 하고 체액을 측정하여 보면 산성을 나타내고 있다. 다음에 배 운동만을 30분쯤 하고 재어 보면 체액은 알칼리성을 나타내는 것을 알 수 있다.

대체로 체액이 산성이라든가 알칼리성이라든가 하는 것은 무슨 일인가. 그리고 또 그것이 우리들의 생활에 어떤 관계를 갖는 것일까.

근래에 설비가 완비된 병원 등에 가서 진찰을 받으면, 혈액 검사하여 pH 7.2라든가, pH 7.5라든가 하는 수가 있다. 그러므로 pH에 대하여 우선 말을 진행하자.

화학의 교과서를 보면 산과 염기라는 말이 있다. 지금 물질을 물에 녹이고 여기에 전기를 통하게 하면, 전기분해가 되어 양전기를 띤 이온의 알맹이와 음전기를 띤 이온의 알맹이와 음전기를 띤 이온의 알맹이로 분해된다.

순수한 물은 거의 전류가 통하지 않는데, 이온 학설로 말하면 수소 이온과 수산이온으로 갈라지는 것으로 생각된다.

$$H_2O \leftrightarrows H^+ + OH^-$$

그런데 물의 경우, 양전기를 띤 수소 이온과 음전기를 띤 수산이온이 동수이어서 따라서 중성이다. 그런데 수소이온이 수산이온보다 많은 용액은 산성이고, 반대로 수산이온이 수소이온보다도 많은 경우는 알칼리성(염기성의 용액을 특히 알칼리성이라 함)이라고 하는 것이다.

그런데 물의 전리에 즈음하여, 수소이온도 수산이온도 같이 1천만분의 1g당량만 이온수가 함유되어 있는 것이다. 즉 이것을 전문가는 10^{-7}로 써서 나타내는 것이다.

그런데 이렇게 적은 숫자로는 불편하기 때문에, 10의 지수를 바로 알 수 있게 물의 이 온 농도의 상용대수를 따서, 다시 또 - 기호를 뗀 수 즉 7로 나타내기로 한 것이다. 그리고 이 간략하게 한 수를 pH라고 이름을 붙인 것이다. 따라서 pH를 읽을 경우는 수소이온 농도 지수와 그 약력을 읽는 약속으로 되어 있다.

 그래서 액의 산성, 중성, 알칼리성은 다음과 같이 표현할 수가 있다.

산　　성 $(H^+) > 10^{-7} > (OH^-)$ 또는 pH < 7

중　　성 $(H^+) = 10^{-7} = (OH^-)$ 또는 pH $= 7$

알칼리성 $(H^+) < 10^{-7} < (OH^-)$ 또는 pH < 7

이상 전문적인 것을 늘어놓았는데, 결국은 pH7이 중성인 것, 이것보다 적은 것은 산 성이고 많은 것은 알칼리성인 것을 분명히 기억하여 주었으면 하는 것이다.

 그런데 우리들의 건강체의 체액은 7.2~7.4의 사이로 약간 알칼리성에 기울고 있다.

 체액인 pH 7.20 이하가 되어 산도가 능가하는 경우는, 산과잉증 즉, 애찌도지스에 빠지며, 또 pH 7.47 이상으로 되어 알칼리가 능가한 경우는 알칼리과잉증 즉, 알칼로 지스로 된다. 애찌도지스도 알칼로지스도 같이 질병은 아니지만, 질병의 유인으로 되 는 수가 극히 많고, 애찌도지스의 경우는 일차적으로 순환 계통과 신경 계통이 침범되 어, 즉 당뇨병, 고혈압, 동맥경화 등으로 되는데, 질병의 7할까지가 애찌도지스 때문 에 유발된다고 한다.

알칼로지스의 경우는, 알칼리는 자연히 장으로부터 배설되므로 비교적 살해는 적지만, 그래도 위산과다, 위궤양, 암, 데타니 등으로 되는데, 질병의 3할은 알칼로지스에 의 하여 유발된다고 한다. 체액이 생리적 중화일 경우, 즉 pH 7.20~7.40의 경우는 질병 도 적고 또 세균도 번식해 낼 수 없는 것이다.

 어떤 일부의 학자의 설에 따르면, 종래 유전으로 생각되고 있던 체질도, 결국은 체액의 산성 알칼리성에 의하여 형성되는 것이며, 장구형이나 협흉형의 대단히 약하게 보이는 체질은 애찌도지스에 의하여 형성되고, 단구형이나 광흉형의 딱 벌어진 건강하게 보이는 체질은 알칼로지스에 의하여 형성된다고 말하고 있다.

 애찌도지스와 알칼로지스에 관한 상세한 것에 대하여는 근간에 다른 편으로 미루도록 하고 여기에서는 등 운동은 체액을 산성으로 하고, 배 운동은 알칼리성으로 하는 것이며, 소위 「등과 배를 함께 움직이는」 등배 운동을 동시에 함으로써, 우리들의 체액은 생리적 중성을 유지한다는 것을 여기에 명기하는 것이다.

 물론 체액의 산성 알칼리성은 폐, 신장, 간장, 혈관 등에 의하여도 조절되지만, 뒤에 말하는 자율신경에 의한 혈관의 수축과 확대에 의하여도 조절되는 것이을 덧붙여 둔다.

5. 자율신경의 길항작용

우리들의 생체는 두 개의 신경 계통 즉 의지로 자유로이 되는 신경과 자유로이 안되는 신경과에 의하여 지배되고 있다. 즉 전자는 뇌척수신경이고 후자는 자율신경이다.

이 자율신경은 주로 생체의 내장에 분포되어 있는 것이며, 어떤 의미로는 생체의 육체를 지배하고 있는 왕자이다. 또 자율신경은 교감신경과 부교감신경으로 분류된다.

우선 교감신경부터 말하기로 하자. 척수의 제 2 및 제 3 경추의 횡돌기의 앞쪽에서부터 미주골에 달하는 신경의 줄이 있는데, 이것이 교감신경의 줄기이며 교감신경절상색이라 불리는 것이다. 이 교감신경절상색에는 대체로 23개의 마디가 있어서 이것은 교감신경절이라고 불리고 있다. 교감신경절과 뇌척수신경과의 연락은 연합신경섬유에 의하여, 또 교감신경절과 내장이나 기관이나 조직과의 연락은 배급신경섬유에 의하여 이루어지고 있다.

20여개의 교감신경절 중에서 눈알, 코, 구강 등에 연결되는 상경신경절, 폐장, 기관, 식도, 위 등으로 연결되는 성상신경절, 흉후 6~9번의 대내장신경과, 흉추 10~12번의 소내장 신경이 횡격막을 통과하여 모이는 복강 신경절, 이것은 내장의 주요 신경절로 위, 간장, 취장, 부신, 소장을 지배하고 있다. 다시 결장에 연결되는 상장간막 신경절, 직장, 신장, 방광에 연결되는 하장간막 신경절 등이 그 주요한 것이다.

부교감신경은 중뇌에서 나오는 동안 신경, 연수에서 나오는 안면 신경, 설인 신경, 미주 신경의 이상 4 신경을 그 기시부가 머리인데서 두개부 부교감신경이라고 부르고, 선수에서 나오는 신경을 골반부 부교감신경이라고 하고 있다.

동안신경은 모양신경절을 통하여 안구를, 안면신경은 설상구개 신경절을 통하여 누선, 코, 인두점막을, 또 악하신경절을 통하여 악하선, 설하선을 지배한다. 설인 신경은 이 신경절을 통하여, 구강점막과 이하선을, 선수골반 신경은 직장, 방광, 생식기 등을 주재하고 있다.

그런데 문제는 남겨진 미주신경이다. 연수에서 10~15개의 뿌리를 가지고 나와서, 우선 경정맥공을 지나 거기에서 경정맥신경을 만들고, 다음에 부신경, 설하 신경, 설인 신경 등과 결절상 신경절을 만들고, 그 다음에 두 갈래로 갈라진다.

오른쪽은 쇄골하 동맥의 앞을, 왼쪽은 대동맥궁의 앞을 지나서 같이 흉부로 들어간다. 흉부에 있어서는 많은 측지를 내고 복강으로 들어간다. 이 때 왼쪽은 식도의 앞을, 오른쪽은 식도의 뒤를 지나고 있다.

그런데 왼쪽은 위에 가지를 내서 교감신경과 함께 전위 신경총을 만들고, 또 간장에도 가지를 내고 있다. 오른쪽은 왼쪽보다도 굵고, 여기에서도 위에의 가지를 내서 교감신경과 함께 후위신경총을 만들고,

또 한편 위의 가지보다도 굵은 가지는 왼쪽 위동맥을 따라 나가서 내장신경총을 만들

어 신장, 부신, 소장, 대장 기타 내장 여러 방면에 연결되고 있다. 이 내장신경총은 일명 복강신경총이라고도 태양신경총이라고도 불리며, 복강부의 신경의 중추로 되어 있는 것이며, 전문가는 「복강의 뇌」라고 부를 정도로 중요한 것이다.

드디어 분지로 들어가는데, 등 운동이 교감신경을 자극시키는 것은, 그것이 뇌척수신경과 연합신경섬유 및 배급신경섬유에 의하여 연결되고 있는 점으로부터 보아도, 즉 해부학적으로 그렇게 되는 까닭이 이해되리라. 다음에 배 운동인데, 배 운동은 미주신경을 흥분시키는 것이다.

우리들의 배꼽의 왼쪽 1치, 다시 7, 8푼 왼쪽부위를 태양총이라고 하고 있다. 이 곳은 표면부는 교감신경이 복강 신경절을 중심으로 신경총을 이루고 있는 곳이며, 내부는 미주신경이 내장신경총을 이루고 있는 곳이다. 배에 힘을 넣어서 앞쪽으로 밀어 내는 운동 즉 배 운동은 태양총 내부의 미주신경을 흥분시키는 것이 되는 것이다.

이상을 요약하면, 등 운동은 교감신경을 흥분시키고, 배 운동은 부교감신경의 대종인 미주신경을 흥분시키는 것이 된다. 그리고 이 양 신경은 언제나 길항상태에 있는 것인데, 지금 등배 운동에 의하여 양 신경을 자극함으로써, 양 신경을 100%로 활동시켜 무너지지 않는 건강체의 신경적 기초를 건설하는 것이 되는 것이다.

자율신경 계통

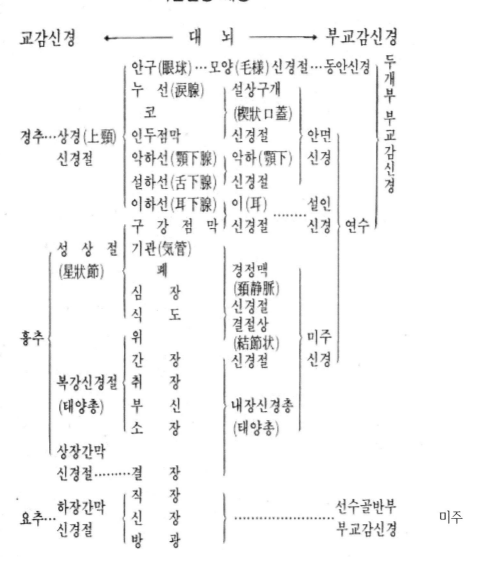

[자율신경계통]

신경은 장기 기능의 촉진 작용을 맡고, 교감신경은 억제 작용을 맡는다는 것은 생리학의 상식이지만, 현대의학에 있어서는 이 생리 원칙은 심장에 관한 한 예외로 되어 있다. 그러나 내가 주장하는 혈액순환의 원동력을 모세 혈관망에 구한다면 이 생리 원칙도 또 심장에도 적용된다는 것을 감히 한마디 제언해 둔다.

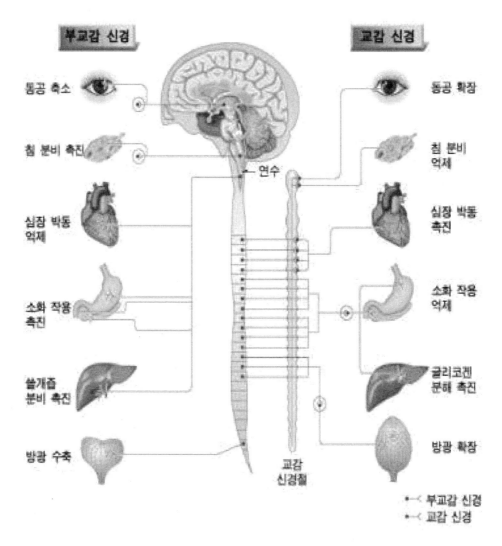

[자율신경계]

6. 내분비와 자율신경

우리들의 생체의 각 기관을 생체일자로서 통일하는 것은, 하나는 신경의 기능이고 또 하나는 내분비의 작용이다. 비타민과 호르몬과는 비교적 새로운 학문인데서 양자가 비교 대조된다.

그러나 양자의 근본적 상위는, 비타민의 작용은 생체의 국소적 영역에 한정되는 것, 또 그 보급은 체외에서 음식으로 보급되는 것인데, 호르몬의 작용은 전신적 통일적인 것 또 그 보급은 체내에서 충족된다는 그 점에 있다.

또 내분비를 일반적으로는 호르몬이라고 한 마디로 부르고 있지만 정확하게는 3 종류로 분류된다.

1은 분비선 이외의 기관의 자극제로 되는 내분비로 이것이 말하는 바의 호르몬이다. 2는 조직의 구성에 기여하는 내분비로 이것은 호르마존이라고 한다. 갑상선 등이 예이다. 3은 다른 기관의 활동을 저감시킨다든가 혹은 억제한다든가 하는 내분비로 샤론으로 불린다. 부신체질의 내분비 등이 그 예이다.

그런데 여기에서 내분비를 끌어낸 것은 내분비는 교감신경과 미주신경과에 긴밀한 관계를 갖고 있기 때문이다. 예를 들면 목 부위의 교감신경을 자극하면 갑상선의 분비가 왕성하게 된다.

그런데 또 갑상선의 호르몬이 교감신경을 흥분시키는 것이기도 하다. 부신의 교감신경의 자극은 아드레날린의 제조를 왕성하게 하고, 또 대내장 교감신경 중의 척수의 부교감신경은 아드레날린의 배출을 왕성하게 한다.

부신의 자율신경을 끊어 내면 수질은 위축하게 된다. 또 취장에 대하여 보면 미주신경의 흥분은 그 인슐린의 분비를 왕성하게 하고, 반대로 인슐린의 분비가 왕성할 때는 미주신경이 과민하게 된다.

따라서 우리들이 장해를 받았을 때, 그 원인이 내분비의 장해인지 또는 자율신경의 장해인지, 판단에 곤란한 때가 가끔 있다. 바세도우씨병의 원인은 갑상선의 장해라고 하지만, 그것이 뇌하수체의 장해에서 오는 수도 있고, 자율신경의 장해에서도 오는 수가 있기 때문이다.

애디슨씨병은 부신의 파괴에서 일어난다고 하지만, 부신에 아무 장해도 없이 배의 교감신경의 고장에 의하는 수도 있다.

이상의 예로 보아도, 내분비선은 자율신경과 긴밀한 관계에 있다는 것을 알게 될 수 있으리라.

우리들의 생활은 자율신경에 의한 이중의 지배를 받고 있다. 미주신경에 의한 촉진과 교감신경에 의한 억제의 이중 작용이다. 지금 이해를 돕기 위해 혈압과 혈관의 관계를 예로 들어 보자. 혈관도 또 양 신경에 의하여 수축되든가 확대되든가 한다. 즉 이중의 지배를 받는다.

지금 혈압이 높아졌다고 하자. 하면 대동맥의 감압신경과 경부의 동신경이 흥분하여, 이것이 혈압조절의 중추에 전해져서 혈관 수축 신경의 이완과 확대 신경의 흥분으로 되어 이것을 조절한다.

한편 이에 따라 아드레날린의 분비가 줄어져서 혈압의 상승을 방해하게 된다. 또 혈압이 너무 낮을 때는 고혈압의 경우와 반대의 현상이 혈관과 아드레날린에 나타나서 이것을 조절하게 된다.

나는 여기서 자율신경을 상세히 말하는 것이 목적이 아니므로, 그 요지만 적는데 그렇지만 자율신경은 신진 대사, 체온 조절, 혈액 순환, 수면 등에 중요한 관계를 갖고 있는 것이며, 또 체온, 대사, 내분비, 수면 등이 서로 관계를 갖고 있는 것이다. 그리고 자율신경을, 즉 교감신경과 미주신경과를 길항 상태로 되게 하여, 생리적 기능을 확보하는 것은 등과 배를 함께 움직이는 등배 운동에 의하여 가능하다고 주장하는 것이다.

PART **3.**

니시의학의 실천각론

1. 자기진단법 5가지

니시의학의 6대법칙에 따르면 점점 건강해지는데 그것이 얼마나 건강해 졌는지 알아보는 방법이 자기진단법 5가지이다.

그림 ①과 같이 두 다리를 직립시키고 무릎을 굽히지 말고 주먹을 쥔 채 지면에 닿는가?]

②와 같이 기둥이나 무엇인가에 기대어 전신을 일직선으로 펴고 수평과 30도 각도로 눕혔을 때 발굽치가 지면에서 떨어지지 않게 되는가?

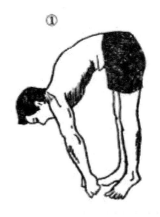

[자기진단법 다섯가지- 척추이상자,
좌골신경통이 있는자는 안된다]

③테이블 등에 ②의 반대로 기대어서 필히 발끝이 지면에서 떨어지지 않게 할 수 있는가?

④와 같이 바로 누워 손을 바닥에 붙이고 몸을 뒤집어 발끝이 바닥에 닿는가?14)

---

14) 위나 장이 하수(下垂)된 사람, 간장(肝腸)이 나쁜 사람은 안 된다. 붕어 운동을 계속하면 할 수 있게 된다.

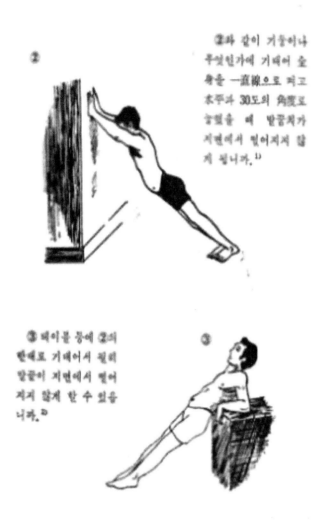

⑤와 같이 정좌의 위치에서 무릎을 바닥에 붙인 채로 펴지 말고 뒤로 누울 수 있는 가?[15] 이상 5가지 동작이 되지 않으면 힘껏 연습하여 될 수 있도록 노력한다.

전후에 모관운동을 행하면 쉬워 진다. 너무 급격히 실행하면 여러 가지 고장이 생길 염려도 있으므로 서두르지 말고 연습한다. 안되면 중지해도 상관없다.

15) 장에 정체물(停滯物)이 있는 사람, 자세불량자는 잘 안 된다.

이 연습과 노력은 고장이 생기면 도리어 그것을 고침으로써 건강을 유지해 가는 과정
으로 되는 것이다.

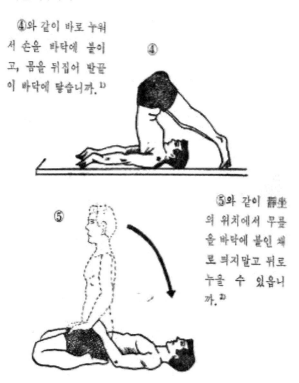

④와 같이 바로 누워
서 손을 바닥에 붙이
고, 몸을 뒤집어 발끝
이 바닥에 닿습니까. 1)

⑤와 같이 靜坐
의 위치에서 무릎
을 바닥에 붙인 채
로 되지말고 뒤로
누울 수 있읍니
까. 2)

2. 이완태세 40분간 수행

(1) 효능

40분간 합장 수행은 상반신에 관련하고, 형이상(形而上)의 일자(一者)인데, 이에 대
해 이완태세 40분 수행은 전신에 관련하고, 형이하(形而下)의 일자이다. 신경통, 류마
티즘도 낫고 암(癌)도 풀려 버린다.

(2) 방법

긴강을 풀고 완전한 이완 상태로 되는 것인데 무념, 무상, 무아, 무중, 절대부동인 채로 40분간 계속하는 것이다. 앉아서도 좋고 누워도 좋고 어떤 위치에서도 좋은데 코 끝에 붙은 우모(羽毛)가 날아가지 않을 정도로 호흡을 한다.

조금이라도 움직이면 안 되고 5분이고 10분이고 될 수 있는 대로 실행해서 40분이 이르도록 연습한다. 눈을 감고 하는 편이 좋지만 잠들면 안 된다.

3. 등을 펴는 법

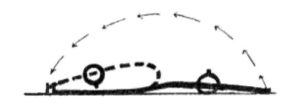

[등 펴는 법]

(1) 효는

이 방법은 등의 근육을 펴고 기극근(起棘筋)을 운동시키며 다리의 비복근을 신장시켜 지각신경에 자극을 주고 갑상선을 교정하는 여러 가지 효과가 있다.

(2) 방법

그림과 같이 앙와(仰臥)의 자세에서 서서히 몸을 일으키고, 점점 상반신을 굽혀서 손끝이 발뒤꿈치에 닿도록 한다.

(3) 주의

1. 기상 시 혹은 취침 시에 두 번 연속으로 행하면 좋다.

2. 앙와위 자세 때 양팔을 옆에 붙인 위치에서 조용히 몸을 일으켜도 좋도, 혹은 이 때 양팔을 머리 위로 쭉 펴서 되도록 평면에 닿을 정도로 수평으로 하여 액하의 임파를

활동시키도록 하는 것도 좋은 방법이다. 이 경우에도 팔에 반동을 붙이지 말고 역시 조용히 몸을 일으킬 것, (이것은 복근을 강화시키기 위해 필요하다.)

3. 팔을 머리 위로 폈을 때 허리는 되도록 뜨지 않도록 등 전체를 평상에 쭉 붙일 것, 또 턱도 되도록 당기는 자세를 취할 것,

4. 그림과 같이 상반신을 앞으로 굽혔을 때 허리로부터 예각으로 굽히지 않도록 하고, 되도록 허리부터 하흉부에 걸쳐서 크게 원형으로 굽어지게 할 것,

5. 또 손은 발끝을 넘어서 뒤꿈치에 닿도록 하고, 팔 끝은 십분 안으로 젖혀서 다리의 이면을 펴도록 할 것.

6. 이 것은 자기 진단법의 응용에서 또 다른 방법이다.

4. 복근 강화법

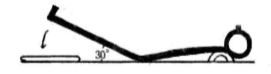

[이완법]

(1) 이완법

그림과 같이 바로 누운 위치에서 양 다리를 약 30°정도의 각도로 들고 천천히 10까지 센다(약 10초). 세는 동안에 전신에 힘을 넣어서 이 위치를 유지하고 다음에 전신의 힘을 **빼**면서 그대로 아래로 떨어뜨린다. 그리고 약 10초를 쉬고 다시 30°를 들고 10초쯤 지난 뒤에 힘을 **빼**어 떨어뜨린다. 이와 같이 두 번을 연속하고 끝낸다.

주의

1. 이 운동은 기상 시와 취침 시에 각 1회씩 행하면 좋다.

2. 1회에 들었다 떨어뜨리기를 연속 두 번 합을 한도로 하고 그 이상은 하지 않는 것이 좋다. (너무 하면 지친다.)

3. 발을 떨어뜨리는 부분에는 방석 같은 것을 놓아 아프지 않게 한다.

4. 10초간 드는 동안에 떨리든가 지한(脂汗)이 나든가 하는 것은 복근이 약한 증거이므로 복부에 수산화마그네슘 수용액과 올리브유를 섞어 바르든가 메밀가루와 소금(메밀가루 한 합(슴)에 소금 찻숟가락에 가득 담은 것 하나를 섞어서 뜨거운 물로 반죽하여 붙이든가 된장 한 합(슴)을 5배의 뜨거운 물로 개어 천에 펴서 붙이든가 하면 낫는다.

5. 이 운동은 전신의 이완법인 동시에 복근의 강화법이기도 하다.

6. 내장하수(內臟下垂)나 위하수도 자연히 낫는다.

7. 좌우의 발의 부정(不整)을 정제(整齊)하며 신장[身長(키)]을 늘리는 효과도 있다.

2) 사지(砂地) 보행법

맨발로 모래사장을 걸음으로써 발바닥의 반사작용에 의하여 간접적으로 복근을 강하하려는 방법. 특히 소아에게 응용하면 좋다.

주의

1. 발바닥을 자극함으로 신장의 기능이 고무되고 수종이 빠진다. 심장을 강화하는 것으로도 된다.

2. 각기(脚氣)에 좋다.

3. 행하기 전에 붕어, 모관, 발의 운동 등을 하여 발에 고장이 없도록 하여 둘 것.

4. 행하는 시각은 조조(조조)가 이상적이지만 그러나 다른 시각에 해도 별 지장은 없다.

5. 최초에는 5분 정도로 하고 점차 30분 정도에 이르게 한다.

6. 적당한 모래밭이 없으면 잔디밭도 좋은데 어느 것이든 유리파편 등으로 발에 상처를 내지 않도록 주의할 것.

7. 소아 등으로 모래밭이든 잔디밭이든 응용할 수 없을 경우에는 실내에서 사지[砂紙 (샌드페이퍼)]를 적당한 크기로 잘라서 펴고 그 위를 걷게 해도 좋다.

(3) 등 펴는 법

이 방법은 다른 목적에도 응용되는데 복근의 강화에도 소용되는 방법이다. (실제 방법은 제 4항을 참조)

5. 신장, 흉위, 체중 기타의 관계

니시의학 건강 원리의 실천에 의해 점점 건강을 증진하여 가는데, 그 도달 목표는 신장과 흉위, 체중과의 상호간에 정상 관계를 유지하도록 하는 것이다.

(가) 신장과 흉위와의 관계

체형	신장과 흉위의 비(比)	
	신 장	흉 위
여원형	100	50
일반형	100	52~53
비만형	100	55

[신장과 흉위와의 관계]

(나) 신장 및 흉위와 체중과의 관계

신장(자) × 흉위(자) = 체중(관) (분식은 정년 이상에 적용)

$$\frac{신장(자) \times 흉위(자) \times 100}{체중(관)} = 100(보통)$$

100이상은 수형(瘦型)이고 100이하는 비만형이므로 어느 것이든 100이 되도록 노력할 것

(다) 체표면적과 체중 및 신장과의 관계

(A)체 표면적(Cm², (W)체중kg, (H)신장(Cm), (C)는 항수로 본방인은 72.5 내지 74.5이다. 평균하여 73.5로 한다.

$A = W^{0.423} \times H^{0.723} \times$ (듀보아 · 듀보아(Dubois · Dubois)씨 공식의 수정

(라) 좌고(坐高)와 체중과의 관계

좌고(cm) = 체중 × 10(g) [필케씨 공식]

(마) 장의 내면적은 장의 길이(좌고 10배)와 장의 평균 주경(좌고의 $\frac{1}{10}$) 과 의 적(積)

좌고 × 10 × 좌고 × $\frac{1}{10}$ = 좌고²(필케씨 공식)[16]

주의

이상은 건강인의 표준체형을 표시한 것인데 병약자는 물론 건강체의 사람도 때때로 시험해 보고 표준체형에 접근하도록 노력해야 할 것이다.

---

16) cm, kg으로 표시된 것은 다음과 같으므로 첨가한다.

$$\frac{신장(cm) \times 흉위(cm)}{체중(kg)} = 240(보통)$$

$$\frac{신장(cm) \times 흉위(cm)}{체중(kg)} \times \frac{10}{24} = 100$$

6. 나(裸)요법[풍욕, 대기요법]

(1) 효능

효능으로서는 피부 호흡을 잘 되게 하는 것이다. 체표면으로부터 요소를 비롯한 노폐물을 발산하고 산소를 공급한다. 따라서 체내에 발생한 이산화탄소가 산화되어 탄산가스가 되므로 건강에 좋은 것은 물론이거니와 감기 등에도 걸리지 않게 된다.

또 암에도 걸리지 않게 되는데 암이 된 사람도 1일 7회 ~ 11회 실행으로 나아서 처음의 진단을 오진이었다고 정정한 사례도 있다[17].

(2) 방법

가능하면 팬티나 드로우어즈도 벗고 전신을 공기에 쐬는 것이 좋다. 착의는 그 계절의 것보다 약간 두껍게 한다. 가령 여름이라면 욕의 2매 정도 겨울이면 도테라[18]에 솜옷을 겹친다.

건강체는 걸상이나 의자에 앉아서 모포 등을 쓰는 것이 좋다. 환자는 누운 채로 침구를 벗었다 덮었다를 한다. 혼자서 안 되면 남이 해주도록 한다. 벗는 것이므로 남이 안 보는 장소, 예컨대 2층 같은 데서 하는 것이 좋다.

처음으로 시행할 경우는 다음과 같이 한다.

제 1일째 20초부터 시작하여 70초까지 행한다.

제 2일째 20초부터 시작하여 80초까지 행한다.

제 3일째 20초부터 시작하여 90초까지 행한다.

제 4일째 20초부터 시작하여 100초까지 행한다.

---

17) 이 요법은 국내에도 널리 이용되고 있으며 암 병동, 암환우 캐어 센터 등에서 많이 도입해서 효과를 보고 있다.
18) 길고 소매가 넓으며 솜을 두껍게 넣은 일본 옷

제 5일째 20초부터 시작하여 110초까지 행한다.

제 6일째 20초부터 시작하여 120초까지를 속행 할 것.

횟 수	1	2	3	4	5	6	7	8	9	10	11
방을 개방하고 나체로 되는 시간	20초	30초	40초	50초	60초	70초	80초	90초	100초	110초	120초
옷을 입고 방을 닫고 덥히는 시간	1분	1분	1분	1분	1분 반	1분 반	1분 반	2분	2분	2분	옷을 입고 2,3분간 평상에서 편히 쉰다

나(裸)요법 시간표

(3) 실행 상의 주의

1. 착의는 되도록 따뜻한 것을 쓰는데, 착의 중에는 땀이 나지 않을 정도의 온도로 할 것.

2. 착의하고 덥히는 시간은 적절히 길어져도 좋지만 나체의 시간은 엄수 할 것,

3. 환자는 평상 위에서 남의 손을 빌려서 하는 것이 좋다. 이 때 처음부터 40초까지는 앙와의 자세, 50초부터 70초까지는 좌상앙와의 자세, 80초부터 100초까지는 우상측와의 자세, 110초와 120초는 도로 앙와의 자세로 하는 것이 좋다.

4. 나체 중에는 신체의 굳어진 부분을 마찰하든가 혹은 붕어, 모관, 등배 운동을 하는 편이 좋다. 착의 중에는 안정의 자세로 덥힐 것,

(가) 시간과의 관계

원칙으로는 일출 전과 일몰 후에 행할 것. 병약자는 정오경 제일 따뜻한 때에 시작하여 매일 30분 ~ 1시간씩 당겨서 점차로 오전 5,6시 경에 이르도록 한다.

(나) 식사와의 관계

식사 전이라면 시작 한 시간 전부터 시작하고 식사 후라면 종료 30분 ~ 40분 후에 시작한다. 즉, 식사 전후에 30~40분의 간격을 둘 것.

(다) 입욕과의 관계

목욕 전에는 상관이 없지만 목욕 후에는 한 시간 이상의 간격을 둘 것,

(라) 횟수

원칙으로는 1일 3회이지만 1일 1회라도 혹은 조석 2회라도 좋다.

(마) 기간

시작해서 30일간은 절대로 쉬지 말고 계속하고, 2~3일 쉬고, 또 계속 행하는 식으로 약 3개월 남짓 할 것, (고질(痼疾)환자는 3개월 계속을 4회 반복, 즉 약 1년 간 걸쳐서 할 것.

(바) 계절과의 관계

본 요법의 효능은 여름이나 겨울이나 거의 같다. 보건의 의미로 행할 경우는 조석이 좋고 증상에 따라서는 시간에 관계 없이 행해도 무방하다. 경우에 따라서는 두 시간마다 행할 때도 있다. 암의 치료처럼 1일 6회부터 11회를 행할 때는 미리 일정을 만들어 시간을 정하고 하지 않으면 이렇게 많은 횟수를 행하기 어렵다.

7. 온냉욕

온냉욕이란 온욕과 수욕을 교대로 행하는 것인데 보통의 온욕은 발한에 의하여 수분, 염분 및 비타민C를 잃어 버리게 하고 또 산·염기의 평형을 깨뜨리는 경향이 있다. 이에 대해 현상을 유지하고 또 산·염기의 평형을 유지하기 위하여 행하는 것이 온냉욕이다. 온냉욕을 행하는 데는 건강 상태에 따라 다음의 어느 것인가를 선택 할 필요가 있다.

단, 매독성인 자는 나(裸)요법을 2~3개월 실행한 다음에 행할 것.

(1) 효능

신경통, 류마티즘, 두통, 당뇨병, 혈압병, 간장병, 심장병, 신장병, 감기, 아디슨(Addison)씨 병, 말라리아, 빈혈증, 일반 순환기의 질환 및 피로회복에 좋다.

(2) 병약자 및 30세 이상인 사람의 온냉욕

우선 손목, 발목의 끝부분부터 시작하여 이에 익숙해지면 다음에 무릎, 그 다음에 넓적다리까지 실행한다. 위에 1주간쯤 익숙해지면 전신의 목까지 온냉욕을 실행하다. 이상적인 탕의 온도는 섭씨 41도~ 43도, 물은 섭씨 14~15°이다.

위의 가운데서 넓적다리 이하를 행화는 온냉욕 방법을 예시하면 다음과 같다.

최초 전신입장을 한 후 일단 나와서 상반신을 닦고 다음에 넓적다리 아래의 입장(1분간)에서 시작, 다음에 물에 든다. 즉, 온냉 교호의 1분간 욕을 각 3회 반복하고 끝에는 반드시 물에서 나와 물기를 닦고 공기에 쏘여서 마른 다음에 옷을 입는다.

(3) 동맥경화증이 있는 사람의 전신 온냉욕

동맥경화증의 염려가 있는 사람은 온랭의 차(보통차는 30도 정도)가 적은 데서부터 시작하여 다음과 같이 점차로 이상적인 차, 즉 탕은 42도, 물은 14,5도로 이르게 하는 것이 안전하다.

동맥경화증이 있는 사람의 전신 온냉욕		
탕의 온도(섭씨)	물의 온도(섭씨)	실행 기간
40도	30도	3~5일간
41도	25도	2~3일간
42도	20도	2~3일간
43도	14도 또는 15도	단 익숙해지면 탕의 온도는 41,42도에서 멈추는 것이 이상적임

(4) 보통의 전신 온냉욕

보통의 보건을 목적으로 행하는 온냉욕으로 이상적인 탕의 온도는 41~43℃, 찬물은 14, 15°로 하는 것이 가장 효과적이다.

단, 전기의 (2)의 방법에 의해 행하고 순차로 전신에 미칠 것, 그 방법은 처음에 전신의 입수(1분간), 이런 식으로 전신의 1분, 1분의 온냉욕을 교대로 행하는 것이다.

단 끝에는 언제나 입수로 끝내는 것이다.

5회 이하는 효과가 적고 보통 11회까지로 좋은데 때로는 61회까지 행하는 수도 있다.

물통[水槽]의 준비가 없는 경우는 수도의 호스로 발끝부터 점점 위쪽으로 물을 뿌려도 좋고 또 바가지로 발부터 부어도 좋다.

이 때 발끝에 한 바가지, 무릎 아래에 한 바가지, 배꼽 아래에 한 바가지, 왼쪽 어깨에 한 바가지, 오른쪽 어깨에 한 바가지 다시 왼쪽에 하나 오른쪽에 하나 또 왼쪽에 하나 오른쪽에 하나로 도합 좌우 각 세 바가지씩 부으면 된다.

(5) 주의

1. 실행 시에는 가슴을 펴고 자세를 바르게 하여 폐포의 면적을 넓히고 있을 것. 또 매

독성 간장 경색증인 자는 나체요법을 적어도 3개월 실행한 후 서서히 익혀 갈 것.

2. 미열이 있는 자도 온냉욕을 행함으로써 치유된다.

3. 보통의 목욕 때처럼 전신을 씻는 일은 점차로 필요 없게 되고 다만 외부에 나온 손, 발, 얼굴 혹은 목 정도 씻는 것으로 충분하다. 몸에 비누를 쓰면 간장을 나쁘게 한다.

부기

냉온욕은 그 역사가 깊고 <過擧現在 因果經>중 석존(釋尊)의 탄생 상황을 기술한 곳에 다음과 같은 것이 있다.

「허공중에서 청정수의 1은 온은 1은 냉함을 토(吐)하여 태자의 몸을 씻으니, 몸은 황금색으로 32상을 갖추고 대광명을 발하여 골고루 3천 대간(大干) 세계를 비추다.」

이 얼마나 장관인가. 이리하여 석가는 건강하게 자라고 처음으로 인세의 혼미를 풀려고 발분하여 처자를 두고 천성을 나가 사색에 잠기기를 6년 보리수 아래서 드디어 대각을 성취한 것이다.

그러나 당시는 아득한 3천 년 전이어서 과학의 발달이 없었기 때문에 형이상의 문제뿐이지, 이것을 깊이 합리적으로 형이하까지 파고들어 형이상과 형이하를 연결하는 반계(絆系)를 발견할 수 없었던 것은 참으로 부득이한 사정이었다.

그러나 정신적인 문제에 관해서는 석가 이후에 아직 여기에 첨가할 아무것도 발견된 것은 없었다. 지금은 문예 부흥이래 300년, 물질문명은 현란한 발달을 이룩했으나 이것을 뒷받침할 정신문명은 이와 결합할 고리[絆]를 잃고 있었기 때문에 문명이 발달하면 발달할수록 인류는 고생한다는 기현상을 나타내 온 것이다.

그러나, 이 연결의 고삐는 발견되었다. 이 반사에 의해 형이상과 형이하, 유물과 유심, 이와 기, 극좌와 극우, 산과 염기, 교감신경과 미주신경 등등이 모든 대립 상극을 벗어나서 각각 100% 작용함으로써 공, 허, 냉, 중, 그리고 대화인 일자를 성취하는 사실을 이론적으로 증명한 사람은 주제넘는 이야기지만 나다.이와같이 하여 여기에 인류는 참된 건강을 그리고 세계는 참된 평화를 구현할 가능성을 발견할 수 있게 된 것이다.

그 중대임무를 담당하는 것이 내가 창시한 니시의학과 이것을 뒷받침하는 니시철학 즉, 서학의 창대한 체계에 다름 아닌 것이다.

(6) 미기(美肌)법

온냉욕의 경우에 오트밀 30g을 가루로 빻고 여기에 유산5g, 붕사2g을 섞어 미온탕으로 풀어서 이것을 온탕에 넣고 찬물에는 양배추 등 세 종류의 잎 야채를 짓이긴 것을 150g 넣으면 살결이 고와진다.

이상은 1인 목욕에 대한 분량이다. 이것을 계속하면 얼룩점도 빠진다. 노인에게 얼룩점이 생기는 것은 비누를 쓰기 때문이라고 한다.

(7) 25분 수욕법

신체를 대청소하는 뜻으로 1개월에 1회정도 14,5도(높아도 18도) 이하의 물에 25분 들어가고 다음에 8회나 10회쯤 보통의 온냉욕을 행한다. 처음의 20분간은 가만히 있고 최후의 5분간은 물속에 수족을 움직인다. 특히 겨울에는 효과가 크다. 단 뒤의 온냉욕은 떨리는 것이 멈춰질 때까지 해도 상관 없다.

8. 발목의 교호욕법

(1) 효능

요독증, 복막염, 방광염, 자궁내막염, 장염 등을 방지하고 치유로 이끈다. 무좀, 동상 등에도 유효하다.

(2) 방법

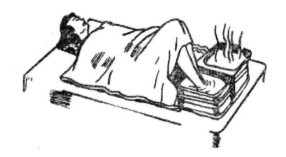

[발목의 온냉 교호욕법]

그림과 같이 대야나 적당한 그릇 두 개에 더운물(40~43C°)을 준비하고 양발의 복사
뼈(踝)까지 담근다.

온-냉-온-냉-온-냉 식으로 1분간씩 교호로 각 3회의 온냉욕을 한다.

이것은 반드시 온수에서 시작하여 끝에는 반드시 냉수로 끝난다. 그리고 온수에서 뱅
수, 냉수에서 온수로 옮길 때는 발의 물을 가볍게 닦는 것을 잊지 말 것.

무좀이나 동상의 경우는 30분에서 한 시간 반 쯤 시행한다.

9. 각탕법

(1) 효능

고열, 미열의 모든 열환자에게 응용해야 할 방법인데 시간으로는 15시(오후 3시) 이후가 좋다. 일단 실행했을 경우에 열이 도리어 오르는 경우가 있어도 걱정할 필요가 없다. 발한하면 생수, 식염 및 비타민C를 보급할 것. 위장병, 수종, 당뇨병에도 유효하다. 또 기침이 나는 것도 각탕으로 멎는다.

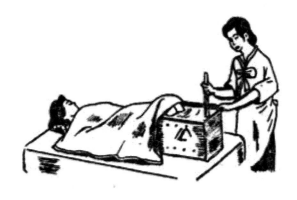

[각탕법]

(2) 방법

각탕기 또는 양동이에 더운물을 준비하고 앙와하여 다리를 장딴지 부위까지 담그고 무릎부터 위는 모포 또는 이불로 덮는다. 온도를 올리는 데는 전열로 덥히든가, 또는 주전자로 열탕을 계속 부을 것. 온도를 고르게 하기 위해 잘 저을 것.

(3) 온도와 시간

다음과 같이 5분간 마다 온수의 온도를 1도씩 올려서 43도에서 멈춘다.(그릇 아래로

부터 덥혀도 좋고 따라 넣어도 좋다.)

섭씨 40도에서 5분간

41도까지 올려서 5분간

42도까지 올려서 5분간

43도까지 올려서 5분간

연속 통산 20분 후 다리를 온수에서 내어서 잘 닦고 준비한 냉수에 담근다. 이 때의 온도와 시간은 다음의 요령으로 행한다.

섭씨 14도이면 2분　（1회）

섭씨 16도이면 2분 반　（1회）

섭씨 18도이면 2분 반　（1회）

찬물에서 꺼내면 발의 물기를 잘 닦고 편안히 누워서 쉰다.

(4) 20분 각탕법과 발한

1. 각탕은 냉해지기 쉬운 하지에 혈액의 알칼리도를 높이고 동시에 발한을 촉진하는 방법이므로 20분 이내라도 충분히 발한이 되면 목적은 달성된 셈이다.

2. 발한이 안 되는 사람은 15분쯤 된 때, 온탕을 조금씩 마실 것,

3. 그래도 발한이 안 되는 사람은 20분에서 멈추지 말고 25,6분 때로는 45분 까지 연장해도 좋은데, 이때는 물에서 꺼내 닦은 후 테를 씌우고 모관[부목모관법(副木毛管法)]을 몇 번 하든지 열이 내려도 3일 간쯤은 걷지 말고 모관운동을 할 것,

그리고 이렇게 하기 전에는 절대로 보행을 하지 말 것, 또 뒤꿈치부터 복사뼈 부위를 단단히 붕대한 후 대야에 식염수(1% 정도)를 만들어 이에 담구었다가 그대로 말릴 것,

이 조건을 지키지 않을 때는 발에 관절염을 일으켜서 신장염이나 심장염을 일으킬 위험이 때때로 있다.

4. 각탕 후에 바로 잠옷을 바꿔 입는다든가 하여 몸을 식히는 일이 없도록 하고, 땀이 다 날 때까지(보통 40분) 덥게하고 누워 있을 것. 두 시간 후에 비로소 땀이 나는 사람도 있다.

(5) 주의

1. 발한 후에는 두 시간 반 이내에 생수와 식염 비타민C(감잎차)를 보급할 것. 보통의 경우 식염은 각탕 전에 2g, 종료 후에 2g, 발한이 심할 때는 다시 2g을 한 시간 후에 음식에 묻혀서 먹는다. 단, 감시, 결핵 등으로 식염 과잉인 경우는 시초의 2,3회는 일부러 식염을 보급하지 않을 수도 있다.

2. 20분 각탕 후 모관을 해 두는 편이 안전하다.

3. 각탕을 행하는 시각은 원칙으로 오후 3시 이후일 것. (열이 높을 땐 15시, 18시, 21시의 3회를 행한다.)

4. 피부가 거친 사람이나 1일 2회 이상 행하는 경우는 끝난 후 다리와 발에 올리브유든가 수산화마그네슘을 엷게 발라 둘 것. 피부에 궤양 등이 생기는 사람은 온수에 400분지 1의 명반을 넣을 것.

5. 되도록 공복 시를 고를 것, 식후는 적어도 30분 이후에 행한다.

6. 각탕 중 상기의 기분이 있을 때는 냉수 혹은 때론 교즙(絞汁), 미온탕 정도의 갓넣은 엽채(葉茶)를 조금 마시면서 행하면 좋다.

7. 각탕 후 발이 너무 식어서 온기가 돌지 않을 경우에는 다음 회부터는 냉수에 담그는 시간을 40초나 1분으로 적당히 단축하면 좋다. 누운 채로 걷지 않는 환자는 냉수에 담그지 않아도 된다.

8. 각탕 중에 숨이 가빠지는 사람은 일시 중지하고 발목의 온냉욕을 1,2회 행한 후에 다시 행할 것.

9. 미열 환자는 미식일(糜食日)에 각탕을 1~3회 하고 이 날은 식염을 보급하지 말고 다음 날부터 보급할 것.

10. 각탕과 동시에 가슴에 겨자 반죽 찜질을 행할 필요가 있을 때는 여름에는 각탕을 먼저 겨자 반죽 찜질을 뒤에 하고, 겨울에는 겨자 반죽 찜질을 먼저하고 각탕을 뒤에 할 것.

부기

각탕법은 영화 <졸라(zola)의 생애>>중에 졸라가 감기를 고치느라 각탕을 하는 장면 이 게 번쯤 나오는데 영화에선 벌써부터 이 방법을 사용하고 있었으므로 서양에서 발 명된 것처럼 생각되기 쉬우나 일본에도 1862년에 간행된 今村씨의 <醫事啓源>에 이 것이 나와 있다.

참고로 그 각탕의 곳을 들어 보면 <五常正大論>에 '물에 이를 담가서 행한다'라고 주(註)하기를 탕에 침책(浸責)하는 것이라고 하였으며, <음양응상대론(陰陽應象大 論)>에 '그 사(邪)있는 자는 형(形)을 담금으로써 땀을 낸다'고 하였다.

각탕법은 고래로부터 갖가지의 질환을 치유하는 데 쓰이고 콜레라 같은 급성 전염병에 대해서도 이 방법을 자주 실시하여 발한하면 낫는다고 하는 것이다.이것은 1859년 발 행의 <秋窓夜話>중의 <虎狼痢方論>에 '온증법을 써도 발한하지 않는 자는 이 법이 이를 주관한다.'라고 하고 있어서 온증법으로 땀이 나지 않을 때는 각탕을 하라는 것 이다.

이 각탕법은 열탕에 겨자를 찻잔 하나쯤 넣어 잘 섞고, 여기에 다리로부터 복부는 배 꼽 위 1,2촌 부위까지 담그고 위로부터 모포로 씌워 놓는 것이다. 그렇게 하면 호랑리 (虎狼痢)가 낫는다는 것이다.

온증법(溫蒸法)이라는 것은 모포 같은 것을 열탕에 침(浸)했다가 이것으로 전신을 감아서 뜨겁게 찌는 것이다. 어린이의 역리(疫痢) 등에 응용하면 발한한다. 발한하면 어린이는 물을 마신다. 물을 마시면 역리는 낫는다는 것이다. 여기에 물이라는 것은 생청수(生淸水)를 말하는 것이다.

10. 40분 각탕법

보통의 20분 각탕법으로 발한이 안 될 때에 이 40분 각탕법을 시행한다.

즉, 보통의 20분 각탕법으로 온수의 온도를 섭씨 43도까지 올려서 5분간 하고 그래도 발한이 안 될 경우는 다시 같은 온도로 5분간 하고 이런 식으로 계속 5분씩을 연장하고 하여 마침내 처음부터 40분에 이르게 하는 것이다.

그렇게 하면 여하한 경우라도 발한한다. 각탕법은 발한이 목적이므로 발한만 하면 처음에서부터 20분도 25분도 30분도 좋은 것이고, 계속하여 40분을 채울 필요는 없는 것이다. 각탕법을 20분 이상 행하면 발의 복사뼈 부분이 물에 불어서 그대로 서든가 걷든가 하면 그 부위에 염증을 일으키므로 그대로 물에 담그고 20분을 넘을 때는 3일간은 절대로 걷지 않든가, 복사뼈 부위에 붕대를 좀 굳게 감고(발꿈치에 감으면 아프므로 발꿈치는 내놓는다.),

이것을 찬물 대신에 소금물에 담궜다가 마른 타월로 물기를 잘 닦고 그대로 쉰다. 서든가 걷든가 하는 것은 그 붕대가 충분히 마른 후에 하는 것이다. 발을 담그는 염수는 바닷물 정도의 농도가 좋다.

이 때는 그대로 서든가 걷든가 하지 않는 것이므로, 대야 정도의 그릇에 물을 넣고 여기에 차 숟가락 하나쯤의 식염을 푼 것이면 좋다.

40분 각탕법을 행할 경우는 대개 중증인 경우
이으로 그 조작을 신중히 하여 과오가 없도록
하지 않으면 안 된다.

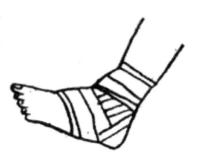

[복사뼈의 붕대]

11. 각대(脚袋) 요법

(1)효능

다리나 발이 찬 사람, 코가 막히는 사람, 두통, 순응증(盾凝症), 열성 환자, 일반 불건
강인 등에 응용하면 좋다. 이 방법은 비교적 입이 작은 사람(발한하기 쉽다)에게 각탕
의 대신으로 행한다.

(2) 방법

무릎까지 들어갈 만큼의 깊이의 주머니를 세 벌 만든다. 굵기는 양말처럼 꼭 붙지 않
게 헐렁헐렁하게 하고 또 무릎 위쪽은 흘러내리지 않을 정도로 고무줄 같은 것으로,
꼭 매지 말고 적당히 헐겁게 맬 수 있게 한다.

주머니를 만드는 감은 네루나 타월, 혹은 메리야스나 바지 헌 것이라도 좋다. 밤에 잘
때에 좌우의 다리를 무릎 위까지 싼다.

제 1기 7일~10일 한 벌

제 2기 7일~10일 두 벌을 겹친다.

제 3기 7일~10일 세 벌을 겹친다.

그 뒤는 세 벌을 겹친 채로 계속 한다. 그 기간은 체질과 질병에 따라 각기 다르다.

각대와 동시에 완대(腕袋)를 병용하는 경우가 있다. 그것은 각대를 세 벌 겹쳐서 쓸 시기에, 손부터 팔끝까지 끼는 주머니를 사용하는 것이다. 타월 두 겹 정도로 싸도 좋다.

(3) 주의

1. 식염보급 − 각대 사용중에는 발한하므로 과도의 생수, 식염, 비타민C(감입차)의 보급을 잊어서는 안 된다. 그것은 밤 자기 직전이나 아침 일어난 직후에 보급하는 것이 좋다.

2. 아침에 일어날 때 침대 속에서 각대를 벗고 5~10분 지난 다음에 일어날 것. 또 용변으로 일어날 때는 각대를 한 채로 일어날 것.

3. 감기를 즉치하는 데는 10~20분마다 각대를 하나에서 세 겹까지 순차로 겹치고 요강을 가까이 놓고 화장실에 가지 말 것, 완대도 병용할 것.

4. 미열이 있는 사람은 각대 두 겹을 상용하지 않으면 안 된다. 단, 계속 누워 있는 환자라 하더라도 주간에는 벗고 있을 것.

5. 두겹 이상 사용할 때는 반드시 부대 속에 <악취흡수제(쯔르마 같은 것)>를 넣는 것이 긴요하다.

6. 각대 완대는 마진(麻疹)의 초기에 이용하면 유효하다.

12. 7승 냉온 찜질법

(1) 효능

7승(乘) 온냉 찜질은 국부적 통증이 있는 경우 실시하여 효과가 있다. 예를 들면 관절염, 류머티즘, 요통, 배통(背痛), 늑간신경통(肋間神經痛), 복통 기타 일체의 통증에 좋다.

(2) 방법

7乘 溫冷 찜질 시간표

온 찜질 시간	20분	14분	10분	7분	5분	3분 30초	2분 30초	1분 40초	1분	1분
냉 찜질 시간	14분	10분	7분	5분	3분 30초	2분 30초	1분 40초	1분	1분	1분

온수와 냉수를 각각 다른 그릇에 준비하고, 타월 또는 적당한 헝겊을 이용하여 위의 시간표에 따라 환부에 찜질을 실시한다. 온찜질은 데지 않는 한도에서 뜨거울수록 좋다. 적당한 온찜질 시간부터 시작하여 결국에는 1분 교호가 되도록 인도한다.

(3) 주의

연령 및 환자의 체질, 환부의 위치, 중상의 경중에 따라서는 20분, 14분, 10분 등과 같이 장시간의 찜질부터 하는 것이 아니고 5분 혹은 3분 30초부터 시작할 경우도 있다. 또 반대로 장시간부터 행하지 않으면 효과가 적은 경우도 있다. 열상을 피하기 위해 온찜질은 피부위에 마른 헝겊 한 겹을 대고 그 위에 행하고, 냉찜질은 직접 피부에 댈 것, 두 개의 빙낭(氷囊)을 써서 온수와 냉수(속에 얼음을 넣는다)를 교호로 사용해도 좋다. 그리고 종료 후 독소(노폐물)의 배출을 쉽게 하기 위해, 신장(腎臟)의 미동조작(微動操作)을 행하는 수도 있다.

13. 부활욕[復活浴(腹浴)]

(1) 효능

복근을 보강하고 장의 윤동(輪動)운동을 활발하게 하여 숙변을 배제하는 효과가 있다. 또 내장하수를 방지 혹은 치유로 인도하는 것이다. 설사에 응용하여도 유효하다.

(2) 방법

애브도멘 바스(Abdomen Bath)라고도 하고 바이탈 바스(Vital Bath)라고도 한다. 일종의 복부욕이다. 배꼽 왼쪽 약 1寸(약 3.03mm)의 부위에서 다시 1寸쯤 위의 부분, 그곳이 태양총의 중심에 해당 된다. 그 부분을 중심으로 하여 냉수에 적신 타월이나 헝겊을 가지고 마찰하는 것이다.

직접 타월을 쥐기가 너무 차가울 경우 자루가 붙은 스펀지 같은 것으로 마찰해도 된다. 걸터앉아서 대야 같은 것을 앞에 놓고 여기에 수도의 물을 흐르게 하면서 타월을 그때그때 재빨리 물에 적셔서 빠르게 문질러 준다.

물은 찰수록 효과를 더하는데 대체로 13~15°정도의 냉수가 좋다. 계속 시간은 환자라면 3분쯤으로 좋으나 병증에 의하여 증감한다. 중병인이라면 1분간, 보통사람은 대개 7분간으로 한다. 마찰의 회전속도는 1초간에 1회정도로 하며, 3초이상 간격을 두면 안된다.

또 마찰의 방향은 최초 우복의 하방에서 위로, 그 다음에 수평으로 왼쪽에, 다음엔 아래로 시계의 바늘과 같은 방향으로 회전한다.

평소에 열탕의 습관이 붙어있는 사람은 효과가 약하므로, 목욕 후 40분 이상 지나고 나서 행한다. 단, 온냉욕을 행하고 있는 사람은 직후라도 좋다.

(3) 주의

부활욕으로 마찰하면 계속 떨리는 사람도 있는데, 그때는 신체의 급소를 어디라도 좋으니까 세게 찰싹하고 때리면 바로 멎는 것이다. 처음에는 피부가 아프지만 바로 익숙하게 되므로 계속해서 행할 것.

14. 간장(肝腸) 곤약 찜질법

(1) 효능
간온비냉(肝溫脾冷)이라고 해서 간장부[간장부(右季筋部)]는 따뜻하고 비장[脾臟(左季筋部)]는 찬 것이 건강체이다. 간장부를 덥히는 것은 간강의 비대충혈을 고치고 경화를 막는다.

(2) 방법
취침 시에 곤약을 소금물로 데쳐서 덥게 해가지고 헝겊으로 여러겹 싸서 우계근부 골연(骨緣)에 따라 간장부에 댄다. 식는 데에 따라 포장물을 벗기면서 20분 내지 25분간 덥힌 후 떼고 잠에 드는데, 댄 채로 자도 별 지장이 없다. 연속적으로 매일밤 다음과 같은 방법으로 댄다.

① 매일 밤 연속으로 2주간 하고, 하루 쉬고, 다음 하루는 냉하게 하고, 제 2회째로 들어간다.

② 10일간 덥히고, 하루 쉬고, 다음 하루는 냉하게 하고, 제 3회째로 들어간다.

③ 7일간 덥히고, 하루 쉬고, 다음 하루는 냉하게 하고, 제 4회째로 들어간다.

④ 5일간 덥히고, 하루 쉬고, 다음 하루는 냉하게 한다.

증상에 따라 14일 것을 10일이나 7일로부터 시작해도 상관없다.

곤약 대신에 작은 수통 같은 것에 온수를 넣어 덥혀도 좋은데 회로(懷爐)는 좋지 않다.

15. 수사법(水射法)

(1) 효능

수사법은 그 수사를 실시한 부위의 직접 관계 신경 또는 장기의 건전법이다.

(2) 방법

(가) 위 질환에 대한 심와부(心窩部, 상복부)와 흉추 5,6,7번의 수사법.

수사 시간은 1분간으로 이상으로는 복부, 배부(흉추부)의 수사를 동시에 행할 수 있는 도수관을 만드는 것인데, 안되면 따로따로 1분간씩 한다.

(나) 발바닥, 제고근(提睾筋) 및 산, 중, 하복부의 수사법

상복부란 심와부 이하 양쪽의 계근골을 연결한 수평선까지의 부분, 중복은 장골을 연결하는 수평선까지, 그 이하의 복부가 하복이다.

시간은 각 1분으로 이것도 특별한 도관을 만들어 전항과 같이 각부가 동시에 될 수 있게 하면 이상적이다.

(다) 회음부 수사법

우선 양팔의 팔굽부터 앞쪽을 욕탕의 상면에 붙이고 두 다리는 무릎이 굽지 않게 또

팔굽치가 바닥에서 떨어지지 않게 조금 벌려서 세우고 머리는 되도록 위로 들도록 하여 네 발로 기는 자세를 취한다.

즉, 회음부를 최고위로 올린 체위를 취하고 (이 때 신부(腎部)의 주위에 수건을 감으면 좋다.) 회음부(항문과 음부와의 중간)에 다음과 같은 방법으로 수사를 행한다.

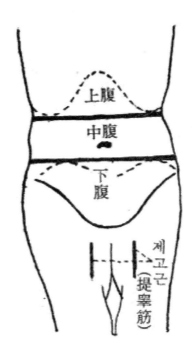

[수사의 위치]

회음부(會陰部) 수사법(水射法)

1회 째	1회 20초간 2주간마다 1회의 비율로 행하는데 7회 행한다.(즉, 약 3개월 반을 요함)
2회 째	1회 30초간, 2주간 마다 1회의 비율로 7회 행한다.
3회 째	1회 1분간, 2주간 마다 1회의 비율로 하는데 계속 행한다.

(3) 주의

등쪽 즉, 미골부, 선골부 등에 수사하면 성적 위축을 가져오고 앞쪽(음부)에 수사를 하면 반대로 와성해 진다는 점을 유의할 것.

16. 20분 목욕법(입욕에 의한 과잉 당분, 알코올분 연소법)

(1) 효능

최초부터 20분간 목욕하기는 곤란하기 때문에, 다음과 같은 방법으로 점차로 20분간의 목욕이 될 수 있도록 충분히 연습한다.

규정 시간의 온욕 후 1분간 냉욕을 하고, 땀이 나면 닦고 옷을 입었다가, 대강 50분쯤 지나서 끝으로 땀을 거두기 위해 다시 나체로 된다. 이것은 섭씨 16도 정도의 실온을 표준으로 한 것인데, 20분 온욕에서도 25분 이상의 나체는 안 된다.

(3) 식염과 20분욕

1. 식염의 보급은 반드시 과일이나 생야채류에 묻혀서 먹는 방법을 취할 것. 식염수의 음용은 절대로 불가하며, 또 삶은 야채 등은 변비의 경향을 일으킬 염려가 있고, 분량의 측정방법이 곤란하다.

2. 식연보급의 과부족을 조절하는 의미로 2주간 내지 3주간에 1회, 필히 무염(無鹽) 미식일(糜食日)을 둘 것.

(4) 비타민C의 보급

감잎훈즙(柿葉熏蒸, 감입차)으로부터 비타민C를 보급할 것.

(5) 생청수의 보급

욕후 식염 보급 시간과는 전후에 30~40분의 간격을 두고 물을 보급할 것, 목욕중에는 마구 마셔도 좋지만 나와서 시간이 경과한 뒤에는 조금씩 마시지 않으면 안된다.

20분 목욕법

온욕 41~42℃	냉욕 14~18℃	생수 음용량	식염보급량 (욕후 2시 간반 이내	감입차로 부터의 비 타민C보급	나체시간 (욕후 50 분 때	맥박증가정도 (이 표준에 달 할 때까지 연 습할 것
2분 30초	1분	100g	0.5g	30g	4분	5g
5분 30초	〃	200g	1g	40g	6분	10g
7분 30초	〃	300g	1.5g	50g	8분	15g
10분 30초	〃	400g	2g	60g	10분	20g
12분 30초	〃	500g	2.5g	70g	13분	25g
15분	〃	600g	3g	80g	17분	30g
17분 30초	〃	700g	3.5g	90g	21분	35g
20분	〃	800g	4g	100g	25분	40g

(6) 20분욕과 맥박

1. 맥박의 증가 정도는 대강의 표준이고 그 외에 전반적으로 고통을 느끼지 않고 온욕을 할 수 있도록 연습을 하고 자신이 생긴 다음에 비로소 2분 반(半)씩 연장하여 갈 것. 이와 같이 점진적으로 20분까지 나가도록 한다.

2. 20분욕 후의 맥박증가는 4할 정도까지는 상관없지만, 그러나 이것이 2할 정도에서 멈추도록 할 것,

3. 20분에 달하기까지는 단순히 연습이고, 목적은 20분욕을 상당기간 속행하는 데에 있다.

4. 공을 서둘러 처음부터 장시간 한다든가, 넘겨 뛴다든가 해서는 안 된다.

(7) 실행시간과 기간

1. 최초는 반드시 2분 반의 온욕부터 시작해서 서서히 연습 할 것.

2. 20분을 상당 기간 계속하는 동안에 체내의 과잉 당분 및 알콜분을 연소하여 버리면, 신체 전체 특히 하지가 대단히 가벼워지고 기분이 상쾌해 진다.

3. 고층 건축물의 계단을 1층부터 4층까지 각 층을 40초 정도의 속도로 올라가서 하등 하지에 무거운 느낌이 들지 않을 만큼 되면 20분욕의 목적은 이루어진 셈이되고, 그 후는 온냉욕에 의해 현상을 유지하면 된다.

   단 현재 1층부터 4층까지 쉽게 오를 수 있는 사람은 20분욕의 계속에 의하여 1층부터 8층까지 쉽게 오를 수 있게 되는 것을 목표로 할 것.

(8) 주의

1. 체내의 과잉당분 빛 알콜분 연소법으로서는 이밖에 일곱가지 방법이 있지만 이것이 가장 간편하다.

17. 제자리 뛰기에 의한 과잉 당분, 알코올분 연소법

(1) 효능

전신 건강법의 일종으로 세포를 일신시키는 방법이다.

(2) 방법

양 손의 엄지를 안으로 넣어 꼭 쥐고 전박(前膊)이 수평이 되게 굽힌 다음 오른 발이 땅에 닿는 것과 동시에 왼손을 앞으로 내는 운동을 순차로 반복한다. 단 제자리 뛰기를 하며 앞으로 나아가지는 않는다.

조석으로 이것을 행하는 것인데, 최초는 2분 반부터 시작하여 운동 후 호흡이 괴로우면 그것에 익숙해질 때까지는 동일시간으로서는 25분에 이르는 것인데, 2분 반씩 늘려간다는 것을 잊어서는 안 된다. 이것을 표시하면 다음의 표와 같다.

구보에 의한 과잉당분, 알콜분 연소법

제자리 뛰기 시간(分秒)	생수 음용량(g)	식염섭취량(g)	감입차로부터의 비타민C의 보급량(g)
2분 30초	-	-	-
5분	100	0.5	30
7분 30초	200	1.0	40
10분	300	1.5	50
12분 30초	400	2.0	60
16분	500	2.5	70
17분 30초	600	3.0	80
20분	700	3.5	90
22분 30초	800	4.0	100
25분	900	4.5	110

(3) 주의

1. 발꿈치를 충분히 땅에 붙이고 뛸 것.

2. 두껍게 입고 뛰면 체온의 상하부동을 가져와서, 다리가 켕기는 수가 있으므로 얇게 입고 실행할 것.

3. 호읍이 가쁜 것을 무리하게 뛰면 류머티즘처럼 되는 수도 있음,

3. 상박을 중심으로 뒤로 펴서, 견갑관절의 전면에 통증을 느끼는 사람은, 그곳의 아픔을 제거한 뒤에 시작할 것. 또 족관절의 고장도 전체적으로 고치고 나서 실행하지 않으면 안 된다. 통증은 모관, 7승 온랭찜질, 토란고약 등으로 낫는다.

4. 임신을 원해서 이 운동을 하는 사람은, 새끼가락에 충분히 힘을 넣어서 쥐도록 하고 식염을 보급하는 동시에 비타민E를 많이 함유하는 식물을 섭취할 것.

5. 발한이 된 경우는 바로 목욕하여 땀을 씻고, 닦은 다음에 위의 표대로 반드시 생수, 식염, 비타민C를 보급할 것을 잊어서는 안 된다. 섭취방법에 대해서는 다음장을 참고할 것.

18. 식염 보급법(발한에 대한 주의)

(1) 효능

폐결핵, 복막염 등에 따르는 도한(盜汗, 식은땀)을 고치는 데는 발의 고장을 고쳐야 비로소 효과를 얻게 되는데, 한편 생수, 식염, 비타민C(감잎에서)의 보급을 하지 않으면 완전한 치료의 효과를 얻을 수 없다.

(2) 방법

식염의 성분은 체액의 산 · 염기 평형을 유지하는 무기성분중에서 가장 중요한 부분을 차지하고 있다. 생리적으로 소변으로 배출될 경우는 상관이 없지만, 발한에 의하여 신체표면으로 나갈 때는 그 잃은 양에 따라서 특별히 식염을 보급하지 않으면 안 된다.

땀 속의 염분은 대체로 0.3~0.7%로 평균 0.5%로 보아서 좋다. 지금 발한으로 잃는 식염의 양을 계산하면 다음과 같다.찻숟가락에 평평하게 담은 식염이 대략 4g이므로 이를 표준으로 하여 식염을 보급하면 좋다

발한 정도와 잃는 염분 및 비타민C

발한 정도	잃는 염분	비타민C
조금 땀이 날 정도	2g	40mg
어느 정도 심한 발한	5g	100mg
몹시 심한 노동에 따르는 발한(매시간)	7g	140mg

(3) 주의

1.식염의 보급은 반드시 과일류, 혹은 고구마 같은 것에 묻혀서 먹을 것.

2. 전후 30~40분간은 물을 마시지 말 것.

3. 식염수는 특수한 지혈법, 혹은 하제로서 응용되는 수가 있지만, 식염 보급법으로서
   는 금해야 할 것이다. 그것은 다만 설사를 유발할 뿐, 보급의 목적을 달할 수 없기
   때문이다. 또 하제의 필요가 있을 경우에는, 장벽의 상처를 고칠 수 있는 '밀마그
   (＝수산화 마그네슘)'를 써야 할 것이다.

4. 끓이는 데 친 염분은 변비를 일으키는 경향이 있으므로 발한 후의 식염 보급법으로
   서는 별로 좋은 것이 아니다.

5. 식염보급상에 다소 과부족이 있어도 지장이 없도록 하기 위해 2주간 내지 3주간에
   1회 무염 미식일(糜食日)을 둘 것.

6. 비타민C는 감나무 잎으로부터 취하지 않으면 안 된다.

19. 생수 음용법

(1) 효능

물의 효능은 혈액의 순환, 임파액의 활동, 체온의 조절, 생리적 포도당의 발생, 세포의 신진대사, 모세관 작용의 촉진, 내장의 세척, 중독의 해소, 변비의 예방, 구아니딘(Guanidine) 발생 방지, 설사의 치료, 구토의 치료, 칼슘의 공급, 췌취의 소산, 피부 광택의 개선, 주독의 예방, 궤양의 방지, 간질의 치료, 발한의 처리 등등 그 효능은 무한하다.

(2) 방법

1) 어른은 하루에 어느 정도의 수분이 필요한지를 알려면 수분이 인체에서 하루 중에 어느 통로로 어느 정도 체외로 배설되는가를 알아야 한다.

인체로부터 소실되는 수분의 양

소실되는 경로	잃는 수분
폐로부터 호기(呼氣)로서	600g
피부 한선으로 부터	500g
오줌으로서	1,300g
분변으로서	100g
합계	2,000g

위와 같은 경로로 소실되므로 보통 하루에 2,500g, 즉 2ℓ반의 생수의 보급이 필요하다. 물은 일부분은 식물이나 음료로서 취하므로, 생수로서의 공급 필요량은 1일 1,500g에서 2,000g 정도이다.

2) 어째서 생수가 필요한가 하면, 예를 들어 설사를 할 때 끓였다 식힌 물이나 엽차는 아무리 마셔도 설사는 멎지 않지만, 생수라면 바로 멎고 낫는 것을 보면, 끓였던 물과

생수와는 생화학적으로 전혀 다른 작용이 있다는 것을 알아야 한다.

3) 생수에 익숙해지면 끓였던 물이나 조금이라도 불에 데웠던 물은 아주 맛이 좋지 않은 것을 알 수 있다. 그러나 받아 놓아서 기온으로 데워진 것이나 태양열로 데워진 것은 그다지 맛이 변하지 않으므로 찬 것을 못 마시는 사람은 이런 방법을 취하면 좋을 것이다. 그리고 또 이런 사람은 처음에는 생수에 더운 물을 좀 타서 미지근하게 만들어 마시는 것도 한 방법이다. 이리하여 생수를 마시는 것이 아무렇지도 않게 되도록 연습을 쌓아야 한다.

4) 염수나 끓였던 물이나 차로는 생수의 대용이 안 된다.

5) 매일 오전 8시까지에 마시는 물의 양은 익조(翌朝)의 물 마시기 전의 최초의 소변 양의 두배 반을 마시는 것이 이상적이다. 그 다음 정오까지에 두배 반, 오후 3시까지에 두배 반, 오후 7시까지에 두배 반으로 해야 할 것이다.

6) 생수를 먹지 않는 사람이 생수를 마시기 시작할 때나 허약자 또는 갖가지 질환의 치료에는 생수를 30분 마다 30g씩 계속 마시기를 엄수하는 것이 좋다.

이렇게 함르로써 위궤양, 장궤양, 류머티즘, 심이지장궤양 등을 방지 내지 치유하고, 또 신경통, 류머티즘, 간질 등도 낫게 된다. 노인의 야간빈뇨도 이것을 이1개월 반 계속함으로써 낫게 된다. 다만 그 도중 일시적으로 한 층 더 빈뇨가 될 수 있지만 이것은 명현이어서 일시적인 것이므로 여기에 놀라서 멈추거나 하지 말고 빨리 고비를 넘기도록 해야 한다.

7) 식사 때 또는 입욕하여 피부가 붉게 되어 있을 때는 어느 정도 마구 마셔도 잘 물이 흡수되어 가는 것이다.

8) 일반적으로는 아침 세수할 적에 한 두 컵(약 1슴 내지 2슴, 그 다음 오전 중에 대개 1분 1g주의 즉, 30분마다 30g 씩 마시고, 점심식사 시에 또 컵 하나나 두 컵, 오후에는 또 30분마다 30g, 저녁 식사 때 한 두 컵, 저녁식사 후 취침 시까지 30분마다 30g으로 하는 것이 좋다. 이것을 계산하면 매일 아침 6시에 일어나서 밤 10시에 잔다고

하면 약 1,200g의 생수를 마시는 셈이 된다.

9) 발한한 때에는 그 발한한 만큼의 양을 보충하지 않으면 안 된다. 일반으로 잃는 수분의 양은 대체 얼마쯤인가 하면 어른의 경우 다음과 같다.

발한의 정도와 발한량

발한의 정도	발한량
조금 땀이 나는 정도	400g
어느 정도 심한 발한(매시간)	1,000g
심한 노동에 따르는 발한(매시간)	1,400g

보통 취침 후 2시간 쯤 지나서 넓적다리 고간(股間)에 손을 대 보아 찐득찐득한 정도이면, 그 경우의 발한량은 하룻밤에 300g이다. 15,6세 정도까지라도 200g쯤은 발한하고 있다. 여름철 혹서인 때는 1일 2 L에서 4 L(2,000g에서 4,000g)의 땀을 내는 것은 드문 일이 아니다.

10) 발한에 의해 잃은 양의 수분은, 이것을 생의 청수로서 보급하지 않으면 안 된다.

11) 설사나 구토는 수분의 상실임으로 구토나 설사한 만큼의 물을 보충하지 않으면 안 된다. 상당히 심한 설사(콜레라의 경우는 제외)라도 그 설사로 잃는 수분은 1일 6 솝을 넘는 일은 아마도 없다. 이런 때에는 마시고 싶은 만큼 마시면 된다. 그것이 자연이 요구하는 적량이다. 수분을 잃어버렸을 때에 바로 물을 마시지 않으면 뒤에는 마실 수 없게 된다.

12) 술을 마셨을 때는, 그 음주량의 3배의 물을 마셔 두면 주독에 안 걸린다. 단 이 양은 정종(일본 술) 표준의 이야기이다. 소주나 위스키 등 알콜분이 많은 것은, 마시는

양이 적어도 이것을 정종의 알콜량으로 환산하여 물을 마시지 않으면 안 된다.(정종의 경우에 약 3배).

고래로 술이 깰 때의 물맛은 아무도 모른다고 하면서 물마시기를 권해 오는 것은 자연의 요구이고 하나의 건강법인 것이다. 술을 마시기 전에 물을 마셔두면 악취는 나지 않는다.

(3) 주의

1. 구토나 설사 때는 물만으로도 좋지만 발한한 때에는 생수와 식염 및 비타민C(감잎에서 추출된 것)를 보급하지 않으면 안 된다.

2. 아무리 도한(盜汗, 식은 땀)이 있어도 잃은 만큼의 생수와 식염 및 비타민C를 보급해 두면 쇠약해지지 않는다.

3. 평소 생수를 마시고 있는 사람은 전염병에 잘 걸리지 않는다. 역리나 일본뇌염, 일사병에 걸리는 것은 평소에 물을 마시지 않기 때문이다. 가령 걸려도 재빨리 물을 목이고 미온탕에 관장을 해주면 심하게도 안 되고 그 회복도 빠르다.

미온탕의 관장은 분변의 배설도 그 목적에 하나지만, 대장으로부터 생의 청수를 공급하는 것 및 장내에 발생한 독소를 중화하는 것의 두 가지가 큰 목적이다. 그러므로 관장용의 미온탕은 생의 청수에 소량의 온수를 타서 만들어야 된다는 필요성을 이해 할 것이다.

4. 여름철 어린이에게 물을 먹이지 않는 것은 어린이에게 자살을 강요하는 것과 마찬가지이다.

5. 설사에 생수를 금하고 설사를 멈추는 약을 주기 때문에 설사로 죽는다든가 중태에 빠지든가 하는 것이다. 설사에는 물만 공급하면 가볍게 낫는다.

20. 비타민C 보급법

(1) 효능

비타민C는 괴혈병, 치조농루, 치통, 치은염, 미열, 발열 제증, 출혈, 궤양, 각혈, 토혈, 전염제병, 피부병, 특히 땀띠 습진류 등의 예방 및 치료에 결할 수 없는 것이다.

건강체는 평소 1일 25~30ml의 비타민C를 요하는 데 미열, 발한 등이 있으면 대단히 많이 이를 소비하게 되므로 그것을 보충하지 않으면 병은 점점 악화되어 간다.

극단적으로 말하자면 감기[풍사(風邪)], 유감(流感), 폐결핵 등에 걸리는 것도 비타민C의 결핍이고, 기타 전염병에 걸리는 것도 피부나 점막에 피하출혈이 있기 때문인데 이 피하출혈은 비타민C의 결핍에서 온다.

(2) 방법

1) 비타민C의 보급을 약제로부터 취하는 것은 능률이 좋지 않다. 어째서 그런가 하면 오줌의 시험에 의하면 50mg을 주사해도 그 흡수는 겨우 십 분지 일인 5mg 밖에 안 되고 또 효과는 두어 시간 밖에 지속되지 않는 것이다. 비타민C는 감잎으로부터 공급되지 않으면 안 된다. 생야채 다섯종류 이상(잎 쪽과 뿌리 쪽이 필요)을 짓이겨 먹여도 비타민C의 보급이 된다.

손톱 특히 엄지에 반달이 뚜렷하게 나타나는 사람은 엽차로부터 섭취해도 좋다. 보통의 엽차는 100g[보통 숙탕(熟湯)을 부어서 낼 것이어야지 끓인 것은 안 된다]당 222mg의 비타민C를 함유하는데 요즈음의 속임수가 있는 것으로는 기대할 수가 없다. 그리고 반달이 없는 사람에게는 엽차는 위액의 산을 중화하여 위를 나쁘게 한다.

2) 감잎 전즙(煎汁)은 탈지면에 찍어서 땀띠나 무좀인 경우 피부에, 이가 나쁠 때는 잇몸에 직접 발라도 좋다. 또 감잎차를 낸 찌꺼기에 물을 부어 하룻밤 두고 여기에 밀마그(수산화 마그네슘)를 6~10분의 1을 넣어 눈을 씻으면 충혈이나 결막염도 좋아진다.

3) 식품 중의 비타민C의 함유량을 표시하면 다음과 같다.

식품 중 비타민C의 함유량(mg%)		
들장미의 씨 1250	시금치 50~100	양배추 34~50
감잎 전즙(煎汁) 600~800	여름 무 96	연근 49.9
고추 186~360	쑥갓 62	귤 36
김 243	감 49.9~72	마늘 30
엽차 222	레몬 32~56	여름 밀감 23~76
녹차 60~240	청완두 26	메론 18
샐러리 24	무(全) 15.7~20	바나나 8
고구마 5~22	토마토 15.1~20	당근 16~66
파 20	감자 12.6	양파 2
랏교 20	복숭아 10	해당화 2200

1. 피하출혈은 만병의 근본, 피하출혈 방지에는 비타민C 보급이 필요하다.

2. 비타민C가 결핍하면 치조농루, 괴혈병 및 피하출혈을 일으킨다.

3. 비타민C가 충분하면 비타민A, B는 자연히 흡수되어서 완전히 작용한다.

4. 들장미의 씨는 준하제(峻下劑)이므로 복용에 위험이 따르니 복용은 하루 한 알부터 시작 하기 바란다.

4) 감잎으로부터 비타민C를 만드는 방법

(가) 감잎 전즙을 만드는 방법

감나무는 떫은 감이든 단 감이든 상관 없다. 6월부터 10월까지의 사이에 비타민C가 가장 풍부하다. 여하간 푸른 동안에는 좋다. 잎을 따서(따는 시각은 오전 11시부터 오후 1시 사이가 좋다) 이삼일 그늘에서 말린 후 둘로 접어 주맥을 끊어 내고 이것을 가로로 1푼 정도의 폭으로 썬다. (가위로 자르면 끊은 자리가 오무라지므로 식도로 자를 것.) 솥이나 냄비에 물 한 되 한 홉 5작을 끓이고 이 속에 지금 준비한 감나무잎

100매분을 넣고(자른 후 40분 후가 적당) 즉시 불에서 내려서 냄비채로 대야 같은 데에 넣고 냄비 밖으로부터 냉수로 식힌다.

식은 다음 거즈 3겹 정도로 몇 번 거르면 약 한되의 전즙이 되는데 이것을 목이 좁은 병에 넣고 겉은 갈색(茶色)의 종이로 싸서(맥주병 같은 차광병이면 쌀 필요가 없다.)

벽장 같은 냉암소에 두는 것이다.. 이 속에는 100g당 비타민C가 600~800mg이 함유되므로 보통 1일 30g(1홉의 육분지 일)을 취하면 된다. 땀 100g 속에 비타민C가 600~800mg이 함유되니까 500g의 땀을 흘리면 50mg의 비타민C를 잃은 셈이 되므로 감잎 전즙 10g을 마시면 그 보충이 충분하다는 계산이 된다.

인공영양의 영아(嬰兒)에게는 1일 20g(20cm^3)을 분여(分與)하면 발육이 좋다. 열병 환자에게도 하루에 40g(40cm^3)정도 먹이면 열이 내린다.

감잎 전즙은 약산이므로 마시고 나서 4, 5십분 간 이내에는 엽차류와 같은 강 알칼리성의 음료는 마시면 안 된다. 비타민C가 무효로 되기 때문이다. 밀마그(수산화 마그네슘)도 안 마시는 편이 좋다.

1. 전즙煎汁)에는 구름 모양의 침전물이 생기기 쉬우므로, 이것을 언제나 주의하다가 생길 듯하면 다시 잘 걸러서 두는 것이 좋다.

2. 한여름 철에는 부패하기 쉬우므로 전즙 한 되에 대해 약용붕산 4g을 소량의 열탕에 잘 걸러서 그것이 식은 다음에 전즙에 넣고 잘 흔들어 혼합시켜 두면 부패하는 일은 없다.

3. 일단 만들어진 전즙을 다시 물에 올리면 비타민C가 없어지므로 침전물이 생겼다고 해서 열기소독 등을 해서는 안 된다.

(나) 감잎차를 만드는 방법

앞에 것처럼 해가 난 날이면 2일간, 흐리거나 비오는 날이면 3일간 그늘에서 말리고, 이번에는 주맥을 뽑을 필요는 없으므로 그대로 가로로 1푼(1푼 보다 폭이 크면 안 난다)쯤으로 끓여 놓는다. 한편 솥에 물을 끓이고 그 위에 시루를 놓고 우선 김으로 충분하 시루를 덥힌다. 그 다음 일단 이것을 내놓고 여기에 준비한 감잎을 두께 한 치(약 3cm)정도로 재빨리 담고 이것을 솥에 넣어 뚜껑을 닫은 다음 시계를 본다.

1분 반 쪘으면 뚜껑을 열고 부채로 재빨리 30초간 감잎을 부쳐서 잎에 맺혀진 물방울을 증발시키고 또 뚜껑을 닫고 1분 반 찐다. 이것으로 감잎을 시루에 담은 때부터 통산 3분 반이 지난 셈이 된다. 이 때 시루를 내리고 쪄진 감잎을 깨끗한 신문지나 적당하게 속이 빈 그릇에 재빨리 펴서 태양의 직사를 피하고 그늘에서 건조시킨다.

한편 시루에는 새 감잎을 담아 솥에 넣고 앞의 조직을 반복하는 것이다. 도중에서 30초 간의 부채질이 없으면 비타민C가 물방울에 녹아서 아래로 떨어진다.

찐 감잎은 통풍이 좋은 그늘에서 되도록 속이, 그리고 충분히 건조시켜서 통에 밀폐하여 보존하는 것이다. 이런 방식으로 만든 감잎차는 그 건조에만 숙련되면 여기서 내는 차 속에는 100g당 600~800mg의 비타민C를 기대 할 수가 있는데, 일반 가정에서 할 때는 그 조작이 완전하게 되기 어려우므로 잘 나서 우선 400mg을 함유하는 것으로 생각하면 좋은 것이다.

1. 이렇게 해서 평소에 비타민C의 보급용으로서는 이 감잎차로 좋은데 미열이 있다든가 발열하여 38, 39도나 된다든가 하는 경우는 전즙을 만들어 마시고 다시 적당한 시기를 보아 가을에서 겨울철에 걸쳐 쓸 감자를 만들고 10월말 아직 감잎이 붉게 물들기 전에 그 가족수를 생각해서 전즙도 한되든 다섯 되든 필요한 대로 만들어 두고 환자가 생긴 때든가 치통이 있을 때 등에 두루 사용하는 것이 좋다.

(다) 감잎에 관한 여러 주의사항

1. 감잎을 잘게 끊어서 찌지 않고 그대로 건조시킨 것으로는 비타민C는 없어진다. 또 그늘에 말리는 것도 청천(晴天)이나 우천(雨天)에서는 3일을 넘으면 이것도 비타민C가 없어지므로 넘지 않도록 할 것이다.

2. 감잎차를 내는 데는 보통 엽차를 내듯이 주전자(금속이 아닌 것이 좋다)에 한 줌의

감잎을 넣고 여기에 열탕을 따르고 10분에서 15분쯤 지나서 마실 것.

두 번째나 세 번째가 가장 진하게 우러나오므로 한 번으로 버려서는 안 된다. 적은 인원이면 한 번 우린 것에 다시 탕을 따라 다음날 아침까지 두면 진하게 나온다. 하룻밤을 넘긴 엽차는 독이지만 감잎차는 상관이 없다.

3. 감잎차를 찬물로 낼 때는 물을 붓고 나서 한 시간 반쯤 두지 않으면 안 된다.

4. 감잎차나 또는 전즙을 생수에 타서 마시는 것은 좋은 방법이다. 그러나 수중의 산소로 비타민C가 산화되므로 너무 오래 생수와 섞어 놓아서는 안 된다. 아마도 잘해서 오전과 오후의 2회로 나눠서 섞으면 좋을 것이다.

5. 비타민C의 정량분석은 현재로는 전문가가 아니고서는 무리다. 그러므로 이것이 듣는가 안듣는가의 여부는 흔들리던 이[齒]가 고정되는가의 여부로 알아보는 것이 간단하다.

6. 여름의 전즙은 만일 악취가 나면 마셔서는 안 된다.

발열과 비타민C와의 관계

체온(섭씨)	비타민C의 1일 파괴량(mg)	감잎 전즙의 하루 소요량(g)
36.5	40~60	30
37.5	70~90	40
38.5	130~150	50
39.5	310~330	60
40.5	850~870	150
41.5	2,470~2490	450

(라) 감잎 전즙의 섭취량

용량은 일반 건강체로 현저한 발한이 없을 때는 1일 30g 즉, 6일간 마실 정도로 지장이 없지만 발열이 있다든가 발한하였을 때의 보급량은 다음의 표에 의한다. 단 양은 전즙의 양이다.

젖먹이에게는 1일 20g을 물에 타서 먹이는 것이 좋다. 이 때 소량의 설탕, 꿀 등을 넣는 것은 상관 없다. 설탕이나 꿀을 넣는 양은 인유(人乳)의 감미 정도보다 더 달게 해서는 안 된다. 어른이 달다고 하는 정도는 애기에게는 상당히 과잉이 되는 것이다. 이 감도에 습관이 되면 그 뒤는 감미가 세야난 먹게 되므로 시초가 중요하다.

발한과 비타민C의 보급량

발한의 정도	감잎 전즙에 의한 비타민C 보급량(g)
조금 땀이 날 정도	25(g)
어느 정도 심한 발한	30(g)
심한 노동에 따른 발한	40(g)
한 여름철의 발한	60~120(g)

註 1. 보통 1일에 25~30g이 필요하므로 전즙으로서 30g은 눈에 띄는 발한이 없어도 필요한 것이므로 이 기본의 30g에 표시한 양을 가한 양을 하루에 보급할 것.
2. 비타민C가 결핍 된 것은 마시자 바로 효과가 난다고 할 수는 없다. 그러므로 어느 정도 지속해서 그 효과가 인정된다.
3. 감잎 전즙은 밀마그와 혼용하는 것은 피하는 것이 좋다. 생식에 밀마그를 넣는 것도 좋지 않다.

(바) 들장미의 씨

이 씨는 준하제이므로 이것을 내서 하루 1粒을 취할 것. 보존하는 데는 씨를 내서 1분 반 시루로 쪄서 그늘에서 말린다.

(사) 비타민C의 효과

비타민C는 다음과 같은 효과가 있다.

1. 치아의 정상 발육

2. 내피 세포 조직의 건전과 보건

3. 모세 혈관 및 글로뮈(Glomus)의 생리적 작용

4. 세균에 대한 저항력을 증가시킨다

5. 산소대사상에 필요

6. 혈구재생상에 필요

7. 정상혈액 응고 시간의 유지

8. 혈압의 정상 유지

이상에 절대적으로 필요하다.

(아) 비타민C 부족의 결과

1. 혈관 및 모세 혈관의 병변(취약성, 출혈성, 피하출혈, 흑반(黑斑) 및 청반(淸斑)을 生함, 출혈성 자반증, 정맥류

2. 치아변성(괴사, 충치)

3. 치은의 질병(출혈, 이완, 동통, 농루)

4. 관절 및 골격의 변화[탈회(脫灰) 및 취약]

5. 점막 출혈

6. 상피 조직에 병변이 생기기 쉬움(구장, 장에 궤양)

7. 감염에 의한 저항력의 감퇴

8. 성장 장애 및 체중 감소

9. 글로뮤우의 경화, 변질, 개방 또는 소실, 연화, 위축

10. 선의 위축 혹은 확대, 부신의 분비 감소

11. 갑상선의 이상분비(갑상선종)

12. 혈액 변성(혹종의 빈혈이 되기 쉽고, 혈색소 감소, 골수 파괴)

13. 침울 및 격하기 쉽고 혈침증가

14. 비, 간, 신, 위, 장 등의 자기중량 증가 혹은 확대

15. 호흡 촉박, 심계항진

16. 혈압 항진

17. 저혈압증

18. 관절염, 신경통, 통풍, 류머티즘

19. 임신 시 태아에 악영향을 미침(예 유산 등)

20. 체온 상승 경향

21. 사지궐냉증 증상

22. 부종의 증악(增惡)

23. 생식력 감퇴

24. 백내장, 녹내장 발생

25. 알레르기성 소인

26. 진성 괴혈병

27. 조로(早老) 초래

28. 죽음[死]을 빠르게 함

등등 거의 모든 만병의 원인을 이룬다.

21. 조식의 폐지법

(1) 효능

거의 모든 만성적 질환에 유효하지만 위약, 위산과다, 위궤양, 일반 위장병, 신경통, 류머티즘, 두통, 견응(肩凝), 변비, 만성 설사, 전신 권태, 기타 꼭 집어서 어디가 나쁘다고 할 수는 없어도 어쩐지 원기가 없고 피로가 빠른 사람들은 무엇보다도 조식을 폐지한 주석(晝夕)의 이식(二食)으로 해야 할 것이다.

(2) 방법

처음부터 단연 조식을 폐지하고 점심과 저녁의 이식(二食)으로 하는 것이 좋다. 그러나 오랜 동안의 습관에서 조식에 미련이 있는 사람은 처음에는 소량의 빵이나 죽 등으로 완만하게 점차 폐지하는 것도 한 방법이다.

과일이 좋다든가 생식이면 상관 없다든가 하는 것은 이런 미련이 있는 사람을 바른 길로 들게 하는 방편이지, 이상은 생식 이외에는 아무 것도 먹지 않는 것이다. 된장국이나 우유, 과일 같은 것, 홍차, 커피 등도 안 된다. 바르게 하자면 엽차도 안 된다. 또 10시 반을 넘으면 된다고 하는 것도 일종의 방편이지 정식으로는 태양이 중천에 달하는 정오까지는 생수 이외에 어떠한 식품도 음료도 안 되는 것이다. 칼로리가 부족하다고 해서 아침 분량을 점심과 저녁에 갈라서 다 먹는 사람도 있는데 이것도 필요 없으며 도리어 유해하다.

즉, 아침 10, 점심10, 저녁 10하여 1일 합계30을 취하던 사람은 아침을 폐지하여 0으로 하므로 점심10, 저녁10하여 1일 20으로 지장이 없는 것이다. 식물의 소요량은 그의 절대량이 아니고 체내에서 소화흡수 되는 정미(正味)의 양이다. 그러므로 가령 1식에 밥 세 공기씩 하루 아홉 공기를 먹고 있는 사람도 그 소화 흡수는 하루 여섯 공기를 먹고 있는 사람과 효율적으로 하등의 차가 없고 세 공기 여분의 밥에 대해서는 위장이 활동한 만큼 마이너스가 되는 것이다.

조식을 폐지하면 그의 소화 흡수율이 좋게 되므로 하루 아홉 공기 먹고 있던 사람도 그 뒤는 하루 여섯 공기로 지장이 없게 되는 것이다. 지장이 없을 뿐만 아니라 영양이 충분한 동시에 위장의 수고도 없어지고 그 외에 위장기능도 정상으로 되어 오랫 동안의 숙아(宿痾)를 잊게 되고 그의 건강은 점점 증진하는 것이다.

조식폐지의 초기는 오전 10시경이 되면 얼마쯤 머리가 횡횡한다든가, 힘이 빠지는 듯이 느껴진다든가, 체중이 줄어든다든가, 기타 갖가지 증상이 나타나는 수가 있는데 이 것은 오랫동안의 악습관(조식)에서 바른 생활로 들기 때문에 심신 동히 정화되어 가는 것이므로 점점 정진하여 조식폐지로 이식주의(二食主義)의 미를 성취해야 한다.

이 때는 생수만 마시고 있으면 아무런 지장도 없다. 이와 같은 증상에 놀라서 도중에 중지하든가 해서는 건강하게 될 수 없다. 조식폐지는 빠르면 1개월 정도에서 효험을 보는 경우도 있지만 일반적으로 우선 3개월, 욕심으로는 6개월쯤 지나서 비로소 지금까지의 조식이 극히 해로웠고 '잘도 저런 것을 먹고 있었구나' 하는 기분이 드는 것이다. 조식폐지는 위장이 약한 사람일수록 하기 쉬운데 또 위장이 약한 사람일수록 증상(명현)도 강한 때가 있다. 이떻든 간에 건강하게 될지언정 생명의 위협을 받는 일은 없으니까 결단을 내려서 처음부터 고식적(姑息的)인 수단에 의하지 말고 단연 조식폐지의 이식주의를 이행하기 바란다.

(3) 주의

한창 발육하는 어린이든, 고령의 노인이든, 젖먹이를 갖는 산모든 조금도 지장이 없다. 바라는 바는 일가 모두가 실행하는 것이 이상(理想)이다. 이상대로 안 되면 결심을 한 사람이 혼자든 둘이든 단호히 실행에 옮기는 것이 좋다.

1. 젖먹이는 되도록 오전 10시 반까지는 젖을 주지 않는 습관을 붙이면 좋다.

2. 어린이의 간식도 오전 10시 반까지는 주지 않는 습관을 붙일 것.

3. 조식을 폐지하고 있지만 점심과 저년 때에 생야채 다섯 종류[(녹엽(綠葉)과 근채(根菜)가 필요]를 짓이겨서 그 교즙을 컵 하나(약 1홉)씩 마셨더니 격일로 큰 회충이 두 마리씩 60마리나 나온 사람이 있는대, 이 의미로도 조식 폐지가 얼마나 유효한가를 알 수 있다.

22. 생식 요법

(1) 효능

생식은 숙변의 배제, 체질의 개조, 글로뮤(Glomus)의 재생활동 증강, 혈액 임파액의 정화, 조직세포에의 활력 부여, 세포의 신생 등이 행해지므로 위장 질환, 순환기능부전증, 위장질환, 고혈압, 저혈압, 당뇨병, 지방과다, 비만증, 뇌일혈, 중풍, 신경통, 류머티즘, 결핵, 천식, 복막염, 복수저류, 결핵 제병, 피부병, 기타의 질환에 응용하여 기효(奇效)를 얻는다.

(2) 방법

생식요법에 이용되는 식품은 신선한 생야채이어야 하며 生魚, 달걀, 생우유, 과일 등은 이 속에 포함되지 않는다. 그리고 조미료는 쓰지 않는 것이 옳다. 단, 발한이 심할 때는 발한에 의해 잃은 만큼의 염분을 보급한다는 생각은 필요하다. 야채 부족 시는 생현미 분말로 보충하는 일이 있는데 이 경우 1일 분량으로 현미 1홉(가루로 1홉 5작)을 한도로 한다. 이때는 소량이라면 상관없지만, 생식에 익숙해지기 전에는 바로 과식에 빠지는 폐가 있으므로 차라리 처음부터 취하지 않는 것이 좋다. 반일 취할 경우 소량으로 하고 엄히 그 양을 넘지 않도록 해야 한다.

토마토, 오이, 가지, 호박 등 여름철에 열매로 따는 채소로 과일과 같이 엄히 그 양을 넘지 않도록 조심해야 한다. 고구마, 감자 등도 소량으로 할 것. 우엉, 머위 등 몹시 떫은 채소도 소량은 상관없지만 다량은 안 된다.

생식으로 사용 할 채소는 이상의 주의를 지키면, 그 외의 것은 사용해도 좋다. 야초류 (野草類)도 몹시 떫은 것은 피하는 것이 좋다. 토란 등도 떫지 않은 곳에 소량 쓸 것.

무, 20일무, 여름 무, 순무, 당근, 시금치, 양배추, 임생채(壬生菜), 근대, 땅두릅, 부추, 파, 양파, 토란, 가지바위솔, 참마, 손바닥마, 마, 연근, 레터스, 미나리, 샐러리, 파슬리, 번행초, 콩나물, 피망, 호박, 토마토, 오이, 참외, 경채(京菜), 동과, 가지 등 야초로서는 민들레, 왜쑥부쟁이, 냉이, 병꽃, 쇠비름, 쇠뜨기 뱀밥, 달래, 야생 근대 등이다. 소엽, 산소나무, 박하의 잎 등도 소량 사용하면 맛을 돋운다.

잎은 태양의 광선, 뿌리는 지구의 무기물이다. 이상으로는 잎과 뿌리를 등량으로 쓰는 것이지만, 입수의 사정이 있으므로 적당히 취사해서 사용한다.

생식에 쓰는 야채는 마른 곳이다. 불결한 곳을 버리고 잘 씻는데, 특히 뿌리 부분에 붙은 흙은 솔로 닦는 것이 좋다. 그리하여 잎 부분은 잘게 썰어서 마분기 같은 것으로 충분히 다지고, 뿌리 부분은 강판으로 갈아서 이것을 잘 섞어서 되도록 빨리 먹는 것이 좋다.

섞은 것은 가급적 30분 이상 두지 않을 것. 휴대하는 데는 보온병에 넣을 것, 다져서 먹는 기간은 건강자로 2~3주간, 환자는 45일 간으로 하고, 다음에는 점차로 썰어서 먹도록 한다. 장이 익숙해질 때까지 흡수율이 나빠서 여위든가 설사하든가 하기 때문이다. 특히 손톱에 반달이 없는 사람은 충분히 다져서 먹을 것,

엽채류를 1,2분간 열탕에 담가서 소독하는 일이 있는데 야채가 신선하고 청결하면 연속 45일 간이 이상이지만, 1주간이고, 10일이고 또 하루나 이틀이라도 좋다. 또 1주간에 1일의 생식의 경우 다지지 않아도 좋다.

(3) 주의

1. 장기의 순생식을 시작할 때는 화식을 점차로 줄이다가 대개 1주간쯤에서 순생식으

로 들어가고 화식으로 옮겨 갈 때는 거꾸로 생식을 점점 줄이고 화식을 늘려가는 것이다.

2. 순생식에 들어가면 처음에는 체중이 줄지만 익숙해지면 적당한 선에서 멈춰지는 것이다. 그러나 본인이 이런 것으로 영양이 되겠는가 의심한다든지, 주의의 걱정이 심한 때에는 정신적으로 큰 영향을 받아서 점점 더 여위게 되므로, 언제나 본인은 물론 주위도 충분한 신념을 갖고서 실행하지 않으면 안 된다.

3. 순생식을 하면 기생충은 도리어 죽어서 나오므로 걱정할 것은 없다. 잘 씻으면 야채가 신선한 한 기생충이고 세균이고 걱정 무용이다. 짓이기면 충란(忠卵)도 깨어져 버린다.

4. 생식의 양은 순생식으로서는 1일량 300돈쭝부터 350돈쭝(1,100g ~ 1,300g) 있으면 이것은 본인의 소화흡수의 효율에 의하므로 일률적으로 말할 수는 없다. 그러나 어떠한 경우에도 1일 400돈쭝부터 500돈쭝(약 1,500~1,900g) 있으면 충분할 것이다. 양의 과부족은 체중의 증감으로 알 수 있다. 다만 시초의 2,3주간은 지금까지 화식의 독이 배설되므로 얼마쯤 여위어 가지만, 그 뒤에는 점점 회복되어 온다. 그것이 후에도 점점 여위어가는 것은 생야채의 섭취가 부족 되고 있다는 것을 의미한다.

5. 야채의 입수가 충분하지 않고 현미가 입수 될 때는 하루 양으로 생식현미 1홉 5작(현미 1홉 분)과 생야채 80돈쭝에서 120돈쭝(300~500g)을 취하는 수도 있다. 그러나 이것은 어디까지나 대용품이므로 채소가 입수되게 되면 정규의 생야채만의 생식으로 들어가지 않으면 안 된다.

6. 순생식을 1주간이나 계속하면 체온은 1도쯤 내려 35도 대가 되고 대단히 춥게 느껴지지만 조금도 지장은 없다. 이런 경우 화로나 난로 등에 의지하지 않는 것이 좋다.

7. 순생식을 실행할 때는 거실의 공기유통을 좋게 하고 나(裸)요법이나 온냉욕을 실시해서 생식의 소화 흡수 능률을 증진하지 않으면 안 된다. 그렇지 않으면 이것으로도 또 영양불량에 빠지는 일이 있다.

8. 순생식을 시작해서 일시적으로 변비를 하는 사람이 있으나 생수를 충분히 마시고 있으면 자연히 변통이 붙게 되므로 걱정할 필요는 없다. 또 살사를 하는 것은 숙변을 내기 위한 것이다.

23. 생식요법 (기타)

(1) 효능

이 생식요법은 완전생식을 말하는 것이 아니고 끓이거나 굽거나 한 식품만을 상용하는 사람들을 위해서 2, 3주간마다 1회만이라도 먹는 것이 좋다고 하는 생식을 말하는 것이다. 생식에 익숙하지 않은 사람이 실행하는 방법으로 그 효능은 순생식에 버금가는 것이다.

(2) 생식품의 종류
(가) 과일-바나나, 오렌지, 멜론, 밀감류, 배, 사과, 포도, 오이류
(나) 채소 - 토마토, 레터스, 배추, 양배추, 오이, 무, 당근, 콩나물, 상추, 순무, 시금치, 샐러리, 미나리
(다) 구근-고구마, 백합근
(라) 나무 열매- 호두
(마) 보조식-생우유, 반숙 계란, 탈염 버터, 구운 빵 두 조각쯤
(바) 조미료- 과일초, 가다랭이의 등을 쪄서 말린 것, 김, 파, 무를 간 것, 깨, 앵속(罌粟)

(3) 생식 섭취법

우선 신선한 것으로 골라 생수로 잘 씻고 채소는 열탕으로 약 1분간 열기소독을 하여 기생충을 죽인다. 여기에 말하는 생식요법은 보통 익힌 것을 먹고 있는 사람들을 위해 권하는 생식이기 때문에 소독을 한다. 단 줄기와 잎 또는 뿌리 등 열기가 잘 통하지 않는 부분은 칼로 자국을 내어 연기가 통하도록 적당히 처리할 것,

보통 3주간에 하루의 생식법으로 충분하지만 순환기능부전증, 신장질환, 고혈압, 당뇨병, 지방과다증, 류머티즘 등에 대해서는 수일간 연속 응용하는 일이 있다. 만일 이 경우에 이어서 장기 완전생식으로 들어갈 때는 미리 식염의 양을 점점 줄인다. 즉,

제 1일 5~10g, 제 2일 3~5g, 제 3일 1.5~2g 으로 점차 줄이고 하루 이틀 동안은 과일만으로 익히고 다음에 일반의 생식으로 들어간다.

그리고 항상 체중, 뇨량(尿量) 및 그의 비중의 상승 등에 주의하면서 실행하지 않으면 안 된다.

(4) 조리와 생식

생식은 특별히 조리법에 주의하여 싫증이 나지 않도록 할 것이다. 그러나 가능하면 야채를 주로 하고 다른 것은 단지 보조로 쓴다. 그중에서도 보조식의 향과 조미료의 향에 열거되어 있는 것은 가능하면 쓰지 않는 편이 좋다.

또 생식은 비교적 소화 흡수율이 좋지 않은 편이므로 충분히 씹든가 또는 짓이겨서 먹는다. 부분 생식이라도 상당량의 생야채를 먹고 있으면 기생충이 안 생긴다. 가끔 생식을 안 하는 날이 있으면 장에 지게미가 괴이므로 기생충이 생긴다.

(5) 양배추 요법

양배추를 고무줄로 가로로 감고 식도로 자른 다음, 상반분쪽의 자른 자리에 물을 뿌려 거꾸로 놓고 종이에 싸 둔다.

이것을 겉에서부터 벗겨 가면서 먹기 직전에 잘게 썰어서 마분기로 다진다. 이것을 체중 56kg 이상인 사람은 40g 그 이하인 사람은 30g을 1회 양으로 하여 오전 9시 반경, 오후 3시경, 9시경의 공복 시에 먹는다. 이것을 1회도 쉬지 말고 30일간 계속하면 위나 장의 궤양이 낫는다. 도중에서 1회라도 빠지거나 하면 1일 단식을 하고 계속하던가 처음부터 다시 하던가 한다.

양배추는 비타민A, B_1,B_2,C, K, U, 칼슘, 인, 철, 엽록소 등을 함유한다.

만든 것을 바로 보온병에 넣어두면 하루 정도는 간다.

24. 한천식 요법

(1) 효능

한천식(寒天食) 요법은 숙변의 배체, 체질의 개조, 각종 질환의 회복 등에 효능을 지닌다.

(2) 방법

한 개의 우무(한천식, 시판의 4각 장방형짜리, 약 2돈쭝을 2홉정도의 물로 삶아서 1홉 5작 내지 1홉 8작쯤의 용적의 덩어리가 되도록 만든다. 이 속에 밀마그, 꿀 등을 넣는다. 그 비율을 표로 나타내면 다음과 같다. 단, 1일 먹는 양이다.

한천식의 배합

한천식	밀마그	꿀	식 일 수
1개	3g	27~30g	1일의 단식 대용
1개	3g	22g	3일의 단식 대용
1개	3g	15g	5~7일의 단식 대용

단식요법은 충분히 행하면 효과가 지대하지만, 원칙을 지키지 않으면 위험성이 수반되는 것이다. 그 내용으로서 창안된 것이 한천식이다.

1개년에 걸치는 점진적인 단식법(2일, 4일, 6일, 8일, 8일 또는 3일, 5일, 7일, 7일, 7일의 단식)의 대신으로도 다음과 같은 한천식법을 행한다.

단식 대용의 한천식법

한천식 일수	1일	2일	3일	4일	5일	6일	7일
평상식 일수	7일	7일	7일	14일	14일	21일	21일

그리고 일반 니시의학 실행자는 3주간에 1일 행하는 것이 좋다.

(3) 질병과 한천식일

위장장애가 있는 사람은 2주간에 하루의 목표로 행할 것.

간격은 되도록 정확히 하고 또 동맥경화, 고혈압인 사람은 1주 간격 즉 8일 째마다 1일 행하는데, 실행일을 정확히 해야 한다.

(4) 주의

1. 한천식은 너무 무르면 장관의 지탱이 안 되므로 필히 규정의 굳기로 할 것.

2. 실행 중에는 매일 1회 미온탕의 관장을 하는 것이 좋다.

3. 실행 중에는 온냉욕은 좋지만 온욕만 하는 것은 피하는 편이 좋다.

4. 실행일의 단의는 기상부터 취침까지로 하고 반일(半日)이든가 혹은 취침을 경계로 반일씩에 걸친다든가 하는 것은 불가하다.

5. 먹는 양은 평상시의 밥의 양 정도 1dfl에 한천 두 개 내지 세 개 정도의 목표이며 이보다 적으면 장관의 지탱이 안 된다.

6. 장관의 충전이 충분치 않을 때는 각탕법은 피하는 편이 좋다.

7. 한천식 개시 후 싫어져 먹을 수 없게 되어 본단식으로 바꿀 때는 보통의 단식과 같은 회복기를 필요로 한다.

8. 완전히 한천식을 계속한 후에는 역시 조심하는 뜻에서 단기간의 회복기(미음이나 죽을 먹는 기간)를 두는 것이 좋다.

9. 한천식에 의해 토기(吐氣)를 일으킨 경우는 꿀을 불에 쬐서 조금 먹으면 멎는다.

10. 한천이 식어 굳어지면 먹기 어렵게 되는 수가 있다. 이 때는 굳어지기 직전(43。 정도인 때)에 액상인 채로 삼켜도 무방하다. (한천은 체내에서 굳는다)

11. 한천식은 단식 대신으로 행하는 것이므로 물과 밀마그(수산화마그네슘) 이외의 식물을 취해서는 물론 안 되고 또 한천에 초나 간장을 치는 것도 안 된다.

12. 한천에 흑설탕을 넣으면 잘 굳어지지 않으므로 넣지 않는다.

13. 한천의 취기를 없애는 데는 좀 장시간 물에 불렸다가 만들 것, 또 만든 다음에 특스의 향료를 두, 세 방울 넣는 수도 있다.

25. 단식 요법

(1) 효능

단식의 목적은 숙변의 배제이다. 숙변이 만병의 기본이고 할 정도이므로 이것을 실행하여 숙변을 배체하는 것은 거의 모든 질환의 회복과 체질의 개조에 유효하다.

니시의학 단식요법의 목적은 건강할 때 적시 실행해서 심신을 개조하여 질환에 걸리는 일이 없도록 하려는 것이지만, 가령 어떤 질환에 걸렸다 해도 바로 단식을 실행한다면 결코 악화된다든가 하는 일은 없고 반드시 회복되는 것이라는 점을 명심해야 한다.

다음에 단식에 의하여 치유되는 질환의 종류 중에서 주요한 것을 열거 한다.

< 위염, 직장 궤양, 소화 불량, 변비, 위장 비대, 충수염, 충수염에서 온 화농성 복막염, 간장경변, 비만증, 관절염, 당뇨병, 늑간 신경통, 천식, 브라이트씨 병, 수종증, 신경쇠약, 편두통, 전신마비, 전간, 각종 결핵 제증, 카리에스, 늑막염, 복막염, 각종 전염병, 정맥류, 중이염, 빈혈, 습진, 나력, 매독, 편소선염, 족부 궤양, 감기, 혈액순환 부전증,

탈저(脫疽), 일반 신체 허약증, 불면증, 신경쇠약, 히스테리, 육중독(肉中毒), 부인병, 암, 육종, 요산과다증, 외상 등등 >

나의 경험으로는 거의 만병에 걸쳐서 좋은 성적이었지만, 원래의 목적은 건강시에 실행하여 질환에 걸리지 않도록 하는 것이다.

(2) 방법

정규의 단식법은 약 1년에 걸쳐서, [남자는 2일, 4일, 6일, 8일, 8일,/여자는 3일, 5일, 7일, 7일, 7일,]로 단식하고 그 사이에 40일 내지 60일씩의 간격을 둘 것. 만일 어떤 사정으로 이 이상의 간격이 필요하게 될 때는 1회만 2일의 단식을 해두면 이 간격은 2배까지 연장하여 지장이 없다. 그러나 이 조치는 1회에 한해서 유효할 뿐이다.

단식을 실행하는 데는 졸저<西醫學 斷食法>을 숙독하고, 또 경험자의 이야기를 들어서 충분히 이해한 다음에 실행에 옮겨야 한다.

단식의 준비 — 첫째로 우선 처리해야 할 일 및 신변상의 분제를 잘 정리해 둘 것.

기생충을 구제할 것. 음주나 흡연의 습관이 있는 사람은 점차 줄이다가 단식중에는 금주 금연 할 것. 가족에게 잘 단식을 실행을 이해시킬 것.

점감식(漸減食) — 장관의 급격한 수축을 피하기 위해 행하는 것으로 거의 예정된 단식 일수와 같은 기간에 점점 식이를 줄여가다가 끝내는 단식으로 들어가는 것이다. 예를 들면 2일간의 단식에 있어서는 제 1일은 평소 식사량의 절반, 제 2일은 삼분지 일, 제 3일은 0으로 단식에 들어가는 것이다.

단식중 — 얘써서 생수를 조금씩 마실 것, 매일 정시에 화장실에 가서 15분쯤 있을 것, 1일 1회 미온탕으로 관장 할 것. 1일 적어도 30, 40분간의 산보, 또는 이에 가까운 정도의 가벼운 운동을 할 것.

단식 중 명현이 심하여 물도 먹을 수 없고, 식욕도 없고, 구토가 계속되고, 두통도 있고, 류머티즘이나 신경통 비슷한 통증이 있거나 하는 수도 있지만, 이것은 건강을 회복하려고 하는 하나의 증상이므로 태연하게 이에 대처하여 그 명현의 과정을 기다리지 않으면 안 된다.

예정보다 빨리 단식을 중지하지 말 것, 가능하면 하루고 이틀이고 연장하는 방침을 취한다.

단식 종료 후의 점증식(漸增食) － 그래서 예정 일수의 단식을 종료하였으면 이제부터 점증식으로 들어가는데, 일단 점증식에 들어가면 이상(異常)의 식욕 흥분이 생겨서 모르는 사이에 과식에 빠져 단식의 효과를 없앨 뿐 아니라 생명의 위험에도 이르는 일이 있으므로 엄히 규정된 점증식에 따르지 않으면 안 된다.

지정된 식사량은 하루 24시간 중의 것인데, 1회의 양 초과가 아무리 적다해도 그것이 여러 번 겹쳐서 1일 양이 규정량을 초과하는 것은 그대로 과식인 것이다.

단식 종료 후 제 1일의 식이는 미온의 묽은 미음을, 찻잔 7부를 1회 양으로 하여 주석 2회로 할 것. 식염은 귀이개로 두 개쯤, 걸코 많이 넣어서는 안 된다. 그 후의 점증식은 다음의 표에 의할 것. 그리고 생수를 조금씩 마시는 것을 잊어선 안 된다.

(3) 주의

1. 단식은 어렵지 않으나 그 전후 특히 단식 후의 점증식에 있어서 특별한 극기심이 필요하다. 이 때 과식에 빠져 모처럼의 공을 약간의 잘못으로 무너뜨리는 결과가 되어서는 안 된다. 단식 후의 과식은 아무리 경계해도 지나치지 않다.

2. 단식은 자택에서 하는 것이 정규의 방식이지만, 경험이 없는 사람 또는 신중을 기하기 위해서는 신용 있는 단식 도장에서 하는 것이 바람직하다.

3. 단식을 하면 그 일수에 따라 상당히 여위어지는데 이것을 급히 살찌우려 하면 안 된다. 단식 후의 섭생을 지켜가는 데 따라 소위 표준 체중을 획득 할 수 있다.

4. 엄격하게 단식 전, 중, 후의 50訓(졸저 니시의학 단식법 참조>을 실행하면 숙변과 흑변이 배제되어 장시간의 수면이 필요 없고 피로하는 일도 없고 두뇌는 명석하게 되며 심신 상쾌하고 판단력과 결단력이 같이 명쾌하게 된다. 또한 원만한 인격이 형성되며, 타인의 3 배 이상의 활동이 가능하게 된다.

5. 다음에 단식에 관한 표어를 소개한다.

① 니시의학 단식법은 활동하면서 실행 할 수 있는 근대적 사회에 적응한 단식법이다.

② 병약자도 건강자도 만병근치 심신개조의 의학적 비결로서 본법을 실행하라.

③ 병에 걸리기 쉬운 허약자는 본법에 의해 심신을 근본적으로 개조하라.

④ 건강을 자랑하는 사람도 중년 후에는 본법을 단행하라.

⑤ 본법은 유일무이의 합리적인 젊음을 되찾는 비법이다.

⑥ 혈압이 높은 사람은 즉시 본법을 실행하라.

⑦ 감기에도 상처에도 또 종기에도 본법은 그 회복력을 촉진한다.

⑧ 본법은 위장병자, 당뇨병자의 구세주이다.

⑨ 단식에 이해가 있으면 중병에 공포가 없다.

⑩ 중병은 하늘이 명하는 일종의 단식으로 알아야 할 것이다.

단식 종료 후의 식이 섭취법 개략도

(1개년 5회 표준 단식 실행자의 것)

단식일수 단식 후의 일수	2일간의 단식인	3일간의 단식인	4일간의 단식인	5일간의 단식인	6일간의 단식인	7일간의 단식인	8일간의 단식인
제 1일	흰쌀미음	흰쌀미음	흰쌀미음	흰쌀미음	흰쌀미음	흰쌀미음	흰쌀미음
제 2일	밥알섞인 미음(半죽)	보리미음	보리미음	현미미음	현미미음	현미미음	현미미음
제 3일	죽소량, 묽은 야채스프	밥알섞인미 음(半죽)	밥알섞인미 음(半죽)	보리미음	보리미음	상 동	상 동
제 4일	보통식량 의 60%	죽소량,묽은 야채스프	죽 소량	밥알섞인미 음(半죽)	밥알섞인미 음(半죽)	보리미음	상 동
제 5일	보통식량 의 70%	보통식량 의 60%	죽 종래의 양 묽은 야채스프	죽소량	상동	밥알섞인미 음(半죽)	보리미음
제 6일	보통식량 의 80%	보통식량 의 70%	보통식량 의 60%	죽 종래의 양 묽은 야채스프	죽소량	상동	밥알섞인미 음(半죽)
제 7일	보통식량 의 90%	보통식량 의 80%	보통식량 의 70%	보통식량 의 60%	죽 종래의 양 묽은 야채스프	죽소량	상동
제 8일	이하 종래섭 취량 90% 목표	보통 식량 의 85%목표	보통식량 의 80%	보통식량 의 70%	보통식량 의 60%	죽 종래의 양 묽은 야채스프	죽소량
제 9일	상 동	종래 식사의 85%목표	종래 식사의 80%목표	종래섭취량 의 80%목 표	보통식량 의 70%	보통식량 의 60%	죽 종래의 양 묽은 야채스프
제 10일	상 동	상 동	상 동	상 동	종래섭취량 의 80%목 표	보통식량 의 70%	보통식량 의 60%
제 11일	상 동	상 동	상 동	상 동	상 동	종래섭취량 의 80%목 표	보통식량 의 70%
제 12일	상 동	상동	상 동	상동	상동	상 동	종래섭취량 의 80%목 표

단식 종료 후의 생식 섭취법

단식일수 / 단식 후의 일수	2일간의 단식인	3일간의 단식인	4일간의 단식인	5일간의 단식인	6일간의 단식인	7일간의 단식인	8일간의 단식인
제 1일	짠즙(絞汁) 120g	짠즙 120g	짠즙 120g	짠즙 120g	짠즙 210g	짠즙 120g	짠즙 120g
제 2일	짠즙200g에 짓이긴것100g	짠즙 180g	짠즙 180g	짠즙 180g	짠즙 180g	짠즙 180g	짠즙 150g
제 3일	짓이긴 것 350g	짠즙200g에 짓이긴것100g	짠즙180g에 짓이긴것100g	짠즙180g에 짓이긴것40g	짠즙200g에 짓이긴것20g	짠즙 200g	짠즙 180g
제 4일	짓이긴 것 450g	짓이긴 것 350g	짠즙200g에 짓이긴것100g	짠즙200g에 짓이긴것100g	짠즙180g에 짓이긴것40g	짠즙180g에 짓이긴것20g	짠즙 200g
제 5일	짓이긴 것 500g	짓이긴 것 450g	짓이긴 것 350g	짠즙200g에 짓이긴것100g	짠즙180g에 짓이긴것60g	짠즙180g에 짓이긴것40g	짠즙180g에 짓이긴것30g
제 6일	짓이긴 것 600g	짓이긴 것 500g	짓이긴 것 450g	짓이긴 것 350g	짠즙200g에 짓이긴것100g	짠즙180g에 짓이긴것60g	짠즙180g에 짓이긴것50g
제 7일	짓이긴 것 650g	짓이긴 것 550g	짓이긴 것 500g	짓이긴 것 450g	짓이긴 것 350g	짠즙200g에 짓이긴것100g	짠즙180g에 짓이긴것80g
제 8일	짓이긴 것 650g	짓이긴 것 620g	짓이긴 것 550g	짓이긴 것 500g	짓이긴 것 450g	짓이긴 것 350g	짠즙200g에 짓이긴것100g
제 9일	상 동	짓이긴 것 620g	짓이긴 것 600g	짓이긴 것 550g	짓이긴 것 500g	짓이긴 것 450g	짓이긴 것 350g
제 10일	상 동	상 동	상 동	짓이긴 것 600g	짓이긴 것 550g	짓이긴 것 500g	짓이긴 것 450g
제 11일	상 동	상 동	상 동	상 동	짓이긴 것 600g	짓이긴 것 550g	짓이긴 것 500g
제 12일	상 동	상 동	상 동	상 동	상 동	짓이긴 것 600g	짓이긴 것 550g

비고

1. 표중의 양은 조식 폐지의 점심저녁 2식에 있어서의 1회 양이다.

2. 보통 찻잔의 하나는 대략 120g이다.

3. 보통의 경우 식염은 필요치 않지만 발한한 때는 적당히 가할 것. 그러나 제 1일의 식이에는 1회에 귀이개 두 개 정도로 할 것.

4. 생야채는 5종류 이상으로 하고 잎과 뿌리가 필요하다. 과일은 소량 조미료정도로 하고 많이 먹으면 영양불량이 된다.

5. 생식을 만드는 방법에 대해서는 24항을 참조할 것

부기 ; 밀마그에 의한 숙변 배제법[19]

(1) 효능

단식, 한천식 또는 생식에 의하지 않고 간편하게 숙변을 어느 정도 배제할 수가 있다.

(2) 방법

1) 밀마그 산형 음용법

제 1일 -한 컵의 생수에 밀마그 차숟갈 하나를 타서 아침 세수할 때와 취침 30분 전에 마신다.

제 2일 - 같이 하는데 밀마그 양을 찻숟갈 둘로,

제 3일 - 같이 하는데 밀마그 양을 찻숟갈 셋으로,

제 4일 - 같이 하는데 밀마그 양을 찻숟갈 넷으로,

제 5일 - 같이 하는데 밀마그 양을 찻숟갈 다섯으로,

제 6일부터 제 10일까지의 5일간은 같이 하는데 밀마그 양을 차숟갈 여섯으로 한다.

제 `11일 - 같이 하는데 밀마그 양을 찻숟갈 다섯로,

제 12일 - 같이 하는데 밀마그 양을 찻숟갈 넷으로,

제 13일 - 같이 하는데 밀마그 양을 찻숟갈 셋으로,

제 14일 - 같이 하는데 밀마그 양을 찻숟갈 둘로,

제 15일 - 같이 하는데 밀마그 양을 찻숟갈 하나로,

제 16일부터 제 20일까지의 5일간은 밀마그를 넣지 않고 생수만을 마신다. 그리고 21일1nxj 다시 같은 방식으로 한다.

이 방법을 4~6개월 간 반복하면 대충 숙변을 배체할 수 있고 그 후는 1주 1일쯤 적당히 밀마그水를 마시면 된다.

2) 밀마그 1%법

컵 하나의 생수에 밀마그 2g을 넣어서, 아침에 한 컵 점심식사 전 30분과 취침 전 30

---

19) 譯者註 ; 참고 될 점이 많으므로 동인저<家庭醫學寶鑑>에 있는 것을 여기에 첨가한다.

분에 마신다. 이 방법을 3~6개월 동안 계속한다.

이 밀마그水는 고갈된 숙변에 침투하여, 이를 벗겨서 배체의 목적을 달성하게 한다.

(3) 주의

1)의 방법에 있어서 밀마그 여섯 찻숟갈이 되면 1일 3회쯤의 설사변이 되는 수가 있는데, 이에 놀라서 중지하면 안 된다.

밀마그는 그저 진하게 해서 마신다고 좋은 것이 아니다. 생수의 양이 적어서는 배변의 목적을 달성하지 못한다.

위산과다, 위궤양 등에는 묽게 해서 마시면 동통을 완해(緩解)한다. 설사를 당해서도 묽게 해서 마시면 멎는다.

이 방법을 행할 때는 숙변이 배제되므로 암을 비롯한 갖가지 질환을 예방 할 수가 있다.

26. 야채죽 요법

(1) 효능

죽(粥)은 노인에게는 가장 적합한 식이로서 고래로 존중되고 있다. 노인이 아니라도 1개월 2일쯤의 미식[靡食=죽(粥)]은 실행하고 싶은 것이다. 위장질환, 수종, 복수, 식염과잉 등에 유효하다.

(2) 방법

보통의 죽을 쑬 때는 쌀속애 무, 당근, 시금치, 상추, 배추, 번행초, 순무, 기타 경우에 따라 토란, 고구마, 우엉 등 중에서 몇 동류인가를 작고 가늘게 썰어서 넣고 이 죽에는 간장, 소금 기타 조미료류는 일체 넣지 말 것,(단, 미량의 미원(味元MSG)을 許하는 수가 있다.)

미식일(靡食日)에는 평상시와 같은 식사 시간에 평소 밥의 양과 같은 정도의 죽을 먹고 그 외에는 부식물, 간식 등을 일체 취하지 않을 것, (단, 과일 혹은 고구마를 찌거나 구운 것에 소금을 찍지 말고 먹는 것은 상관없다.) 이것은 즉 무염일, 무당일(無糖日)을 겸하는 것이 된다.

죽에 넣는 야채의 양은 죽과 반반 보다 적어도 좋으나 야채의 양이 많을수록 그 날의 배뇨는 빈번하게 된다. 1시간 간격보다 더 자주 나오는 사람은 야채의 양을 줄이면 된다. 요당이 많은 것은 평상시의 과잉 염분이 일시에 배출되기 때문인데,

이 미식일(靡食日)을 마치면 그 이후에 채네 염분 흡수력은 극히 호조를 띄게 되어 염분의 과부족을 가져오는 일이 없게 된다.

특히 염분 보급법 20분 목욕법을 실행 중인 사람은 식염의 섭취에 있어서의 과부족을 조절하기 위해 2주간 내지 3주간에 하루는 반드시 미식일(靡食日)을 두는 것이 필요하다.

27 이상적 식이 섭취법

1. 평상시의 식이(食餌)로서는 부식물에 채소류 3부, 육류 3부, 해초류 3부, 과일 1분의 목표로 하고 그 총량이 바로 주식물과 동량이 될 정도가 좋다.

2. 단 주거나 근무지의 지역 또는 건물의 높이에 따라서 높은 곳에서는 육류(산성)를 많이 낮은 곳에서는 채소류(알칼리성)를 많이 섭취하는 것을 방침으로 할 것.

3. 이러한 식이법을 이상적으로 행하기는 대단히 곤란하므로 3주간에 1회 정도로 총결산을 행할 필요가 있다. 그 목적을 위해 다음의 방법이 있다.

(가) 단식일 - 이 대응으로는 한천식이 좋다.

(나) 미진일 - 야채만 넣은 조미료 없는 죽

(다) 생식일 - 끓인 것이나 구운 것을 먹지 않는 날이다.

(라) 무염일 - 1일 중 식염을 먹지 않는 날로 이것도 미(죽)식일과 겸해서 좋다.

(마) 무당일(無糖日) - 1일 중 설탕을 먹지 않는 날로 이것도 미(죽)식일과 겸해서 좋다.

(바) 라이스카레일 - 10일에 한 번쯤, 너무 맵지 않은 것을 점심에 먹으면 좋다. 이것은 인후, 식도 등에 대해서 겨자요법을 실시하는 것과 같아서 인후 및 식도를 건전하게 하는 효과가 있다.

(사) 오곡밥일 - 한 달에 한 번쯤, 갖가지 색소를 보급하는 뜻으로 먹는다.

(아) 팥밥일 - 한 달에 두 번쯤 비타민B를 보급하는 뜻으로 먹는다.

4. 식이의 구성, 영양의 과부족 등은 처음에 한 번 둘러볼 필요는 있지만, 먹기 시작한 뒤에는 공(空), 무(無)의 상태로 먹지 않으면 안 된다.

5. 미식(美食)은 왕후귀인(王侯貴人)의 금도로 조식(粗食)은 그에 상응한 서민의 기분으로 먹을 것. 상대의 지위에 압도되면 식이가 몸에 붙지 않는다.

28. 지방 섭취 – 일입주의법(一粒主義法) [조건반사의 방법]

(1) 효능

허약 기타 사정으로 여위어 있는 사람은 버터, 치즈, 간유 등을 다음과 같이 일입[一粒=(一滴)]주의로 섭취하면 적당히 비만해 진다. 단 매일 저녁 식사 후 1, 2시간을 지나서 일정한 시간에 취할 것.

(2) 방법

다음의 표에 표시된 것처럼 일입(一粒, 대강 1分眞角 또는 米粒大) 또는 1적(滴)을 단위로 하여 섭취할 것.

지방섭취 일입주의법

횟수	1회	2회	3회	4회	5회	6회	7회	8회	9회	10회
알맹이(방울)수	1알	2알	3알	4알	5알	6알	7알	8알	9알	10알
연속일수	3일간	3일간	3일간	3일간	3일간	3일간	3일간	3일간	3일간	3일간

31일째부터는 매일 一粒(또는 1滴)씩 늘려서, 1일의 섭취량이 열알 내지 70알에 이르면 비대해 진다. 경우에 따라서는 열 알을 끝낸 후, 다시 한 알부터 반복하여 열 알에 이르게 하는데 이렇게 하기를 3회(3개월)에 달하면 완료하는 방법을 취하여도 상관없다.

29. 비타민 섭취법

(1)비타민A 결핍증

저녁식사 후 두 시간 정도 된 때에 예를 들어 간유라면,

1회에- 1滴씩 섭취하기를 3일간

2회에- 2滴씩 섭취하기를 3일간

3회에- 3滴씩 섭취하기를 3일간

위와 같이 4일째마다 1滴씩 늘려서 결국 체중 60kg인 사람이 차숟갈 두 개 반에 달하면 결핍증은 전치되는 것이므로 그 후는 중지한다.

(2) 비타민B 결핍증

다른 비타민과 달라서 특별히 조건반사의 응용은 필요하지 않다. 1일 중 적절한 시간에 비타민B를 함유하는 식물(찻숟갈 하나의 되도록 새로운 신선한 쌀겨, 보리, 콩나물, 팥 등)을 먹으면 된다. 단 팥은 천천히 빻아서 명주체로 친 가는 가루를 하루에 작은 술잔 하나쯤(비리기 때문에 오브라트를 써도 좋다) 먹는 방법이 좋다.

이것은 특히 임산부에 응용하면 위장 장해 및 각기를 막고 안산이 되게 할 수 있다.(합장합척을 같이 할 것)

(3) 비타민C 결핍증

예를 들면 체중 60kg인 사람을 가정하고 귤이라면 식후 약 30분에

첫 번째 - 귤 한쪽의 반분을(삼분지쪽부터 시작하는 것이 이상적) 3일간

두 번째 - 귤 한쪽을 3일간

세 번째 - 귤 한쪽 반을 3일간

위와 같이 순차로 4일째마다 점증하여 결국 일곱쪽이나 여덟쪽쯤 들어 있는 귤(달걀크기) 3개에 달할 때까지 계속 할 것.

통조림의 귤을 이용할 때는 시럽을 잘 물로 씻고 섭취할 것.

감잎차 또는 전즙(煎汁)에사 취할 때는 그대로 마시면 되고, 조건 반사의 필요는 없다.

비타민P는 모세혈관을 활동시키는 비타민인데 성질은 대체로 비타민C와 동일하여 창포의 잎, 여름 밀감, 유자 등의 껍질 및 즙 중에 함유되어 있다.

목욕할 때 창포, 또는 여름 밀감이나 보통의 귤 껍질 등을 자루에 넣어서 섭씨 40도 이내로 3,40분 우러나게 하면 비타민이 충분히 나오므로 여기에 들어가면 피부가 조와지고 감기, 적리, 잇(齒)병이 예방되고 또 건전하게 된다.

단, 창포는 전연 새로운 것보다는 좀 그늘에 말린 것이 좋다.

(4) 비타민D 결핍증

예를 들어 간유를 사용한다고 하면 비타민A의 경우와 같은데 겨울철(10월~4월)이면 찻숟갈 2개쯤, 여름철(5월~9월)이면 찻숟갈 1개 반에 달할 때까지 속행한다.

또 작은 물고기를 쪄서 말린 것, 멸치 새끼를 말린 것, 해삼 말린 것, 생선을 통째로 말린 것 등의 건어 중에 있으므로 이것을 3~5마리쯤 먹으면 밀가루의 맥각중독(麥角中毒)을 예방 내지 치유하는 효과가 있다.

(5) 비타민E 결핍증

이것도 비타민B와 같이 조건반사법의 필요는 없다. 밀의 맥아, 보리 및 쌀의 배아, 옥수수, 상추, 양배추, 쑥갓 등으로 적당히 보급할 것이다.

(6) 비타민G 결핍증

뱀장어의 간장 등을 사용할 경우에는 이를 잘게 썰어서 미립대(米粒大)의 1粒부터 시작해서 전기 A, C의 요령으로 4일째마다 점증하여 결국 3개월에 이르기까지 속행한다.

감주(甘酒)- 소량에서 시작해서 결국 3홉에 달할 때까지 계속한다.

우유 -이것도 소량에서 시작해서 결국 5홉에 달할 때까지 계속한다.

이 외에 G는 지방 없는 돈육, 구육(狗肉)- 이것 등은 분(糞)을 먹는 동물의 육(肉)이라는 의미), 달걀, 감자(특히 껍질 속의 첩착 부분), 푸성귀의 잎(푸른 곳), 오곡, 순무의 잎 등에 함유되어 있다.

(7) 비타민의 보급 순서

예를 들어 폐결핵 같은 비타민A 결핍자는, 동시에 거의 C도 결핍되고 또 B,G의 필요도 긴요하므로 이 세 가지를 포함할 필요가 있다.

그리고 이 경우 G, C, A의 순서로 섭취하는 것이 가장 효과적이다. 처음에 전술한 대로 G를 취하고 이것을 약 2주간 계석한 후 C를 취하기 시작하고, 이것을 또 2주간 계속한 후에 비로서 A의 섭취를 들어가는 것이다. 그리고 4일째마다 늘려가는 이유는 조건반사를 확실히 일으키기 위해서이다.

30. 칠복향(七福香)

(1) 효능

각종의 비타민 등 영양소의 부족을 보충하고 트기 부갑상선 호르몬의 원료를 보급하기 위해 매일 찻숟가락 두 개쯤 꼭 복용하는 것이 좋다.

(2) 만드는 법

1. 검정콩가루　1홉-볶아서 가루로 한다.

2. 메밀가루　1홉

3. 말가루   1홉

4. 옥수수가루   1홉-세분(細粉)으로 한 것

5. 깨(백, 흑, 적)   각 3 작(勺)씩-볶아서 가루로 한다

6. 다시마가루   5작-불에 쬐어서 가루로 한다

7. 흑설탕   적절히

1~4를 질남비로 가볍게 볶으면서 혼합하고, 다음에 5와 6을 넣고, 식은 다음에 7을 적당히 넣는다. 판매하고 있는 제품은 성분이 얼마간 틀린다.

31. 흰 설탕의 허용량

독일의 속담에 '백당은 회도(灰盜-칼슘의 약탈자)이다' 라고 말하는데 흰 설탕을 일정량 이상으로 섭취하면 산과잉[酸過剩- 즉, 아치도시스(Azidosis)]를 유발하게 되는데 질병의 75%는 이 부류에 속하고 있다.

지금 체중 1kg당, 1일의 허용량을 표로 나타내면 다음과 같다.

흰 설탕의 허용량(체중 1kg당)

나이	하루의 허용량
생후 6개월까지는	0.1g
6개월 후 1년까지	0.2g
1년후 ~10세까지	0.3g
10세후~20세까지	0.4g
20세 이상은	0.5g

위의 표는 체중 1kg당이므로 실제의 1일 허용량은 그 사람의 체중을 안 후에 결정한다. 예를 들면 지금 체중이 20kg 인 8세의 어린이의 경우 그 어린이의 1일 흰 설탕 허용량은 0.3g × 20 = 6g을 넘어서는 안 된다는 이치가 된다.

주 의

위의 것은 흰 설탕의 극량(極量)이고, 흑설탕이라면 이 3배는 무난하다. 참고로 보통의 대형 각설탕 1개의 중량은 약 6g이다.

32. 저작(咀嚼) 요법

위장기능이 불완전한 사람은 일시적 방법으로 저작법을 혼용하는 것도 하나의 요법이다. 그 실행법은 다음과 같이 한다.

최초는 대체로 한 입에 50회 씹기를 6개월 간, 즉 1 식사에는 약 2,000번 씹는 셈이되며 약 30~40분을 요한다. 이어서 한 입에 25회 씹기를 3개월간, 즉 1식사에 약 1,000번, 시간은 30분을 요한다. 이어서 한 입 12회 씹기를 1개월 간, 즉 1식사에 4,5백번, 이런 식으로 대강 1년에 걸쳐서 보통의 식사방법으로 돌아오는 것이다.

주 의

저작법은 어디까지나 일시적인 요법으로 응용할 것이지 만일 이것을 장기에 걸쳐서 계속할 때는 끝내는 장기능의 둔마를 초래하여 언어(대滯)나 장폐색을 일으킬 염려가 있다. 설사 등 일시적인 위장 질환은 하루나 이틀의 저작 요법으로 치유 된다.

33. 겨자(芥子) 요법

(1) 효능

폐렴, 기침(늑막염, 폐결핵, 인두결핵, 감기 등), 신경통, 견응, 중이염, 충수염, 히스테리, 피로회복, 인후통 등

(2) 겨자반죽

만드는 법 - 적당한 용기에 보통 100g의 겨자에 대해 같은 용량의 뜨거운 물을 넣고 충분히 이겨서 섞는다. 어린이의 경우는 겨자와 밀가루를 반반으로 (유아의 경우는 밀가루쪽을 더 많이) 섞어서 찌릿찌릿한 자극을 적게 한다.

탕의 온도 - 가장 효능을 나타내는 더운물의 온도는 섭씨 55도이며 70도가 되면 효력이 줄고, 100도 이상 또는 30도 이하로서는 효과가 없다.

붙이는 법 - 타월 또는 바랜 헝겊에 약 1분(3mm)의 두께로 겨자반죽을 붙이고 환부인 피부에 거즈 두 겹을 대고 그 위로부터 겨자 반죽을 붙이고 그 위를 기름종이로 덮는다.

겨자반죽의 형상은 붙이는 장소에 따라 맞춰 가면 된다.

발적검시(發赤檢視) - 2, 3분 후에는 때때로 헝겊의 귀를 들어 피부의 발적이 어느 정도인가를 검시하고 붉게 되었으면 바로 헝겊을 땔 것. 5분 이내에 붉게 되는 것은 효과가 잘 나타난 것으로 증상도 가볍다는 것은 나타내는데, 20분 지나도 아직 붉게 되지 않은 및 붉게 되어도 바로 퇴색소실하는 것일수록 증증에 가까운 것이다.

20분 지나도 붉게 되지 않을 경우에는 일단 중지하고 피부에 밀마그의 붉은 용액을 바르고 4, 50분 후 재차 겨자 반죽 찜질을 실시한다. 폐렴 등의 경우 20분으로 붉게 되지 않으면 간격을 40분 두고 몇 번이고 이 방법을 반복해서 붉게 될 때까지 한다. 도중에서 결코 단념해서는 안 된다.

주 의

1. 횟수는 보통 1일 1회이지만 때로는 2회를 하는 수도 있다.

2. 붉게 되지 않는다고 해서 결코 20분 이상은 붙여두지 말 것,

3. 한 번 사용한 겨자 반죽은 버리지 말고 이것을 불로 덥혀서 다시 4, 5회 더 써도 무방하다.

4. 발적이 소실한 뒤 겨자 반죽 때문에 피부가 거칠어진 경우는, 밀마그의 붉은 용액을 바르면 좋다.

5. 겨자는 싱싱한 일본겨자가 좋지만 약용겨자라도 좋다. 냄새가 나간 것은 듣지 않는다. 보존하는 데는 粒芥子가 좋다. 냄새가 약한 겨자는 어린이에게도 밀가루 없이 쓴다.

7. 粒芥子의 경우는 마분기에 넣고 뜨거운 물을 겨자가 안 보일 정도로 부은 다음, 20분 이상 두었다가 빻아서 쓰는 데, 붙일 때에 조금 덥혀서 댄다.

8. 낡은 겨자인 때는 엽차 식은 것이나, 무즙을 넣어서 저으면 잘 일어난다.

9. 각탕을 병용할 때는 여름에 각탕 후에, 겨울에는 각탕 전에 반죽을 붙이는 것이 유효하다.

10. 겨자가 없을 경우는 후추, 고추, 생강, 고추냉이 등을 쓴다.

11. 또 베헝겁으로 마찰 발적시켜도 좋다.

(3) 겨자 찜질법

찜질 해야 할 부위의 피부에 종이를 깐다. 그위에 1홉의 열탕에 겨자를 찻숟갈 하나쯤을 넣어서 잘 저어 섞은 겨자탕에 담근 수건을 접어서 놓고 또 조금 두꺼운 종이를 대고 다시 마른 타월로 덮어서 침구가 젖지 않도록 한다.

그리고 3분 ~ 5분 후 피부에 발적이 나타나면 바로 수건을 떼고 다음에 타월로 더운 물 찜질을 약 30분 간 한다. 그 사이에 온도가 내리면 타월을 바꿔 댄다는 것을 잊어서는 안 된다.

이 방법은 특히 유아와 같은 피부가 약한 사람에게 적합하다.

(4) 겨자욕

온냉욕, 발의 온냉욕, 각탕 등의 경우에 겨자를 조금 타도록 한다.

또 유아가 인사불성에 빠졌을 경우 대야에 겨자탕을 만들고 여기에 전신을 담가서 발적시키면 소생한다. 이 때 더운물 한되에 대하여 겨자 큰 숟갈 하나쯤으로 하고 탕의 온도는 섭씨 43도가 좋다.

주 의

(2), (3)의 목적은 이것에 의하여 몸의 표면에 발적을 일으켜서 내부의 울혈이 흩어지게 한다. 결국 세균의 먹이를 몸의 표면으로 빼앗아서 균을 아사시키는 방법으로 인후부, 흉부, 배부(등에 오한이 날 때나 척추카리에스, 척추타박 등의 경우는 좁고 길게 하여 척추상에) 등에 많이 응용된다. (4)의 겨자욕은 간성(癎性), 이른바 기분이 들뜨는 초조감, 히스테리, 월경통 등의 완화에 유효하다.

34. 발의 운동법

(1) 효능

발의 고장은 대체로 그림과 같은 관련으로 아래로부터 상체로 파급되어 간다. 그러므로 머리의 고장을 고치는 데도 발의 고장을 고칠 필요가 있다. 발의 고장을 고침으로써 일체의 만병이 자연히 치유되는 것이다.

예를 들면 오른쪽 발바닥의 고장은 오른쪽 무릎, 오른쪽 배, 오른쪽 인후, 코의 고장을 일으킨다. 이것을 바로 잡는 데는 오른쪽 발의 부채꼴 운동, 왼쪽 발의 상하운동, 오른쪽 무릎의 토란 고약 찜질 등을 행하지 않으면 소용이 없다.

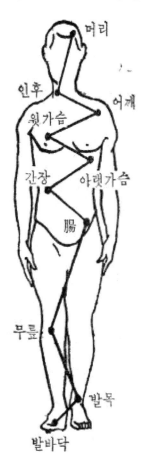

[신체 고장 전달도]

(2) 방법

이것에는 다음의 5종이 있다.

1. 부채꼴 운동

발끝의 발가락이 붙은 부분의 염증(모톤(Morton씨병)을 고치는 데 사용하는 방법이다. 그림처럼 발의 장심 이상의 부분이[횡의 운동을 주어서 이 부분의 통증이나 수종을 없애고 좌우의 발의 균형을 이루게 한다.

예를 들면 오른쪽 발의 경우 바로 누워서 두다리를 들고, 오른손으로 오른쪽 다리의 정강이 밑을 밖으로부터 쥐며 팔굽은 무릎을 껴안는 것처럼 하고 왼쪽 손으로 뒤꿈치를 잡고 두손을 움직여 발끝을 좌우로 진동시킨다.

2. 상하운동

발의 복사뼈 부위의 염증[소오렐(Sorrel)씨 병]을 고치는 방법이다. 발목부분을 상하로 진동시켜서 발목의 통증을 없애고 좌우의 발을 균등하게 하는 방법.

예를 들면 왼쪽 발일 때는 왼손으로 정강이 밑을 잡고 이에 오른손을 덧붙이고 발끝을 상하로 진동시킨다.

주 의

이상 두 가지의 운동을 필요로 하는 사람은 선형 운동이 왼쪽이면 상하운동은 오른쪽, 전자가 오른쪽이면 후자는 반대로 왼쪽, 이런 식으로 되어 있다.

좌우의 발에 어느정도의 차가 있는 것이 보통이기 때문에 3일쯤 계속한 후 1일만 좌우를 바꿔서 하고 또 3일쯤 계속하는 식으로 한다. 보통은 조석으로 선형, 상하 각 1분 반씩 행한다.

발의 선형과 상하의 두 운동을 하고 나면 1분 정도 모관운동을 해 둘 것. 특히 앉은 위치에서 하였을 때 필요하다.

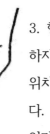

3. 혈관 운전법

하지를 30도쯤 들고 다시 30도쯤 바깥쪽으로 벌린 위치로, 발 전체를 굴신하는 운동.좌우 교호로 행한다. 왼쪽 발은 동맥계, 오른쪽 발은 정맥계를 맡고 있다.

[발끝의 부채꼴 운동]

4. 심장 운전법

앞의 3과 같은 체위로 발의 사외상부(斜外上部)를 발등쪽으로 얼마쯤 안으로 부치는(扇)듯이 굽히는 운동. 왼쪽 발은 좌심장(특히 좌심실), 오른쪽 발은 우심장(특히 우심실)을 관장한다. 심장 쇠약에 빠진 중증자가 왼쪽 발의 신장운동에 의해 기사회생의 효과를 내는 수가 적지 않다.

5. 신장 운전법

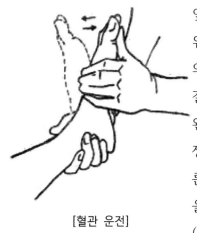

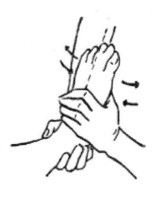

앞의 3과 같은 위. 그림과 같이 의 조우양측을 갈아 비트는 방 왼쪽 발은 왼쪽 장, 오른쪽 발은 른쪽 신장(腎 을 관장한다.

체 발 번 법 · 췌 오 臟)

[혈관 운전]

[신장 운전- 비트는 중심]

(3)주의)

이것 등의 조작의 전후에는 반드시 모관운동을 1, 2분 할 것.

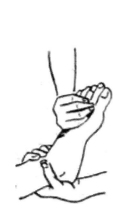

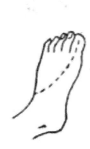

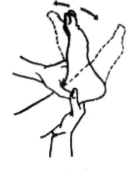

[발끝의 상하 운동]

[심장 운전]

35. 하지 유연법

(1) 효능

하지의 경화는 갖가지 질병의 원인을 이루는 것으로 그중에서도 정맥노창(靜脈怒脹)은 모든 질병과 관계가 있기 때문에 이것을 유연하게 할 필요가 있다.

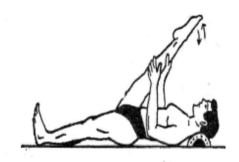

[하지 유연 앙와법]

(2) 후면 신전 운동

그림처럼 앙와의 위치에서 한쪽 다리는 평상위에 되도록 곧게 펴서 붙이고 다른쪽 다리를 역시 곧게 편채로 조용히 돌려서 수직의 위치를 넘어 가슴쪽으로 더 가져오는 운동이다.

이것은 배복근, 대퇴이두근, 직고근, 신근, 복근 등을 유연하게 하여 갖가지 고장의 원인을 발지한다.

주 의

1. 올린쪽 다리는 무릎을 굽히지 않도록 하고 때때로 발끝을 젖히는 운동을 행하고 또 모관을 할 것.

2. 좌우 교호로 하는데, 특히 펴지지 않는 쪽에 주력을 쏟을 것.

3. 바닥에 대고 있는 다리의 무릎이 굽는다든지 위로 들

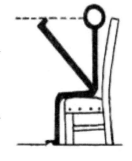

[하지 유연 좌위법(座位法)]

린다든가 하지 않도록 주의 할 것,

4. 급하게 하면 근육이 상하는 수가 있으므로 무리하게 펴는 일은 피할 것. 단, 다소 아플 정도로 하지 않으면 펴지지 않는다.

5. 경우에 따라서는 좌위에서 발끝이 눈 높이까지 오도록 드는 방법도 좋다.

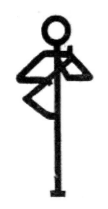

[발의 외측면 신전운동]

(3) 외측면 신전운동

위와 같은 앙와(仰瓦)의 위치에서 한쪽의 다리는 평상위에 붙인 채, 다른쪽 다리의 무릎을 굽혀서 그 발끝이 반대쪽 어깨에 닿도록 하는 운동. 이것은 여러 근육을 유연하게 하는 효과가 있다. 특히 시력을 회복한다.

(4) 서식 로울러

1. 방법 ; 닛켈 도금을 한 놋쇠의 동20)(筒) 속에 열탕을 채운 후 핸들을 잡고 다리의 경직부 특히 종아리 부위에 굴린다. 피부에 타월 등을 대든가 하여 데지 않도록 조심한다.

2. 효능 ; 피부의 열점을 자극하여 모세혈관을 활동시켜서 그 부분의 혈행을 좋게 하여 경직을 풀기 때문에 근육이 유연하게 되어 자기진단법을 하기가 쉬워진다.발이나 다리가 피로할 때, 어깨가 뻐근할 때, 눈에 충혈이 될 때에도 속효가 있다.

 (맥주병으로 대용할 때는 급히 열탕을 부으면 깨어질 염려가 있으므로 처음에 온탕을 넣어 병을 덥히고 다음에 중등도의 탕을 넣고 나중에 열탕을 넣도록 한다.

---

20) 응급적으로는 맥주병을 이용할 수도 있다.

(5) 치(痔)의 운동법

하지의 정맥관에 펌프작용을 일으켜서 치정맥의 울혈을 고치며 또 이것은 젊음을 되찾는 방법이 되기도 한다.

1. T자형 운동 ; 신체와 하지의 각도가 120도 되게 하고 운동을 하는데 선골을 평상면에 붙이고 신체를 30도쯤 일으켜 두 손으로 지탱하고 다리도 같은 각도로 들고 발끝은 젖힌다. 이 자세에서 두 발로 T자형을 만드는데 좌우 교호로 4, 50회씩 행한다.

2. 각유법 ; 양 발을 30도쯤 벌려서 한 자 정도 높이의 받침대나 이불 위에 올려 놓고 (부득이 하면 수평대로) 두 발끝을 젖힌 자세로 다리를 외측으로 돌렸다가 다시 힘을 주어 비튼다. 다음에 힘을 빼고 내측으로 돌렸다가 다시 힘을 주어 외측으로 비튼다. 이것을 5회 반복 한다.

이번에는 양 발끝을 펴고 힘을 넣어 다리를 외측으로 비튼다. 이것을 5회 반복한다.

이와 같이 외측, 내측 각 5회씩 네 번 반복한다. (합 40회)

동시에 주먹을 쥐고 팔을 비트는 운동도 함께 하면 좋다.

36. 특수 모관법

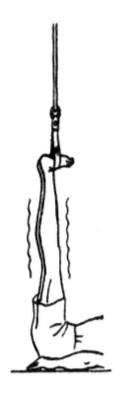

(1) 효능

슬관절에 통증이 있을 때 행하는 모관운동으로 보통으로는 낫지 않을 경우에 응용한다.

(2) 방법

1. 무릎부위에 고장 ; 발을 위로부터 스프링이난 고무 줄을 사이에 넣고 매어 달아 무릎에 부게가 걸리지 않게 한 상태에서 모관을 행한다.

2. 족관절 혹은 주상골 ; 족관절이나 주상골에 고장에 있을 경우는 그림과 같은 테를 만들어 대고 모관을 한다.

3. 손가락의 모관 ; 생안손이 생긴 것은 손가락 사이에 솜이나 적당한 압저물(壓抵物)을 끼워 손가락이 닿지 않게 하고 모관을 한다.

4. 분무모관 ; 인후의 염증이 있는 경우 이 부분의 혈액순환을 돕는 모관법으로 분무 (噴霧)요법이 있다. 앉든가 혹은 의자에 걸터앉은 위치에서 우선 손을 위로 들고 모관운동을 1분 15포, 다음에 손을 내리고 1분간 쉬고, 다시 들고 진동 1분 15초, 내리고 1분 쉬는 요령으로 이것을 11회 반복한다. 이 때 인후부에는 냉찜질을 할 것. 편도선염, 인두결핵 등에 좋다. 특히 목이 쉰 것을 고칠 때에도 응용한다.

5. 반모관 ; 오른쪽 아래 또는 왼쪽 아래로 옆으로 누워 왼쪽 또는 오른쪽의 손발의 모관을 행하는 방법. 이것은 좌반신, 또는 우반신의 근육이나 신경의 발달 정도 혹은 기능 상태 등이 균등하게 갖춰져 있지 않을 때 대체로 약점이 있는 쪽의 모관에 의하여 좌우의 부동을 같게 하려는 방법이다.

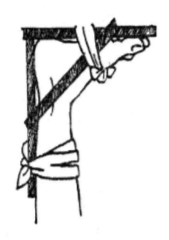

[테를 댄 모관]

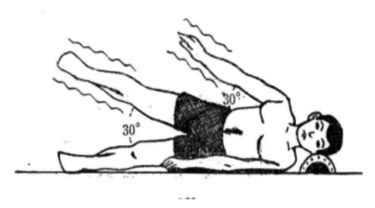

[반모관]

주의

1. 적당한 베개를 대고 손과 발의 각도를 각각 약 30도쯤으로 벌리고 모관을 행한다.

2. 행하는 시간은 2,3분을 1회로 하고, 상태에 따라 이를 몇 번이고 반복한다.

6. 보통의 모관의 경우와 같이 바로 누워서 베개를 베고 두 다리를 수직으로 들어 올려서 옆으로 각각 45도씩 벌린 위치에서 모관을 행하는 방법. 월경불순, 백대하 등의 경우에 응용한다. 기타 남녀 같이 일반적으로 생식기관의 기능보강에 응용하면 좋다.

(3) 한쪽 발로 서는 법

1.효능 ; 한쪽 발로 서는 것은 312개의 근육에 각각 활동을 주는 것이 되어 40분간 서 있을 수 있는 사람은 신체에 고장이 없다는 것을 말해 준다. 부인은 25분간으로 좋다.

2. 방법 ; 전후에 모관운동을 행하여 발의 고장을 고치고, 좌우 교호로 연습한다. 한쪽 발은 넓적다리를 수평으로 되게 들고 다른 한 발로 가만히 선다. 서는 쪽의 발목을 전후좌우로부터 부드러운 놋쇠 스프링으로 잇고 거기에 방울을 달고 소리가 나지 않도록 노력한다.

37. 각반 요법

(1) 효능

정맥류도 갖가지 질병의 원인을 이루는 것이므로 각반을 이용하여 고치는 것이다.

(2) 방법

한 필(반, 약10.6cm)의 천을 세로로 5치(약 15cm)폭 정도로 끊고 이것을 반으로 갈라 두 개의 붕대를 만들어 둔다. 또 두벌의 게에트르(Guetre)를 끈이 붙지 않는 쪽을 기워 붙인 것도 좋다.

취침 두 시간쯤 전에 우선 모관을 하고 다음에 준비해 둔 붕대로 발끝에서 부터 둘둘 다리 가랑이 반쯤까지 발 끝 쪽일수록 세게, 또 안 감긴 데가 없이 단단하게 감는다. 그리고 한자 내지 한자 반 높이 정도의 받침대를 만들고 거기에 두 다리를 올려 놓은 채 안정을 취한다. 대개 두 시간쯤에서 붕대를 푸는데, 다시 모관 운동을 하고 취침한다는 것을 잊어서는 안 된다.

(3) 주의

1. 밤 사이 내내 감은 채로 두면 혈액의 순환을 해하니까, 두 시간 정도에서 풀 것. 단 수평의 위치라면 밤새 내내 해도 무방하다.

2. 여름철 더워서 땀이 나 곤란한 사람은 각반 밑에 수세미 엷은 것을 넣고 그 위를 감아 간다.

3. 병증과 체질에도 따르지만, 전쾌까지 매일 밤 계속할 것,

4. 붕대 사용 중에 체온이 각각(刻刻)으로 오르는 사람과 내리는 사람이 있다. 이 열이 오르고 내리는 증상을 요법으로 이해하는 심경을 미리 만들어 놓을 것. 그리고 오르는 것은 붕대를 푸는 동시에 점점 내리고 내리던 것은 평열로 접근하여 가는 것이다.

5. 각반요법을 행함에 즈음하여 발열자에게는 엽차, 토마토즙, 감잎 전즙(煎汁) 등을 1컵 먹여서 비타민C를 보급하여 둔다. 단 그때 구토 기미가 있는 사람에게는 다시 가다랭이 쪄 말린 것 등으로 조미한 음료를 역시 1컵 먹이면 좋다.

6. 각반요법을 행할 때 인후의 염증을 재발하는 일이 있는데 그때는 밀마그 양치질을 할 것, 또 온찜질 혹은 겨자 반죽 찜질을 할 것,

7. 심장의 고동을 일으키는 사람이 있는데, 빠르면 그때 늦어도 2주간 이내에 각각 고장이 치유로 향하는 것이므로 참을 수 있는 정도로 시행 할 것.

8. 각종 치(痔) 질환에 극히 유효하다.

38. 부인 및 임산부의 운동법

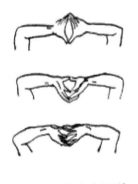

[합장합척전 손동작]

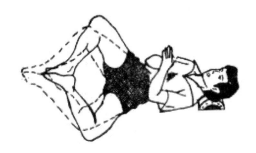

[합장 합척법]

(1) 효능

안산방법이며 지금까지 난산하던 사람도 본 방법을 실행할 때는 아주 쉽게 출산하게 되는 것이다. 또 일반 부인병, 예를 들면 자궁 발육부전, 자궁 후굴, 월경 이상, 무월경, 불임증, 난소낭종, 자궁근종, 태아의 위치이상, 자궁내막염, 질염 등은 이 방법에 의해 회복 한다.

또 이 방법을 항상 조석으로 행할 때는 부인병 및 남자 생식기의 제 병을 예방 및 치료할 수가 있다.

(2) 방법

다음에 드는 운동법은 산전은 분만직전까지, 산후는 3주 내지 5주 이후에 행한다.

1) 합장합척법

좌우사지의 근육과 신경을 균등하게 하여 전신적인 조화를 이루도록 하는 방법인데, 특히 합척법은 골반저, 복부, 상퇴, 하퇴, 발 등의 근육과 신경의 기능, 혈액순환 등을 순조롭게 하여 태아의 발육이나 분만을 쉽게 하는 방법이다. 그러므로 분인은 월경 개시부터 매일 조석으로 실행하면 결코 부인병에 걸리는 일이 없다. 특히 스포츠를 즐기는 여학생 및 항상 서서 일하는 부인에게는 필수의 방법이다.

실행법

1. 합장합척은 앉은 위치에서 행하는 수도 있지만 임부가 행할 경우는 보통 앙와(仰瓦) 자세로 한다.

2. 합장을 행하는 데는 우선 양손의 손가락을 벌려서 끝을 맞대고 양쪽에서 밀어붙이듯이 하는 운동을 수회, 다음에 그대로의 위치에서 손을 전후의 방향으로 요컨대 전박(前膊)의 장축을 중심으로 충분히 힘을 넣어 회전하기를 수회, 이어서 손을 수직의 방향으로 세운 위치에서 합장한다.

3. 합척은 그림과 같이 무릎을 굽혀서 벌리고 발바닥을 장 합친 위치에서 10수회 행한다. 움직이는 거리는 발 길이의 한배 반 정도로 한다. 그리고 난 뒤, 5분 내지 10분간 그리고 합장합척을 한다.

4. 운동 중 무릎은 되도록 벌리고, 양쪽의 발바닥이 떨어지지 않도록 주의할 것,

5. 기상시 취상시(就床時)에 침상 속에서 행하는 외에 수시로 행하면 좋다. 단 그 전후에 붕어 모관을 행하는 것이 좋다.

2) 리이벤슈타인의 운동법

독일 리이벤슈타인(Liebenstein)박사의 <산전산후의 체조법>에는 복부의 운동법으로

서 2종, 대퇴 및 하퇴의 운동법으로써 1종, 제 6종의 것이 실려 있다. 그러나 붕어, 모관, 발목의 운동법, 복근의 강화법 및 합장합척을 실행하면 이들의 여섯 종류는 모두 포함된다.

단, 복근의 강화법은 임부의 체력에 맞춰서 과격하지 않게 주의 할 것.

그래서 다음에는 다만 보조적인 응용법으로서 세 가지의 운동법을 들어 둔다.

(가) 발의 신전운동 ; 전신의 혈관에 운동을 일으키는 것인데, 특히 하지의 혈액순환을 왕성하게 한다. 적당한 두께의 깔개 위에 발을 얹고 발끝을 젖혔다 폈다 하길 10수회, 단 전후에는 모관을 하는 것이 좋다.

[빌의 굴신 운동]

(나) 저항에 맞서는 무릎 개폐운동 ; 골반을 확장하고 견근 및 여러 근육을 강화하여 안산하게 한다. 앙와위에서 무릎을 세우고 손은 후두부에 대든가, 혹은 경침을 벤 자세에서 상반신은 충분히 이완시켜 놓는다.

이 때 조수(助手)가 두 무릎의 바깥쪽에 손을 대고, 무릎을 오므리려고 하는데, 임산부는 서서히 무릎을 되도록 벌리려고 한다. 다음에는 조수가 손을 무릎 안쪽에 대고 무릎을 벌리려고 하는 데 대하여, 임산분은 서서히 무릎을 오므려서 똑 붙을 때까지 계속한다.

주의

1. 저항이 너무 세어서 임부의 무릎이 떨리든가, 운동이 단속되든가 하지 않도록 서서히 등속적인 운동을 행하게 할 것.

2. 횟수도 피로하지 않을 정도로 적절히 정할 것.

3. 조수 대신에 궁술의 연습에 쓰는 탄력대를 무릎에 걸고 벌리는 운동을 행하는 수도 있다.

(다) 골반저의 운동법 l 질의 괄약근을 강화하고 그 성적 활동을 보강하여 분만을 쉽게 이르게 한다. 앞의 (나)와 같은 체위에서 무릎을 조금 벌린 위치. 최초 항문을

되도록 세게 오무려, 근육 조직을 심하게 수축시킨다(마치 뒤가 몹시 마려운 것을 억지로 참는 상태). 이러한 긴장 상태를 적당한 시간 계속한 뒤, 근육을 전부 이완시키고 휴식한다. 이것을 3회~5회 행한다(주의는 앞의 항목과 같다).

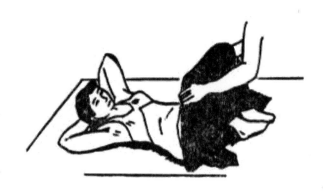

[무릎 개폐 운동]

39. 표준 혈압

극히 통속적인 사고 방식으로 말해서 심장이 수축한 때의 동맥내의 압력이 최대혈압,
심장이 이완하고 있을 때의 동맥내의 압력이 최소혈압이고 그 차가 맥압이다.
지금 이를 혈압 사이의 순 이론적인 비례를 산출하면 다음과 같다.

표준 혈압비

최대혈압	최소혈압	맥압	비고
3.14	2	1.14	
또는 1	$\dfrac{7}{11}$	$\dfrac{4}{11}$	

미국에서 약 10만인에 대한 통계로는 이 비례는 거의 3 ; 2 ; 1로 되어 있는데, 일본
에서 수천인에 관한 실측치의 평균은 거의 $1 ; \dfrac{7}{11} ; \dfrac{4}{11}$ 로 되어 있다.

연령에 의한 표준혈압을 산출하는 데는 다음과 같은 간편법이 있다.(단, 21세 이상)

남자의 최대 혈압 $= 115 + \dfrac{연령 - 20}{2}$

여자의 최대 혈압 $= 110 + \dfrac{연령 - 20}{2}$

또 혈압을 실제로 측정 할 때, 그 비례가 표준에 합치되고 있는가의 여부를 보는 데는
다음과 같이 한다.

12세 이상의 경우 ➡ $\dfrac{\text{최대 혈압}}{\text{최소 혈압}} = 1.57$

12세 이하의 경우 ➡ $\dfrac{\text{최대 혈압}}{\text{최소 혈압}} = 1.5$

예를 들어 이 비가 1.37이하로 되면 뇌일혈, 1.83 이상이면 전색(栓塞), 결핵, 암, 폐렴 등에 걸릴 염려가 있으므로 되도록 1.57에 점근 시키도록 노력하지 않으면 안 된다. 그러기 위한 실제 방법으로는 평상, 경침, 붕어 모관, 나(裸)요법, 발의 냉온욕, 한천식 요법, 생식 요법, 발의 운동법 등 이외에 하지(下肢) 유연법을 실행하는 것이 급선무이다.

연령별 표준 혈압표[(일본인) 남자, mm]

나이	최대혈압 (평균)	최소혈압 (평균)	맥압 (평균)	나이	최대혈압 (평균)	최소혈압 (평균)	맥압 (평균)
5~10	90	60	30	46~50	128	81	47
11~15	100	64	36	51~55	131	83	48
16~20	110	70	40	56~60	134	85	49
21~25	116	74	42	61~65	136	87	49
26~30	119	76	43	66~70	139	88	51
31~35	121	77	44	71~75	141	90	51
36~40	124	79	45	76~80	143	95	48
41~45	126	80	46	81~100	138	92	46

㈜ 여자는 남자보다도 일반적으로 5mm 정도 낮다

40. 적혈구 침강 반응

보통 적침(赤沈) 혹은 혈침(血枕)으로 부르는 반응인데. 이것은 너무 반응이 빠르거나 늦거나 하는 것으로써 건강 상태, 질환의 정도, 예후 판정 등을 어느 정도 감별 진단할 수가 있다.

적침 촉진의 질병과 증상 ;

열성의 질환, 조직의 붕괴에 의한 단백질 흡수, 염증 산물의 흡수, 아치도시스(Azidosis), 중증의 빈혈, 신강의 기능부전 등.

적침 지연(遲延)의 질병과 증상 ;

적혈구 증가증, 알칼로시스(Alhalosis), 중증의 악액질(혼수와 경련), 실질성 황저(黃疸), 과민증성 쇼크 등

어느 것이든 적침에 영향을 주는 중대한 인자는 혈장단백체의 비례의 변화이고, 기나의 조건은 제 2차적인 것이다.

일산화탄소의 중독은 적침과는 직접적 관계는 없지만 적침 촉진을 나타내는 환자에게 밀마그와 쯔르마(악취흡수제)를 응용하면, 급속히 정상치에 근접시킬 수 있는 점으로 보아 혈장단백체의 안정을 유지하는 조건은 역시 전신적인 기능평균에서 구할 수 있다는 것은 분명하다. 또 감잎 전즙에 의한 비타민C의 보급에 의해서도 촉진은 대체로 정상으로 된다.

다음에 적침 반응의 표준을 나타내는 표를 제시 한다.(단, 베스타 그렌씨법에 의하여 한 시간 후의 침강 거리를 mm로 나타낸다.

적혈구 침강 반응

남자	여자 (월경이나 임신중을 제외)	비고
2mm 이하	3mm 이하	지연
2~5mm	3~8mm	정상
6~10mm	9~12mm	경계치
11~20mm	13~25mm	경도 촉진
21~30mm	26~35mm	중도 촉진
31~60mm	36~60mm	강도 촉진
60mm 이상	60mm 이상	초강도 촉진
적침의 측정은 의사에게 의뢰 할 것		

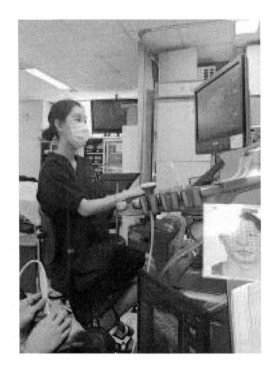

41. 암시 요법

체르니(Czeny)씨나 기타의 실험에 의하면, 우리가 숙면하는 시간은 수면에 든 후 보통 한 시간 내지 두 시간(평균 한 시간 45분)인 때로, 이 시간에는 자율신경인 교감신경과 미주신경이 평형 상태를 이루고 있어서, 소위 오관개공(五官皆空)의 시간이므로 이 때를 겨누어서 암시 요법을 실시하면 가장 효과적이다.

비늘 끝을 5푼쯤 나오게 소독저 사이에 끼우고 실로 맨 다음, 이것으로 발바닥을 쪼아 본다. 그대로 발만 좀 움직일 때는 숙면하고 있는 것이다. 깨어 있을 때에 해서는 안 된다.

술자(術者)는 합장 40분 수행을 완료한 수장을 위로 들고 좀 떤 다음, 손바닥이 이불에 닿지 않을 정도로, 환자의 이마 위에서부터 조용히 배꼽 위까지 이동하고, 거기서 손을 내려서 좀 떤다. 그리고 손을 들고 떨고서는 앞의 동작을 반복한다.

이렇게 1회 5초 정도의 속도로 이동하기를 수십회 하는 것이다.

그 동안에 피술자를 정신적으로 선도할 수 있다는 신념을 확고히 하고 암시에 필요 또한 적당한 말을 반복하여 외어야 한다. 따라서 술자는 특히 피술자에게 존경 받고 있는 사람일수록 효과가 많다.

특히 여자에게는 남자, 남자에게는 여자라는 식으로 이성의 암시가 좋은 결과를 나타내는 것이다. 또 암시의 말을 레코오드에 취입하여 반복 사용하는 것도 좋은 방법이다. 정신 이상자, 각종의 악벽교정(惡癖矯正), 어린이의 편식, 학력 증진 기타 일반의 정신적 선도 등에 응용하여 틀림없는 효과를 얻는다.

술주정이 심한 남편이면 '술은 안먹는다. 술은 싫어졌다.', 오줌싸게 어린이면 '오줌은 안 눈다. 일어나 화장실로 간다.',라는 말을 사용하는데, 적당한 말이 없으면 '잘 된다 잘 된다'로 좋다.

42. 시축 교정법

(1) 효능

눈의 피로 회복, 좌우 눈을 균등하게 하는 것(난시 등에 효과) 등의 효능이 있다.

(2) 방법

먼저 양쪽에 어떤 한 점을 점하고 이곳을 두 분으로 응시 한다.

다음에 한쪽 손의 집게손가락(또는 연필이나 막대)을 눈 앞쪽에 내어대면 손가락은 두 개로 보일 것이다.

그러면 응시하고 있는 점을 두 개로 보이는 손가락의 한가운데에 오게 하고 이것을 응시하면서 손가락을 재빨리 앞뒤로 이동시키는데, 그 한점이 정히 손가락 중앙에 위치하도록 한다.

이 방법을 1, 2분간 계속하면 일시적이지만 시축이 같아져서 눈의 피로가 풀리고 코 및 눈에 관련된 질환을 점차 회복시킬 수 있다. 단, 근본요법으로서는 두 다리를 같게 하는 조작, 발목의 회전 운동 등이 필요하다.

최초의 응시점을 두 개의 손가락 중앙에 낀 위치를 유지하면서 한쪽 눈을 번갈아 감고 응시하면 앞쪽의 점이 좌우로 이동하는데 그 이동이 심하게 나타나는 운이 다른 눈보다도 건전하다.

43. 30배 미음법

(1) 효능

식욕을 돋우는 것, 피로회복, 여윈 사람의 비만법 등

현미분	물	반분으로 조린다	난황의 양	현미분	물	반분으로 조린다	난황의 양
1	30배	〃	1개의 $\frac{1}{8}$	1	16배	〃	〃
1	28배	〃	〃	1	14배	〃	〃
1	26배	〃	〃	1	12배	〃	$\frac{1}{2}$
1	24배	〃	〃	1	10배	〃	〃
1	22배	〃	〃	1	8배	〃	1
1	20배	〃	$\frac{1}{4}$	1	6배	〃	1
1	18배	〃	$\frac{1}{4}$				

[표 ; 30배 미음법]

(2) 방법

식욕이 없는 중증의 환자에 대해서는 30배의 미음법을 쓰는 것이 좋다.

우선 현미의 먼지를 털고, 이것을 가루로 빻아서 조(粗), 중, 세의 3종류로 체로 걸러 가른다. 조분속에는 왕겨 등이 섞여 있으므로 이것을 제거하지 않으면 안 된다.

미음을 만드는 데는 이 3종류의 어느 것을 써도 좋으나 이것을 섞는 일을 피하지 않으면 안 된다.

우선 환자가 하루에 마실 수 있는 미음의 양을 예정하고 그 양의 약 <u>1/15</u> 만큼

현미분을 준비한다. 여기에 30배의 물을 넣고 불로 반분(半分)으로 졸인다.

이것을 30배의 미음이라고 하는데, 이것이 섭씨 40도로 식었을 때에 날계란 6분지 일 내지 8분지 일을 넣어 잘 섞고 소금으로 적당히 맛을 붙여 환자에게 마시게 한다. 만일 이것도 마시지 못하면 그가 좋아하는 과즙을 조금 넣으면 잘 마실 수 있게 된다.

이 30배 미음을 먹으면 다음에는 28배의 미음을 주고 이것을 먹어내면 그다음 26배로 하는 식으로 점점 우수배(偶數倍)로 진하게 하는 것이다. 만일 마실 수 없게 되면 묽게해서 주어야 한다.

다음에 미음의 배수와 난황의 분량을 표시한다.

미음의 극한은 6~8배이므로, 이 정도로 진해졌으면 죽으로 넘어가도 좋다. 난황은 섭씨 40도 정도에서 넣지 않으면 익어서 성분이 파괴되므로 주의할 것.

만일 현미를 구할 수 없어 백미나 반도미(半搗米)를 쓸 때는 그 1홉에 대해 깨끗한(반도미의) 쌀겨 찻숟갈 하나를 넣을 것.

젖먹이의 경우 거즈 3겹쯤으로 잘 걸러서 유리에 발라 보아 알맹이가 없을 만큼으로 해야 한다. 소화불량인 젖먹이에 대해서는 우유와 미음과 비율을 반반쯤으로 섞어 사용한다. 이때도 진하게 해서는 안 된다.

묽은 것을 주어 변통의 형편을 보면서 서서히 진하게 해 가는 것이 비결이다.

빨리 살이 오르게 하려고 진하게 하면 반드시 실패하므로 주의해야 한다.

피로회복에는 20배의 미음에 난황 한 개의 사분지 일을 넣어서 식간에 마시고 식이를 그 분량 만큼 줄이는 것이 좋다.

비만의 목적으로는 가장 맛있게 느끼는 배수의 미음을 식간에 연속 사용하는 것이다. 이 경우는 1회 1홉쯤 하루 2회로서 좋다.

44. 복부 된장 찜질법, 메밀 범벅 찜질법, 기타

(1) 효능

된장찜질은 열이 빠지므로 변통이 붙고, 호흡이 쉬워지고, 소변이 나오고, 복수가 흡수된다. 그래서 복막염, 뇌일혈, 중풍, 복수저류, 장결핵, 결핵성 복막염, 신장결핵, 늑막염, 기타 복부팽만, 변통불량, 발열제증 등의 증상에 응용화여 탁월한 효과가 있다.

(2) 방법

찻잔 하나 정도의 된장을 열탕으로 개어서 이을 바로 열탕으로 싼 타월 3겹으로 접은 데에 두께 2분쯤으로 펴는데, 그 주위 3cm쯤 비워 두는 것이 좋다.

그 위에 거즈 1매를 대고 배꼽을 중심으로 거즈쪽이 배에 가도록 붙인다. 배꼽에는 미리 지름 3cm쯤 되게 끊은 엽서 두께의 종이를 대고 된장이 들어가지 않게 한다.

그리고 그 위로부터 뜨겁게 찐 타월 두 장을 대고 그 의를 유지로 덮고 다시 그 위에 적당히 이불솜 같은 것을 대어서 식는 것을 방지한다.

이렇게 하고 복대를 매어 된장 찜질이 꼭 배에 붙도록 한다. 덥히는 타월은 대개 30분 간격 정도로 바꿔 대고 연속 네 시간 이상 하도록 한다. 이 사이에 배변을 쉽게 하기 위래 항문 속에 바셀린 같은 것을 바르든가 미온탕을 30~50cc 주입하여 둔다.

그래서 복통이 일어나면 변통이 붙은 것이니까 그때 붕어 운동을 행하면 다량으로 배변 한다.

된장 찜질은 한 번으로 끝내는 수도 있지만 일주일간이든가 10일이든가 또는 그 이상 연속하는 수도 있다. 그럴 때는 매회 중간 하나쯤의 새 된장을 넣어서 다시 개어서 한다. 된장에서 나쁜 냄새가 나면 버리고 새것으로 바꾸는 것이 좋다.

곤약 두장을 소금물로 데치고 타월에 써서 덥히는 타월 위에 놓으면 두 시간 이상 뜻 뜻하다. 보통은 밤에 잘 때 붙이고 다음 날 아침에 떼도록 한다. 곤약은 몇 번이고 쓸 수 있다. 곤약 대신에 전기 방석이나 회로(懷爐)로 덥혀도 좋은데 회로는 가스를 발생 하므로 속용하든가 중병인에게는 좋지 않다.

늑막염 같은 경우는 흉부 겨자반죽 찜질과 병용하면 늑막의 물이 빠진다. 외일혈이나 중풍 등으로 인사불성이 되어 있을 때도 이 방법은 기사회생의 효과를 나탄낸다.

(3) 주의

다량의 배변을 보면 묽은 미음이나 갈탕 등을 먹여서 장관을 채위 둘 것을 생각히지 않으면 안 된다. 이 미음이나 갈탕의 방법은 심한 설사 뒤에도 행할 만한 방법이다.

(4) 메일 범벅 껍질

된장으로 피부가 허는 사람은 메밀 범벅을 하는 것이 좋다. 이것은 한 홉(약 150g)의 메밀 가루(새 것)에 5g의 식염을 넣고 처음에 소량의 물로 잘 개고 다음에 열탕을 넣 어서 범벅처럼 개어서 천에 펴서 붙인다.

(5) 기타의 찜질

토란 고약, 밀마그, 츠루매[鶴間, 악취흡수제]를 함께 갠 것 ; 밀마그와 올리브유(깨기 름도 가함)를 등량으로 갠 것 ; 혹은 단지 토란고약만 붙이는 수도 있다.

45. 담배 요법

(1) 효능

심장판막증에 대해서는 담배요법을 이용하는 것이 효과가 좋다. 이것은 보통 잘게 썬 실담배(刻煙草)를 사용하는데 그냥 **뻑뻑 빨면** 되고 연기를 반드시 인후까지 넣을 필요는 없다.

(2) 방법

이 방법은 일반적으로 처음에는 1돈쭝(3.75g) 3일, 그 다음에는 2돈쭝 3일, 그 다음에는 3돈쭝 3일, 그 다음엔 4돈쭝 3일, 그리고는 5돈쭝으로 늘면 이것을 5~10일간 연속한다.

이 연속하는 일수는 증상의 경중, 연령, 성별 등으로 상태에 따라 적절하게 가감한다. 다음에는 4돈쭝 3일, 그 다음에는 3돈쭝 3일, 그 다음에는 2동쭝 3일, 그 다음에는 1돈쭝 3일로 점점 감하고 피지 않는 날을 5돈쭝 연속한 일 수 즉, 5~10일을 두고, 또 1돈쭝 3일, 그 다음에는 2돈쭝 3일, 그 다음에는 4돈쭝 3일, 그 다음에는 5돈쭝으로 점차 증량하고, 5돈쭝이 되면 5~10일간을 연속한 다음에 전처럼 점점 감한다.

이 고비를 대개 3회 반복하면 웬만한 난증도 회복되는 것이다. (1일 1개피 3일, 2개피 3일, 3개피 3일, 4개피 3일, 5개피 7~10일, 이런 식으로 다시 거꾸로 줄이고 5개피 일수 만큼 쉬고, 그리고 나서 이를 또 되풀이 하는 방법도 있다.)

이것을 그림으로 나타내면 다음과 같다.

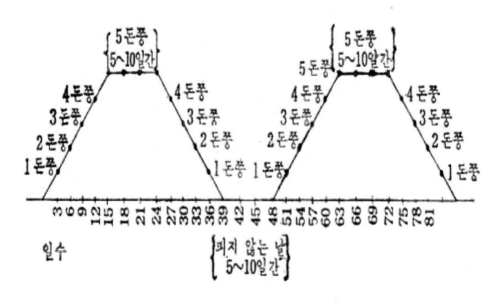

[담배요법의 실행 일수]

(3) 주의

이 방법을 실행 할 때는 니시의학 건강법의 6대법칙을 행하고 특히 생식, 생수 및 모관 운동에 주의하지 않으면 안 된다.

46. 각력법(脚力法)

(1) 효 능

이 운동은 다리의 대퇴근막장력, 봉공근, 대퇴사두근, 슬개관절에 적당한 운동을 주어 대퇴근육의 여읨을 막고 정력을 증진하고, 임신률을 높이고, 다라의 강도를 증진한다. 또 피로를 회복하고, 변통을 조절하며 보행력을 증강 한다.

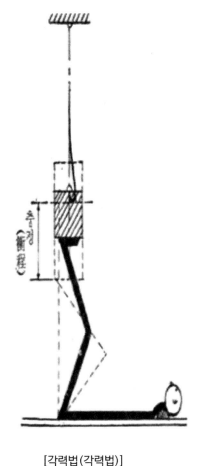

[각력법(각력법)]

(2) 방법

천정에 달아내린 중량의 밑에 경침을 베고 앙와하여 양도산에 중량을 얹고 무릎을 굴신하는데, 이 중량을 1분간 60회의 솟ㄱ도로 상하하는 것이다.

중량은 행하는 사람의 체력에 따르는데 대개 500돈쭝(약 2kg)부터 시작하여 1분간 60회가 될 수 있게 되면 100돈쭝(약 400g),씩 늘려서 6관(23kg)에 이르도록 하는 것이다. 체중의 사분지 삼을 할 수 있는 것이 이상적(理想的)이다.

이 방법을 실행할 때는 생야채를, 건강체는 3종류 이상, 환자는 5종류 이상, 잎과 뿌리를 대강 같은 양으로 하루에 30돈쭝(약 120g)을 섭취해야 한다. 근육을 활동시키고 날(生) 것을 먹지 않으면 노쇠하게 된다.

(3) 주의

중증 환자가 회복기에 다리를 튼튼하게 하기 위해서 행할 때는 열이 없을 때를 겨눠서 서서히 실행하는 것이다.

중량물은 튼튼한 부대에 모래, 자갈, 쌀, 콩 등을 넣는다든가, 나무상자에 끈을 달고 모래나 책 등을 넣든가 해도 좋다. 100돈쭝(약 400g)의 부대를 네 개, 500돈쭝(약 5kg)의 부대를 몇 개 만들어 놓고 점점 늘리도록 하면 편리하다.

나무 상자 밑에 발가락을 끼울 끈을 달고 발을 끼우면 흔들리지 않는다.

무릎은 충분히 굽히고 충분히 펴도록 할 것.

47. 완력법(腕力法)

(1) 효능

이 방법은 팔이 붙은 곳 즉 어깨의 삼각근을 강화하는 방법으로 호흡기의 건강법이다. 6대법칙을 실행하고 여기에 생식, 나(裸)요법 및 완력법을 응용하여 결핵의 공동도 치유 된다.

(2) 방법

천정에서 중량을 달아ㅊ내리고 그 아래에 경침을 베고 바로 누워서 두 손으로 이 중량을 받들고, 이것을 1분간 60회의 속도로 상하하는 것이다. 중량은 처음 약 2kg부터 시작하여 1분간 60회의 상하가 될 만큼 되면 400g씩 늘려 약 15kg에 이르게 한다. 체중의 절반을 할 수 있는 것이 이상적이다.

이 방법을 실시 할 때는 생야채를 건강체는 3종류 이상, 환자는 5종류 이상, 잎과 뿌리는 대강 같은 양으로 하루에 약120g 이상을 섭취하지 않으면 안 된다.

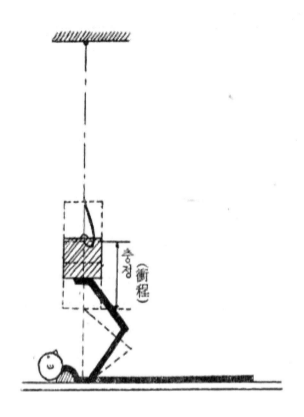

[완력법(腕力法)]

(3) 주의

1. 결핵 환자가 열이 없을 때를 겨눠서 서서히 실행할 때는 공동(空洞)이 있는 질환까지도 이를 치유로 인도하는 것이다. 물론 이때는 니시의학 건강법의 6대법칙을 비롯하여 생식, 나요법 등 갖가지 방법을 실행하지 않으면 안 된다.

2. 기관지천식 등에서는 일시적으로 도리어 기침이 심해지는 수가 있는데 그것을 돌파하면 완전히 치유된다.

3. 완력법은 각력법과 병행해서 실시하는 것이 좋은데, 이때는 생야채를 1일 약240g 이상을 필요로 한다. 팔은 다리의 삼분지 이의 무게이다.

4. 팔굽은 충분히 굽히고 충분히 펼 것.

48. 야뇨증의 구보(驅步) 요법

(1) 효능

야뇨증에 대해서는 첫째로 구충법을 시도해야 하는데 이것이 주효치 않을 때는 이 구보 요법을 행하는 것이 좋다.

(2) 방법

우선 제 1일은 오전 9시에 20분 구보를 하고 합 컵의 생수를 마신다. 제 2일은 오전 10시에 20분 구보를 하고 한 컵의 생수를 마신다. 이와 같이 매일 한 시간씩 늦춰가며 컵 하나의 생수를 마시는데, 이것이 오후 1시가 되었을 때부터는 생수를 한 컵 반씩으로 한다. 이렇게 하여 오후 9시에 이르게 되면 대개 야뇨증은 회복하는 것이다.

오후 9시까지 가면 그 오후 9시의 구보를 나을 때까지 계속하는 것이다.

이것을 표로 제시하면 다음과 같다.

야뇨증에 대한 구보 요법

일수	1日	2	3	4	5	6	7	8	9	10	11	12	13	14	15	16	17	18
시각	9시	10	11	12	13	14	15	16	17	18	19	20	21	〃	〃	〃	〃	〃
구보	20분	〃	〃	〃	〃	〃	〃	〃	〃	〃	〃	〃	〃	〃	〃	〃	〃	〃
生水	1컵	〃	〃	〃	〃	〃	〃	〃	〃	〃	〃	〃	〃	〃	〃	〃	〃	〃

49. 개량잠옷

숙변을 배제하고 신체의 내외에 발생하는 일산화탄소 및 기타의 유해물을 없애고 피부의 기능을 활동시키기 위해서 창안된 것이 개량 잠옷이다. 복부, 흉부, 대퇴직근부위, 배부에서는 흉추 제 3번위부터 제 12번까지의 부위, 측복부, 양신부[(兩腎部), 24세 미만의 여자의 경위의 부분을 끊어 내고 구멍을 낸 잠옷을 만들어 입는다. 이 구멍을 낸 곳은 생리학적으로 일산화탄소 및 유해가스를 가장 많이 발생하는 곳이다.

50. 둔부 긴착대(緊着帶)-安禪治帶

(1) 효능

변비를 고치는 데는 요부의 진동을 방지하고 위장을 끌어올리는 법을 실행하는 것이 가정 효과적이다. 진통이 만성으로 되고 장이 마비(痲痺)되어 변비가 된다. 식후 30분 간은 움직이지 않도록 하라는 것은 이 때문이다.

(2) 방법

그렇게 하려면 다른 내장과 함께 끌어올리고, 조여 매는 방법을 강구하지 않으면 안된다. 따라서 소위 특수한 띠[帶, 밴드]가 필요하다. 나는 그것을 고안하여 전에 특허를 받은 바 있다.

그 특징을 몇 가지 열거하면 다음과 같다.

* 둔부 긴착대(緊着帶)는 요컨대 보행에 인한 신근육의 진통에서 내장의 하수를 막는 동시에 장을 정상으로 하여 변비를 막고, 다시 안산을 보증하고, 겸하여 월경통까지도 부속시키고 츠루마(악취흡수제)도 넣을 수 있는 장치를 만든 것이다.

* 외관은 외국 부인이 쓰는 코르셋에 흡사하여 대단히 우미하다. 양장의 경우는 신근 육이 후물후물 움직이는 것을 막고 외관의 모양을 대단히 좋게 한다. 화복에도 물론 잘 어울린다.

* 조이는 방식은 신부전체의 제근육을 뒤로부터 꼭 싸서 단단하게 조이므로 둔부의 모든 근육이 진통하지 않을 뿐만 아니라 또 전방의 하복부도 조이므로 위장의 하수를 막고 이깃을 상용하면 하수가 생리적으로 제자리로 돌아가서 낫는다.

* 남자용으로서는 자유롭게 갈아붙일 수 있는 헝겊이 붙어서 하대의 대용이 되고 세 탁할 수 있도록 되어 있다.

* 대용품으로서는 보자기를 반분으로 3각이 되게 걸어서 둔부를 싸고 앞에서 매면 된 다.

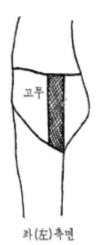 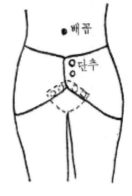

좌(左)측면　　　전면(前面)　점선은 월경대를 가리킴

[둔부 긴착대]

51. 턱걸이법

(1) 효능

척추를 펴지게 해서 이것을 정정(整正)하고 특히 요
추의 고착을 막고 다리를 튼튼

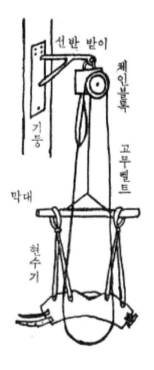

하게 한다. 보행 부자유, 좌골신경통, 요추 염좌, 척
추 카리에스, 척추 타박은 물론 경부 임파선 종창,
편도선 비대, 기침, 위경련 등 거의 만병을 근치하는
위효를 갖는다고 해도 과언이 아니다.

(2) 방법

양쪽 턱과 귀 뒤의 유취돌기를 아래로부터 떠받치도   [턱밑 현수기]
록 하는 모양의 장치를 만들고(가죽의 제품이 있음), 이것으로 두부를 떠받치며 들보
(梁)에 전신을 매다는 것이다.

흔히 어린이의 귀밑을 두 손으로 잡아서 번쩍 치켜들고 서울 구경시킨다고 하는 방식
이다. 이 방법을 어른에게 행할 때는 체인블록 등을 사용하여 서서히 두부를 매어다는
데, 척추부의 동통 등을 고려하면서 점차로 하면 좋다. 수족의 마비가 있다든가, 누워
있는 환자에게 실시할 경우는 처음에 30도 정도의 경사로 된 판자에 누워서 매달리게
한다. 그리고 45도, 60도, 80도로 점차 일으켜서 수직으로 매달리도록 연습한다.

(3) 주의

본법은 처음에는 30초쯤부터 익숙해지는데 따라서 점차로 시간을 늘려서 3분에 이르고, 그후는 3분을 계속한다. 익숙해지기 전에는 3분을 넘지 말 것, 이 시간을 넘으면 허리가 빠진 것처럼 되는 수가 있는데, 더욱 계속해서 현수법을 행함으로써 회복이 된다.

현수의 도중에 척주에서 툭하는 것은 척골의 부탈구가 바로 잡히기 때문이다. 이런 사람은 뼈의 모가 가감이 있으므로 골분(骨粉, 잉어의 뼈가 가장 좋음)을 생야채와 같이 먹어서 뼈를 만들도록 한다.

이가 아픈 사람은 거즈를 물고 하면 좋다.

기구가 닿는 부분에 세로로 두겹으로 접은 타월을 대면하기가 쉽다. 또 가죽에는 기름을 양쪽으로 칠해 두면 부드럽고 튼튼해 진다.

턱으로 받치는 현수기 외에 액하(腋下)로 매달리는 나무로 된 송엽장(松葉杖)[21) 모양의 기구도 있다. 보통 조석 2회, 경우에 따라서는 1일 수회 행한다.

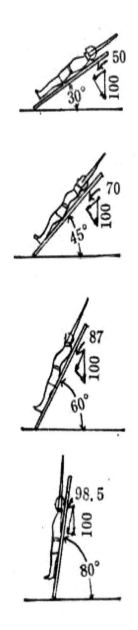

[경사에 의한 턱걸이법]

---

21) 송엽장(松葉杖): 쌍지팡이의 잘못. 다리를 못 쓰는 사람이 짚고 다니는 한 쌍의 지팡이

52. 질병 회복기의 보행법

(1) 효능

병이 회복기에 들어선 다음에 일어나고 걷는 방법을 연구한 것이 이 보행법으로 어느 것이든지 열이 없어지고 식욕이 난 다음에 시작하는 것이 보행법의 선결 조건이다.

(2) 방법

최초에 1분간 서는 연습을 할 것. 그리고 40분간 이상 누워서 쉰다.

다음에 선 자세대로 상반신을 좌우로 비튼다. 이 때 하반신은 전면하고 직립한 채로 한다. 그리고 40분 이상 누워서 쉰다.

직립의 자세에서 무릎을 굽혀서 마름모꼴로 벌린 채로 상체를 지탱하기를 1분간, 이것이 끝나면 40분 이상 누워서 쉰다.

앞의 자세로 상체를 좌우로 서서히 회전하기를 1분간, 끝나면 40분간 누워서 쉰다.

다음에 팔꿈치를 들지 말고 붙인 채로 웅크리고 앉는 연습을 한다.

이것 등의 연습을 정확하게 실행해 보아 신체의 어딘가에 아픈 곳이 있으면 요컨대 그곳에 고장이 있는 것이다.

이상의 연습을 충분히 쌓은 뒤에 드디어 보행법의 연습으로 들어가는 것이다.

이것도 1보법, 3보법, 5보법, 7보법, 9보법, 11보법이라고 하는 단계를 따른다.

1보법은 왼발을 먼저 1보 내고 다음에 오른발을 내어 왼발에 합친다. 다음에 그대로의 위치에서 왼발을 1보 뒤로 당기고 다음에 오른발을 당겨서 왼발에 합친다. 이때 신체가 비틀거리는 상태라면 다음의 3보의 행법을 삼가고 전의 것을 연습한다.

3보법은 왼발로 1보 나가고 오른발을 합치고, 다시 왼발로 1보 내고 오른발을 합친다.

그리고 다음에 그대로의 위치에서 왼발을 1보 뒤로 당기도 다음에 오른발을 당겨서 합치고, 또 왼발을 당기고 다음에 오른발을 합치고, 또 왼발을 당기고 오른발을 합친다.

5보법도 7보법도 이하 같은 순서로 실행하는 것인데, 한 계정(階程)에서 다음으로 넘어 갈 때까지 휴제시간으로서 언제나 40분 간 이상 정양(靜養)하는 것을 잊어서는 안 된다.

이상을 연습하여 11보 전진, 11보 후퇴까지 행해 보고 완전히 위험이 없어 졌을 때에 비로소 외출할 것.

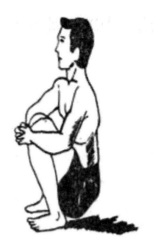

[웅크리고 앉는법]

(3) 주의

이 운동 사이에는 반드시 발끝의 선형과 상하운동 및 그 전후에 모관운동을 행해서 발의 고장 및 피로를 회복시키면서 행하지 않으면 안 된다.

일반으로 질병 회복기에 도로 도지는 일이 있는 것은 보행의 연습을 제대로 하지 않고 대뜸 걷기 시작하기 때문이다.

53. 고전법(股展法)

(1) 효능

내고근(內股筋)을 펴서 다리를 튼튼하게 하며 정력증진 및 젊음을 되찾는 방법이다.

(2) 방법

무릎을 굽히지 말고 가랑이를 곧게 펴서 벌리고, 허리에 힘을 주고 양 다리로 체중을 지탱한다. 도구를 사용하여 점차로 가랑이 사이를 벌려 가는 것도 좋은 방법이다. 최후에는 가랑이가 수평위(水平位)까지 벌어지는 것이 목표이다.

이것도 순서적으로 연습한다. 엉덩이와 수평면과의 사이가 10인치(약 25cm) 내외의 정도가 되도록(이것은 신자이 약 160cm인 사람) 연습하다가 점차 가랑이 사이가 수평이 되도록 연습을 계속 한다.

대체로 약 161cm 이상인 사람은 12인치(약 30cm), 158cm 이하인 사람은 8인치(약 20cm)의 높이가 되도록, 그리고 뒤에는 엉덩이가 수평면에 닿고 가랑이가 180도 벌려질 때까지 연습한다.

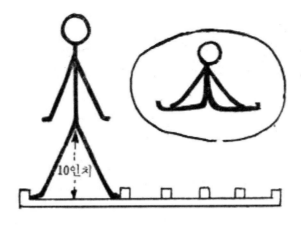

[고전법(股展法)]

(3) 주의

내고근을 상하지 않도록 매회 발의 폭을 주의하면서 연습을 한다. 도구가 없을 때는 장롱이나 책상자를 만들어 놓고, 발이 미끄러지지 않게 하고 또 가랑이 밑에 방석을 접어 놓으면 안전하다.

연습에는 생식을 1일 120g 이상 취하고, 실시 전 후에는 모관 운동을 할 것,

54. 복와 5분법

(1) 효능

신장의 기능을 정상화하고 그 작용을 왕성하게 한다.

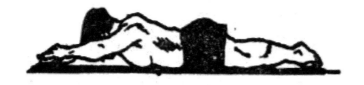

[복와 5분법]

(2) 방법

구부리고 자는 어린이나 엎드려 누우면 기분이 좋다고 하는 사람은 대개는 신장 기능이 충분히 활동하지 않는 경우가 많다. 이런 사람은 1주일에 1회씩 복와 붕어 운동을 실시한 후 5분간 평상의 위에 엎드려 누울 것. 매일 저녁 이 운동을 행할 때는 신장 계통의 기능이 점차 좋아진다.

복와 시의 손의 위치는 각자의 자유이다. 이미 신장병에 걸려 있는 사람은 4, 5회의 복와 5분법을 행하고 그때 마다 계속해서 궁현법을 하여 복근을 튼튼히 하면 더욱 효과적이다.

단, 육대법칙을 아직 충분히 실행하고 있지 않은 사람이 분별없이 함부로 이 복와 5분법을 행할 때는 위나 십이지장을 압박하게 되고, 따라서 만일 이들의 기관에 고장이 있는 사람이 급히 본법을 실행하면 그 부분에 통증을 발하는 수가 있다. 그러므로 육대법칙을 충분히 실행하고 한다.

55. 물구나무 서기(倒立法)

(1) 효능

내장하수를 막고 변비를 치유하며, 팔의 힘을 세게 하여 흉부장기를 강건하게 한다.

(2) 방법

그 이름대로 양수(兩手)로 체중을 지탱하는데 마치 역립의 사자처럼 되기까지 점차 10단계를 거쳐 두 손으로 물구나무 서는 운동이다.

1. 다음의 그림처럼 하고 체중을 전체에 걸고 쉰다.
2. 체중을 팔굽으로 지탱한다.
3. 양팔을 펴고 발을 세운 다음 전신의 체중을 손과 발에 건다.
4. 물개 식으로 상체를 일으킨다.
5. 높이 한 자(약 30cm)정도의 받침대에 발을 세우고 체중을 두 손 두 발로 지탱한다. 이것은 3분간 행한다.
6. 다음에 높이 두 자의 받침대 위에 발을 세운다.
7. 다음에 높이 세 자의 받침대나 혹은 사다리를 사용한다.

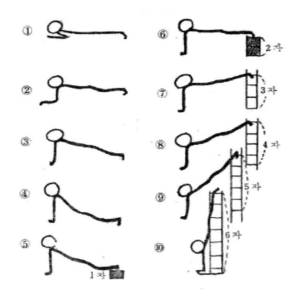

[물구나무 서기]

다음의 8은 네 자, 9는 다섯 자, 10은 여섯 자의 높이까지 발을 올린다. 10에서 재대로의 역립 자세가 된다.

10까지 쉽게 될 수 있게 되기까지 서서히 계정을 밟아서 연습한다. 최초부터 불쑥 다섯 자, 여섯 자를 해서는 안 된다. 순서를 따라서 실시하는 데에 효과가 나는 것이므로, 갑자기 하면 늑막염 등에 걸리는 수가 있다.

(3) 주의

5. 반드시 허리에 힘을 넣을 것.

6. 3분간씩 차례로 연습하면 신체를 두 팔로 지탱할 수 있게 된다. 이상은 한 팔로 전신을 지탱할 수 있게 하는 것이다.

7. 전신을 손으로 지탱하는 것이 되어 이것을 조석으로 3분간씩 실행하면 고질(痼疾)을 고치고 체질을 개선한다. 뇌빈혈, 뇌일혈, 폐렴, 폐괴저 등을 예방하고 대머리를 고친다.

56. 공법(拱法)과 궁현법(弓弦法), 로울링

(1) 효능

이들 요법은 모두 복근과 배근의 강화법으로 이용되는 것들이다.

(2) 방법

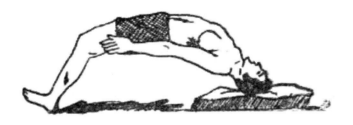

[공법(拱法)]

공법(拱法, 아치법)은 우선 누워서 천정을 바라보는 앙아위에서 후두부와 발꿈치에 힘을 넣어 몸을 받쳐서 세우는 지점(支點)으로 하고 그리고는 복부를 치켜든다. 물론 아치법의 이름과 같이 다리, 가랑이, 배, 가슴 및 목이 둥글게 호상으로 휘어지게 한다.

대체로 30초 ~ 1분 간을 이 자세로 지탱한다. 이 자세로 머리를 지탱하는데는 다소간의 아픔을 느끼게 되므로 미리 머리 밑에 방석 등을 깐다. 변비나 과식 등을 하면 되지 않는다.

다음의 궁현법(弓弦法)은 공법과는 반대로 복와위로 누워서 복부를 지점으로 하여 두 손을 펴고 머리와 발을 치켜들어 두 손, 머리, 가슴, 배, 허리, 가랑이 및 다리가 궁현상을 이루도록 하는 운동법인데 대체로 2분 간 이 자세를 유지하여 지속하도록 한다.

공법, 궁현법 모두 무리하지 말고, 서서히 연습하여 갈 것이다. 또한 이 두 운동은 역학적으로 신체 각 방면에 영향을 미치는 점이 아주 크므로 반드시 평상에서 실행 해야 할 것이다,

또 척추카리에스 환자의 경우에는 완전 생야채식을 해야 하는데 만일에 부득이 하더라도 식이의 반분 이상은 생야채을 하면서 이 운동을 연습하면 점차 치유되어 간다.

궁현법을 실행하여 복부에 통증을 느끼게 되는 사람은 그곳에 고장이 있는 사람이므로 토란 고약 찜질, 칠승식 은행 찜질, 붕어 운동 등에 의해 고장을 고쳐 가면서 실행할 것,

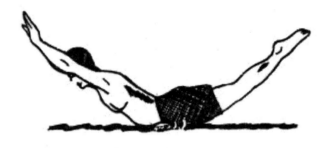

[궁현법(弓弦法)]

(3) 로울링

두껍고 질긴 면직물 같은 것으로 몸을 감고 2, 3부 판자 위에서 딩굴 것. 즉, 로울링(우측와 다음 앙아위를 거쳐 좌측와, 다음 우측와라는 식으로 딩군다)을 합쳐서 행하면, 고관절이 비뚤어진 것이나 반신불수, 족각(足脚)이 서지 않는 것 등도 빨리 낫는다.

57. 엽록소 요법

(1) 효능

각종 염증의 소산, 예컨대 인후카타르, 편도선염, 비염, 피부병, 습진, 항증 제증, 목이 쉰 것 등을 치유한다. 또 기생충에 의한 복통, 딸꾹질, 기타 여드름, 주근깨, 갈색 얼룩점, 모반(나면서부터 피부에 생긴 붉거나 푸른 반점) 등에 사용 한다.

(2) 방법

1. 외용(外用)

외용에 대해서는 세 종류 이상의 청야채 잎의 엽맥(葉脈)을 뺀 것을 마분기 등으로 짓이기고 여기에 올리브유(깨기름 등의 식용유, 바셀린도 대용 가능)를 떨어뜨리면서 잘 섞어서 엽록소 1에 기름 8배, 항문(肛門)은 9배, 신체는 10배, 머리는 11배, 얼굴은 12배)의 것을 만든다.

여름철에는 부패하기 쉬우므로 많이 하더라도 1일분쯤 만드는 것이 좋다.

이것을 환부에 바른다. 색을 희게 하는데는 취침 시에 엷게 바르고, 바르고 나서 잔다. 비강에는 탈지면에 찍어서 넣든가 솜막대로 바른다.

자궁내막염 등의 경우는 곤약의 막대에 거꾸로 눈을 내고 여기에 엽록소와 기름을 개어 발라가지고 질내에 삽입하여 둔다. 이는 취침 시 만으로도 좋다.

질의 최대의 지름은 오른손 엄지 손톱의 횡폭[호상(弧狀)으로 잰다]의 2배이므로 이의 삼분지 일 직경(보통사람이면 소지의 굵기)의 것으로 길이는 소지의 2배 반 정도의 곤약 막대를 만든다. 여기에 5分(약 15mm)쯤 마다 역눈을 내고 소금물로 데치면 굳어진다. 이것을 사용한다. 밀마그 원액을 대용해도 좋다.

남자의 경우는 곤약에 구멍을 내고, 여기에 엽록소를 바르고 음경을 삽입하면 궤양이나 썩어 문들어진 것도 낫는다.

청야채 세 종류 이상을 짓이기고 거친 것을 뺀 것 8%, 바셀린 90%, 도인(桃仁)을 검게 태워서 분말로 한 것 2%, 거기에 소량의 캠퍼(찌릿하게 하고 또 부패를 막기 위해서)를 넣고 섞어서 개면 만능 고약이 된다. 치(痔) 등에 바르는데는 잎 야채를 9%로 한다.

온냉욕의 경우에는 수욕(水浴)통(2인용)에 한 컵의 잎야채 짓이긴 것을 넣고 잘 저은 다음에 들어간다. 온탕에는 잎야채가 아니고 밀마그를 넣는다.

2. 내용(內用)

내용에 대해서는 인후카타르 등은 60g의 엽록소를 생수로 3배 묽게하여 양치질을 하고 그대로 마시는 것이다. 꿀을 두, 세 방울 넣으면 마시기 좋다.

복통이 일어나면 그것이 기생충의 경우는 60g쯤의 즙을 만들어 마시던가 또는 짓이긴 그대로를 먹는다. 그리고 붕어 운동을 하면 5분 내지 10분이면 멎으므로 그때 구충제를 복용한다. 여기에 붕어 운동을 병용하는 편이 좋다.

(3) 주의

외용으로서는 7%가 적당한데, 10%보다 많으면 도리어 악화하는 경향이 있다. 양치질의 경우는, 그 후 얼마 동안 물이나 차, 기타의 식물을 취하지 않도록 한다.

엽록소를 만드는 데는 먹을 수 있는 야채가 좋다. 그리고 되도록 떫거나 맵거나 하지 않은 것을 이용 한다. 야초에는 수산(蓚酸)이 많다.

모반을 제거하는 데는 엽록소와 기름의 혼합을 1주간, 다음에 밀마그와 오리브유 둥량(등량) 혼합을 1주간, 다시 다음에 토란 고약 찜질을 1주간[22]하는 식으로 붙이고 싸매 둔다. 이 과정을 3회 반복하는 동안에 깨끗이 없어진다.

---

22) 著者 註: 토란 고약 찜질을 1 주간 하는 것은 영문판(가시오 박사 역)을 참고한 것임

58. 관장법

(1) 효능

니시의학에서 관장은 미온탕을 쓴다. 이것은 생수에 열탕을 섞어서 섭씨 26, 7도로 한 것이다. 증류수나 끓인 물 식힌 것, 또는 불에 쬐서 적당한 온도로 올린 것은 안 된다. 장 내의 독소를 중화한다. 대장으로부터 조직에 수분을 공급한다. 변통을 촉진한다. 속히 배변을 필요로 할 때 쓰여진다.

어린이가 급히 기운이 없어지고 자리에 맥없이 누울 때는 바로 관장하여 배변을 시키면 그다지 중하게 되지 않고 끝난다. 또 어린이가 발열한 때 그리고 어른이라도 열이 났을 때, 관장을 하여 배변을 시켜 놓은 것은 그 뒤의 경과를 순조롭게 하는 것이 된다.

뇌일혈, 중풍 등의 발작의 경우도 우선 관장하고 바변하는 것은 첫째로 취해야 할 방법이다. 일사병, 일본뇌염의 의심이 있을 때도 즉시 관장을 한다. 단식중에는 1일 1회의 관장이 필요하다.

(2) 방법

어른에 대해서는 500cc나 1,000cc의 이르리가틀(관장액, irrigator, 끝에 카테테르catheter를 달면 하기 쉽다)이 좋다. 어린이에 대해서는 30cc 또는 50cc의 스포이드 또는 유리로 된 펌프형 관장기가 편리하다. 스포이드를 사용할 때는 따로 컵에 관장액(灌腸液)을 준비해야 한다.

관자액은 이르리가틀 또는 알맞은 용기에 생수를 넣고 여기에 열탕을 부어 그 온도를 섭씨 26, 7도로 한다. 이것은 손가락을 넣어 보아서 좀 찰 정도이다. 밀마그가 있으면 1,000cc에 대해 10cc, 즉 100배의 용액으로 한다. 밀마그가 없으면 아무것도 넣지 않는 것이 좋다.

항문에는 바셀린, 포마아드, 동백나무 기름 등을 탈지면에 찍어 바르고 이르이가틀이나 스포이드의 끝에도 기름을 비른다.

환자의 체위는 유아는 앙와로 좋지만, 기타의 경우는 우하로 누워서 베개를 베고 다리를 굽힌다. 술자(術者)는 환자의 뒤에 앉아서 항문에 조용히 관장기의 끝을 밀어 넣는다.

유리 관장기의 경우는 가는 끝을 전부, 기타의 경우은 어름이면 4~5cm, 어린이면 3cm쯤 삽입한다. 이 때 환자는 입을 벌리고 되돌고 복부에 힘을 빼고 있다. 삽입햇으면 조용히 액을 주입하는 것이다.

주입하는 양은 그 경우에 따라 여러 가지이지만 1년 미만의 젖먹이는 30cc 내지 60cc, 1년 이상 3년 미만은 100cc 내지 300cc, 어른은 500cc 내지 1,000cc가 대체로 표준인데 환자의 연령, 병증에 의해 이를 가감해야 한다. 의식불명인 자에게 대량의 액체를 항문에 주장(注腸)하면 장이 터지는 수가 있으므로 이런 경우는 항문에 기름을 집어넣는 정도로 한다.

주입하는 도중 심하게 변의가 일어날 때는 그것이 가라앉는 것은 기다려 계속하여 예정량을 넣는다. 만일 이 변의가 심해서 좀처럼 멎지 않을 때는 거기서 중지해도 좋다.

주입이 끝낫으면 좌하로 체위를 바꾸고 항문을 누르며 8분 내지 15분 간 참는다. 이 사이에 복부를 조용히 (の)자 형태로 쓸어주는 것은 좋다.

그리고 나서 화장실에 가든가 또는 변기로 받는다. 이 때 상황에 따라서는 전혀 나오지 않는 수도 있는데 이것은 흡수된 것이므로 나오지 않아도 좋다.

(3) 주의

관장은 편리하고 귀중한 배변 수단이지만 난용(亂用)은 삼가야 한다.

주입은 극히 서서히 한다. 이르리가톨의 높이는 50cm로부터 아무리 높아도 1m 이상은 안 된다. 그리고 어린이일수록 낮게 한다.삽입에 당하여서는 기름을 발라서 항문이나 직장을 상하지 않도록 주의 한다. 관장액은 온도가 너무 차도 또 너무 더워도 안된다.액은 대부분이 생수이어야 한다. 끓인물 식힌 것이나 증류수, 또는 살균수는 유해하며 관장의 목적을 충분히 달성할 수 없다.

약제는 밀마그 이외는 쓰지 말 것. 밀마그가 없으면 아무 것도 넣지 않아도 조금도 지장이 없다.

59. 토란 고약

(1) 효능

종기, 진통, 견응, 근염, 육종, 피부병, 유방암, 염좌, 중이염, 충수염 등에 유효하다.

(2) 방법

1. 분량

토란 10, 밀가루 10, 식염 2, 묵은 생강 2

2. 만드는 법

토란을 껍질 째로 잠깐 탄화(炭火)로 조금 털이 눌을 정도로 가볍게 구워 껍질을 벗기고 강판으로 간다. 이것과 같은 양의 밀가루와 그 전체 양의 1할의 식탁염(볶은 소금)과 같이 1할의 묵은 생강(껍질을 벗겨서 간 것)을 섞어서 잘 개어 가지고 이것을 린트(lint), 면네르 또는 종이에 두께 3mm쯤으로 펴서 환부에 붙이는 것이다. 만일 환부에 열이 있으면 3, 4시간 마다 갈아 붙인다. 열이 없다면 반나절쯤 붙이고 있어도 좋다. 붙인 다음에 그 부분의 모관 운동을 행하면 한층 더 유효하다.

(3) 주의

피부가 헐어서 가려울 때는 덜 구워졌거나 피부가 약하기 때문이므로 잘 굽든가, 일시 중지하고 그 부분에 밀마그를 엷게 바를 것, 그런데 너무 구워도 듣지 않게 된다. 피부에 기름을 바르고 붙이면 허는 것은 덜한데 붕대로 붙일 필요가 없다.

토란 고약 찜질을 하면 전체가 붉게 부어 오르는 일이 있는데 이것은 효과를 보이기 시작하는 것이므로 중지하지 말고 속행하지 않으면 안 된다.

암 등은 흰 거품 같은 것이 나오다가 드디어는 종창이 붕괴하게 된다.종기 등은 구멍이 나면 단연 피가 나올 때까지 짜서 심을 빼고 그뒤에 다시 토란 고약 찜질을 계속하는 것이다.토란 고약 찜질이 말라서 떨어지지 않을 때는 묵은 생강을 까아서 그 전즙을 만들어 닦으면 깨끗이 떨어진다.

인후가 나쁜 쪽의 무릎이 나쁜 것인데, 무릎에 토란 고약 찜질을 하면 좋아진다. 슬관절의 조금 위를 양쪽에서 눌러서 아픈쪽이 나쁘다. 손수건 정도의 크기로 무릎 관절의 전면부터 대퇴하부에 걸쳐서 싸는 것처럼 붙인다.

이면의 오금에는 붙이지 않는다.남자는 14,5세, 여자는 월경이 시작될 무렵에 하루 건너 3회 내지 7회 취침 시에 양쪽 무릎에 토란 고약 찜질을 하면 신장이 늘고 20세 이후의 결핵 침법을 예방한다.

부패건조 안되도록 특별히 만든 제제로 류합푸(Ryuhappu)라는 것이 있다.

60. 병의 근본, 발한과 그 처리

(1) 머리말

여름이 되고 더워지면 누구든지 땀을 흘린다. 그 외에도 인간생활과 땀은 끊을 수 없는 관계에 있다. 자고 있는 동안에도 300g이나 400g의 땀을 낸다. 이 땀을 흘린 채로 그대로 두면 여러 가지 고장이 생겨 난다.

예를 들면 각기, 여름 타기, 소화불량 등이 일어나고 도 다리가 나른해 진다든가, 기운이 없어진다든가, 가을이 되자 감기에 걸린다든다 하는 것은 모두 이 발한에 대한 처리를 잘못했기 때문이다.

(2) 땀의 성분

땀속에 수분과 염분이 있는 것은 누구나 느끼는 것이나 이밖에 비타민C도 포함되어 있다. 한여름철에는 발한량은 1리터에서 4리터까지도 되고 그 만큼의 수분과 염분, 비타민C를 잃게 되므로 이것을 보충하지 않으면 건강을 해치게 되는 것이다.

땀 100g 중에는 0.3g부터 0.7g(평균 0.5g)의 염분과 10mg의 비타민C를 포함하고 있다. 즉 1리터의 땀을 흘리면 5g의 식염과 100mg의 비타민C를 몸으로부터 잃는 것이 된다.

(3) 발한의 처리

발한하면 수분, 식염, 비타민C를 잃게 되는 것은 전술한 바이며 수분을 잃으면 요독증에 걸리게 되고 염분을 잃으면 위액이 결핍이 되어 신경염을 일으켜서 발에 기계적인 고장을 가져오게 된다.

그러면 각기의 증상이 나타나고 감기에도 잘 걸리게 된다. 그러므로 어떤 때는 깨 소금을 먹는 것이 좋은데 그러나 2,3 주간에 하루는 필히 중단 한다.

또 비타민C를 잃으면 괴혈병이 되고 치조농루가 되고, 세포조직을 약하게 하여 피하 출혈을 일으키는데 이것이 갖가지의 전염병, 폐염, 늑막염 등에 걸리기 쉬운 원인이 되는 것이다.

우리들이 건강한 생활을 하고 있으면 체내에 요소와 암모니아가 생긴다. 이 때 발한이나 설사에 의해 수분을 잃으면 정상적인 요소와 암모니아가 생기지 못하고 유해한 구아니진(Guanidine)이 생긴다.

이것은 즉

$$[CO(NH_2)_2 + NH_3] - H_2O \Rightarrow C\begin{matrix} NH_2 \\ = NH \\ NH_3 \end{matrix}$$

요소   암모니아   물(汗, 吐, 下)   구아니딘(요독증을 일으키는 독)

이 때 물을 마시면 정상적인 요소와 암모니아가 생기므로 건강이 유지되는 것이다. 즉,

$$C\begin{matrix} NH_2 \\ = NH \\ NH_3 \end{matrix} + H_2O \Rightarrow [CO(NH_2)_2 + NH_3]$$

구아니딘   물   요소   암모니아

그러므로 땀을 흘렸으면 그 만큼의 생수와 식염, 비타민c를 적어도 20시간 이내에 보급하지 않으면 건강상 여러 가지 장애를 일으키는 것이다. 물을 꿀꺽꿀꺽 마구 마시지 말고 조금씩 자주 마시는 것이다. 식염은 볶은 것이 좋고 야채나 과일에 쳐서 먹든가 또는 깨소금(소금 6할, 깨 4할)으로 만들어도 좋다.

비타민C는 엄지에 반달이 있는 사람은 엽차로부터 취해도 되나 감잎 전즙으로부터 취

하는 것이 제일 좋다. 비타민C를 약제로부터 취한다는 것은 헛된 일이다.

또 겨울이 지나고 양기가 좋아졌는데 감기나 폐렴에 걸리고 유행성 안질에 걸리는 것은 겨울 동안의 발한이 적절하게 처리되지 않았기 때문이다.

(4) 목욕과 발한과의 관계

큐우슈우의대에서 목욕과 발한과의 관계를 조사하여 다음과 같은 표를 만들었다. 이것으로 보아도 온욕만을 하는 것이 얼마나 무의미 하게 발한시키는 것인가를 알 수 있다. 이런 경우 발한에 대해 생수 염분, 비타민C의 보급을 게을리하면 갖가지 고장의 원인이 되고 그것이 되풀이 될 때는 드디어 신체의 자연조절 장치도 이를 조절하지 못하고 증상(질병)으로서 나타나는 것이다.

목욕과 발한과의 관계

입욕온도(섭씨)	입욕시간(분)	입 욕 후 발 한 량(g)						총발한량(g)
		직 후	30분후	60분후	90분후	120분후	150분후	
43	10	400	110	40	30	20	0	600
42	10	160	95	40	20	20	0	335
41	10	95	85	40	20	19	0	259
40	10	90	80	30	20	17	0	237
온냉욕 온탕42 냉수12	온1분 냉1분 (7회)	0	0	0	0	0	0	0

註 ; 온냉욕은 니시의학 방법에 의한 것이어서 조금도 발한하지 않는 것임을 알 수 있다.

위 표에서 보면 탕의 온도가 그 발한량에 큰 영향을 주는 것이 분명히 나타나 있다.

그러므로 되도록 미지근한 탕에서 해야 한다. 열탕을 좋아하는 노인 중에 의치(義齒)를 넣은 사람이 많은 것은 이 발한으로 인해 비타민C를 잃고 이가 모두 빠졌다는 것을 보여주는 것이다.

이런 것도 적당한 발한의 처리로서 예발 할 수 있다. 내가 제창하는 온냉욕은 발한이 안되도록 되어 있는 것을 표로 알 수 있다.
지금 여기에 다시 한번 발한에 관한 제원을 표로 정리해 참고로 제시한다.

발한에 관한 제원

발한의 정도	발한량(g)	잃는 바타민C(mg)	잃는 식염량(g)
조금 땀이 스며 나올 정도	400	40	2.0
어느 정도 심한 발한	1.000	100	5.0
심한 노동에 수반되는 발한(매시)	1,400	140	7.0
축구(2시간 中)	1,000~2,000	100~200	5.0~10.0
2시간의 달리기(매시 7.7km)	2,100	210	10.5
조정(22분간)	2,500	250	12.5
축구(1시간10분)	6,400	640	32.0
3시간의 달리기	3,900	390	19.5
여름철 정상근무(27°~29℃)	3,000~3,200	300~320	15.0~16.0
약900미터[23]의 등산	5,000~7,000	500~700	25.0~35.0
광산 노동자(1일 당)	10,000	1,000	50.0
야간 취침중	300~400	30~40	1.5~2.0
여름철 발한을 느끼지 않을 정도	3,000~4,000	300~400	15.0~20.0

입이 비교적 작은 사람은 땀을 많이 흘린다. 이런 사람은 특히 주의하여 염분과 비

23) 譯註 ; 원문에는 3,000呎으로 표기되어 있는데 1인치는 2,54cm이고 3000呎은 약 914m이다.

타민C를 보급하지 않으면 안된다. 또 설탕을 좋아하는 사람은 식염 부족이 되기 쉬우므로 보급에 주의해야 한다.

조식폐지와 생식과는 체온을 낮추고 발한량을 감소한다.

61. 깨소금 만드는 법과 효능

사철을 통해 깨소금은 보건요양상 필요하지만 특히 여름철에는 땀을 흘리므로 식염을 깨소금으로 보급해야 한다.

깨소금은 깨 4, 식염 6의 비율로 혼합, 마분기 등으로 빻은 것이 좋다. 먹는 방법은 밥에 뿌린다든가, 생야채에 뿌린다든가하여 먹는 것이다. 먹은 후 40분쯤은 탕차나 물을 많이 마시지 않는 편이 좋다.

깨에는 여러 종류가 있는데, 검은깨는 위장, 흰깨는 폐장, 붉은깨는 심장, 회색깨는 소화기에 유효하다.

여름타기, 각기, 위약, 위경련 또는 다리가 나른란 것 등은 식염부족에 의한 것이므로 식염을 발한 때마다 취하고 잇으면 이들 병에 걸리지 않는다.

식염은 과도하게 취하면 위장이나 폐에 고장을 일으키고 신경통이나 류머티즘의 원인도 되므로 2, 3주 마다 필히 단염(斷鹽)이라고 해서 무염일을 만들고 염분을 취하지 않도록 해야 한다. 그리고 비타민C의 보급으로서는 감입전즙(煎汁)을 함께 음용하는 것이 필요하다.

62. 건강일과 기록

1. 생수를 30분 마다 30g씩 마신다.

2. 붕어 운동을 실행한다.

3. 등과 배를 같이 움직이고, 물을 마시며, 잘된다고 생각하는 사람은 건강한 사람.

4. 밤에 잘 때, 복부를 노출한다.

5. 평상, 경침을 응용할 것.

6. 발의 선형 및 상하운동을 행하고 그 전후에 모관운동을 한다.

7. 감잎 전즙(煎汁)을 1일 20~30g(특히 발한 시는 증량)을 섭취해서 비티민C를 보급한다.

8. 깨소금을 하루에 어른은 6g, 어린이는 3g(특히 발한 시는 증량)을 취하고 2, 3주 간에 하루 무염일을 둔다.

9. 해초류(다시마, 미역, 녹미채24) 등)를 1일 평균 약 11g을 먹는다.

10. 깨끗한 쌀겨(잘 체로 쳐서 볶아도 좋다)를 어른은 1일 6g, 어린이는 3g을 취한다.

11. 무토루린(Muyorunin)같은 부작용이 없는 구충제를 복용한다.

12. 생야채 3종류 이상(환자는 절대로 5종 이상)을 하루에 약 75g 내지 113g(30돈쭝)을 섭취한다.

13. 조식 폐지의 2식주의[주석(晝夕)]를 실행한다.

14. 온냉욕을 할 것.

15. 때때로 죽, 한천식, 단식 등을 하여서 식이의 불규칙을 조절 할 것.

16. 매일 대변 후에 항문을, 밖에서 돌아오면 손발을 씻는다.

이것으로 무병 건강, 일가 명랑, 능률 증진, 의자불요(醫者不要), 인플레를 극복하고 국가사회에 공헌하는 생활을 할 수 있다.

---

24) 갈조류에 속하는 바닷말로 부드러운 잎은 식용한다.

63. 손가락과 각 기관과의 관계

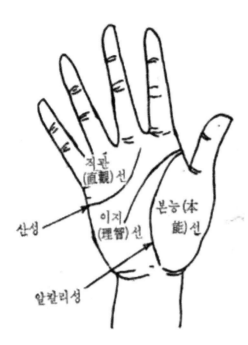

[수상도(手相圖)]

엄지- 체내의 예비알칼리를 나타내며, 따라서 생명의 본능에 관계하며 의지와 판단을 말해 준다.

검지- 간장, 위, 장, 비 및 췌장 등의 영양 기관을 관계하며 향도력(嚮導力)을 나타낸다.

장지- 심장, 신장, 혈관을 관장하며 내성적 성향을 나타낸다.

약지- 신경계통을 관장하며, 예술적 경향을 나타낸다.

소지(새끼손가락)- 생식기와 폐를 관장하며, 실무적 능력에 관계한다.

예를 들면 새앙손[표저(瘭疽)]가 생긴 경우,

(가) 약지, 집게 및 장지는 단순히 떨면 낫는다. 단 떨면 아프므로 세계 떨 수는 없지만, 고치기 위해서는 아픈 것을 참고 상당히 세게 떨지 않으면 안 된다.

(나) 엄지와 소지는 손목에 테(주격을 앞뒤로 대고 매는 것이 좋다)를 대서 이 흔들리지 않게 하고 떨지 않으면 좀처럼 낫지 않는다.

(다) 새앙손 치료의 난이는 약지1, 집게 2, 장지 3, 엄지와 새끼는 10이다.

64. 색채 요법(광선 응용)

생명에너지는 대부분 태양광선에 의해 주어지는데 태양광선은 다음의 3부로서 이루어져 있다. 즉, 주로 화학적 작용을 일으키는 자외부, 주로 열학적 작용을 나타내는 적외부 및 그 중간에 보통의 스펙트럼에 의해 포착되는 가시부(可視部)를 포함한다.

생물은 이들 광선의 직접, 간접의 조사 및 이들 광선을 흡수축적한 식물의 섭취에 의해 그 활동 에너지를 획득하는 것이다. 따라서 일광은 인간의 건강상에도 중대한 관계를 갖고있는 터이므로 광선 및 색채의 응용에 대해서는 다음과 같은 원칙에 따라야 할 것이다.

1. 하루의 시각에 따라 가장 왕성하게 작용하는 분광색(分光色)을 커튼, 전등커버, 의복, 식물 등에 응용할 것.
2. 계절에 따르는 스펙트럼의 이동을 고려에 넣을 것.
3. 생활에 따라서 약점이 생기기 쉬운 신체 부위를 알고 거기에 대응하는 여러 대책(광선 및 색채의 응용 포함)을 강구 할 것.
4. 원칙상 본인의 피부색은 그 사람의 필요색소를 나타내므로 환경의 색조 및 식물을 여기에 대응하게 할 것.
5. 백 및 흑은 각각 전반사 및 전흡수 스펙트럼이므로 원상 여하한 시각, 여하한 사람에게도 적용이 된다.

태양 스펙트럼의 오전 오후에 의한 색별

자주	(紫, Purple →P)		초록	(綠, Green → G)	
보라	(菫 Violet → V)		노랑	(黃, Yellow → Y)	
남색	(籃, Indigo → I)	오전	주황	(橙, Orange → O)	오후
파랑	(靑, Blue → B)		빨강	(赤, Red → R)	
감청색	(空, Azure → A)		다홍	(多紅, Scarlet → S)	
청록색	(碧, Turquoise → T)		귤색	(橘, Madder → M)	

즉, 오전 → PVIBAT 오후 → GYORSM으로 하면 각색대의 배분을 기억하기 편하다.

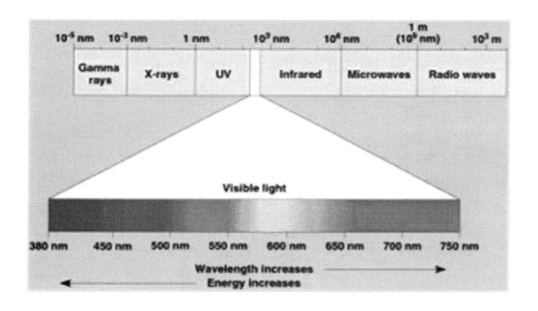

[태양 스펙트럼]

온대(溫帶)에 있어서의 일광의 평균배분

12, 1, 2월		3, 4월		7, 8월		8, 9, 10월	
시각	분광	시각	분광	시각	분광	시각	분광
오전		오전		오전		오전	
7~8	자외선 자주(紫)	6~7	자외선 자주(紫)	4~5	자외선 자주(紫)	10~11	자외선 자주(紫)
8~9	보라	7~8	보라	5~6	보라	5~6	보라
9~10 오후	남색	8~9	남색	6~8	남색	6~7	남색
10~11	파랑	9~10 오후	파랑	8~9	파랑	7~8	파랑
11~12	감청	10~11	감청	9~10	감청	8~9	감청
12~1	청록	11~12	청록	11~12	청록	10~11	청록
1~2	초록	1~2	초록	오후	초록	11~12 오후	초록
2~3	노랑	2~3	노랑	12~2	노랑	12~1	노랑
3~4	주황 빨강, 다홍, 귤색	3~4	주황 빨강, 다홍, 귤색	2~4	주황 빨강, 다홍, 귤색	1~2	주황 빨강, 다홍, 귤색
4~	적외선	4~	적외선	4~	적외선	2~	적외선

1. 자(紫)는 진정적, 적(赤)은 흥분적으로 작용한다.

2. 자외선은 살균성 효과를 가지고 있으므로 되도록 일찍 일어나는 습관을 키울 것.

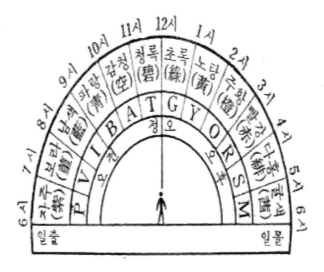

[하루의 시각에 의한 태양스펙트럼 중심대의 이동(5,6월의 표준배분)]

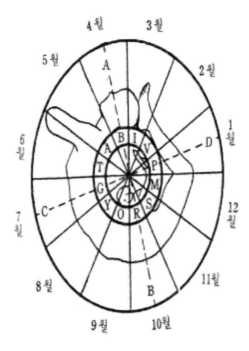

[태양스펙트럼에 있어서 인체의 천문학적 위치]

297

주의

생월의 반대측의 부채꼴에 최대약점이 있고, 제 2차적으로는 이 방선(放線)에 약점이 생긴다. 예를 들면 4월 16일 생인 사람은 AB선 상에 최대 약점이 있고 거기에 이어서 CD선 상에 약점이 생긴다.

제일 내측의 원내는 태아의 천문학적 위치이다. 위에 제시된 표에서 하루의 시각에 의한 태양스펙트럼 중심대의 이동과 같이 감색의 머리수건과 양말, 붉은하대(下帶) 등과 신체 각 부위에 적합한 색깔의 의복을 입는 것이 좋다.

65. 경추 7번을 두드려서 효과를 보는 병

(C는 경추, D는 흉추, L은 요추)

머리를 앞으로 숙일 때 뒷목과 어깨의 경계 위치에 상당하는 곳에 특별히 돌출한 하나의 추골이 경추 7번이다.

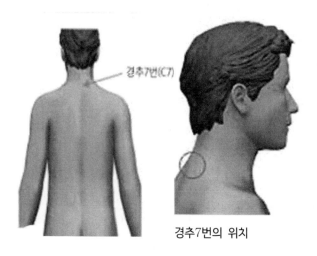

경추7번의 위치

경추 7번 고타(叩打) 주효표

두통감기 · 감기(風邪) · 코감기(鼻感冒)	폐의 활동을 강하게 함/ 폐장을 확대
편두통	심장쇠약에서 오는 고혈압
뇌빈혈(C1을 누르고 C7을 두드리고, 다음에 D8을 두드린다. 손의 모관에 주력을 쏟는다.)	심장고동과다증(1분간 180쯤 속도로 1~3분, 다음 D1~3을 장압)
귀충혈	폐의 충혈(1분간 150쯤 속도로 5,6분, 1일 4,5회)
이명(耳鳴)	일반하혈
귀머거리(神經性)	울혈을 흐트림. (즉 모관을 하고 C7를 누름)
청력증진(D3, 4를 두드리면 조금 감퇴한다)	내장의 충혈
시력감퇴/ 눈충혈	동맥경화증
안검근(眼瞼筋)의 경련 및 반사	적혈구 감소
맥박속도의 감소	소화중독/ 위의 기능 촉진
맥박용적을 감소함(증감하는데는 D4~4를 두르림(티푸스 등의 때)	위를 수축함(胃擴張, L1~3를 누르는 일도 있음. 월경시 불가)
비(鼻)카타르성염증	위하수(C7/ D6,7/L2를 동시에 두드림)
비출혈(단 월경직전 및 월경중에는 주의를 요함)	혈관 운동 신경 마비
비점막의 염증	대동맥류(1분간 150의 속도로 10~15분)
성대경련(말못하는)실어증	대동맥관의 기능촉진
토혈, 객혈	혈관 확장 신경의 질환
인후통	미주신경의 기능 촉진
기침(1분간 150~200의 속도로 1~3분간)	내출혈의 방지(상처같은 경우)
백일해(1분간 160쯤의 속도)	혈압하강(C7을 두드리고 다시 D2~4를 두드림)
갑상선기능항진(피로하기 쉽다)	월경폐지
바세도오씨 병	월경과다
유두근(심장의) 통증	당뇨병
팔의 마비	익수자(溺水者)(받침대 위에 엎드려 놓고 수족을 드리우게 한 다음 물을 토함
사지의 냉각	일사병
질식(窒息)	심장성 천식
심장마비/심장쇠약에서 오는 호흡곤란	판막의 부전(不全)
협심증(1분에 180쯤 속도로 6, 7분간, 다음에 모관)	심장쇠약증(따라서 강심법)

두드리는 방법은 피술자의 자세를 바르게 하고 시술자가 왼쪽 또는 위에서 무릎 또

는 기타의 방법으로 D10을 누르고, 왼손의 손바닥을 명치에 대고 오른손 주먹의 소지쪽으로 피술자의 기분이 좋을 정도의 강도로 1분간 150회 내지 200회쯤의 속도로 두드린다.

시간은 보통 1분 내지 3분 간인데, 대동맥류 같은 것은 1분간 150쯤의 속도로 10분 내지 15분 간 두드릴 필요가 있다.

*주의 ; 두드릴 때 D10을 누르는 것을 잊어서는 안 된다.

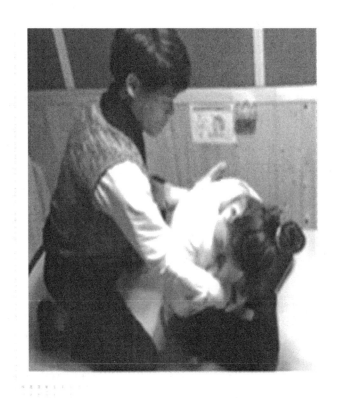

66. 헤드씨 척수신경 통과 과민대

헤드씨(Heag氏)의 척수신경 통과 과민대란 모든 내장의 질환에 있어서 그 장기에 상당하는 어떤 일성 부위의 피부상에 지각 과민대가 생기는 것이다. 예를 들면 간장의 실조는 흉4, 신장장애는 흉10의 부위에 최고반사가 일어난다.

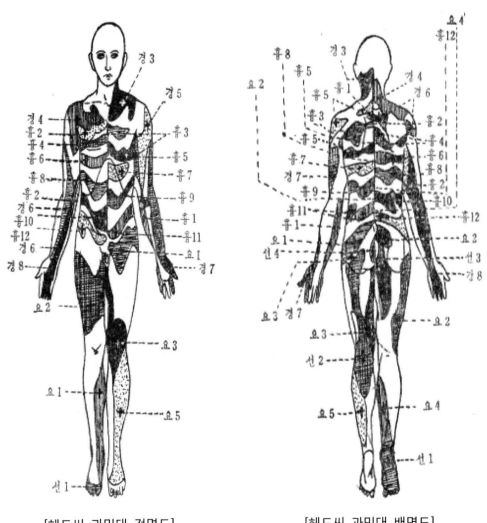

[헤드씨 과민대 전면도]   [헤드씨 과민대 배면도]

67. 인체선전의 · 미용기 · 제3호 건강기

현수기와 인체 선전의(旋轉儀) 및 미용기를 3종의 진기라고 한다. 이 3종을 응용하여 모든 질병을 예방 치료할 수가 있다.

1. 인체선전의

(1) 효능

혈액의 순환을 정상화하고 숙변을 배체하여 소화 흡수를 욍싱하게 함으로써 질환을 물리치고 젊음을 되찾게 한다. 졸저 <동적자세의 연구와 스포츠>에서 정적자세의 비(非)를 말하고 동적자세에 관해 역설하여 인체선전의 운동과 중심에 관한 이론 과 실제를 기술하였다. 그것을 기계화 한 것이 이 방법이다.

(2) 방법

들보에 바구니를 매달고 그 안에 앉든가 걸상을 이용하여 걸터 앉든가 하고 이를 아침 저녁의 2회, 1분간씩 좌우 각 2번씩 하는 것이다. 그림과 같은 기계를 이용하는 것이 편리하고 안전하다.

(3) 주의

본법을 행할 때는 소화 흡수가 잘되므로 상당히 식량을 감하는 것이 필요하다. 또 몸을 운동시키는 것이므로 1일 약 230g 이상의 생야채를 섭취해야 한다.

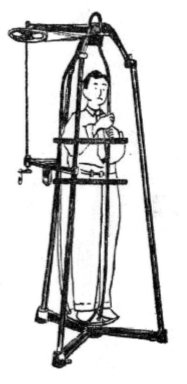

[인체 선전의]

(4) 외국의 문헌

「생명은 회전에서 획득된다. 회전은 불대칭 불균형에서 일어난다. 모든 생명을 가진 일체의 동물은 선전, 회전하여 생명을 즐기고 사람도 꿀벌처럼 무용, 무도, 도약, 선회를 좋아 한다.」-세르쥬 갈로니에 그라진스키

「생명의 구조, 상태 그의 유기적 구조, 즉 모성의 장은 따라서 불대칭이다. 그 심원한 생명의 기원은 회전 속에 존재 한다.」- 파스퇴에르

2. 두뇌 명쾌기

(1) 효능

머리와 신장에 비진동을 주어서 상부의 모세혈관 활동을 왕성하게 하여 눈, 귀, 코의 질환, 두통, 뇌종양, 외혈관 파열 등을 근치하고 신장의 기능을 정상화 한다. 얼굴의 피부도 고와진다. 다리로 페달을 밟음으로서 하지를 유연하고 강하게 하며 장미 정맥에 펌프작용으로 일으킨다.

(2) 방법

그림과 같은 기계를 사용하여 행한다. 특히 다리의 역회적을 연습할 것.

니시의학 건강기를 이용할 경우는 기계의 앞에 앉아 경추 7번 고타대를 머리에 흉추10번 억제대를 신장부에 어느 것이고 뒤집어 대고 진동한다.

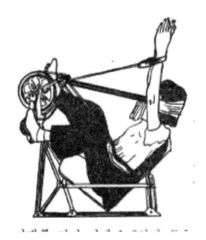

[미 용 기

(3) 주의

기계를 타기 전에 1, 2컵의 물을 마실 것.실행 중에 두통을 느끼는 사람은 뇌종창이 치유되는 증거로 계속하는 중에 자연히 낫는다. 1회에 3분 내지 5,6분간 행한다. 등이나 엉덩이가 닿는 곳에는 방석을 대면 편하다. 허리를 띄우지

말고 뒷판에 꼭 붙이고 행한다.

3. 제 3호형 건강기

현수, 붕어, 모관을 동시에 행할 수 있게 한 기계로 효과가 상승적으로 증대된다. 3종의 진기를 종합한 작용이 있다.

68. 생명에 관하여

화타신의 비전(華佗神醫 祕傳) 제 1권에 다음과 같은 글이 있다.

「병이 아니면서(不病) 오행이 끊기는 자, 不病이면서 성(性)한 자, 갑자기 말을 못하는 자, 강중(強中)하는 자, 갑자기 종만(腫滿)하는자, 숨을 헐떡이는자, 대변이 막히는 자, 갑자기 어지럽고 취한 것 같은 자 죽는다.

이것은 內外가 우선 진(盡)하기 때문이다.

逆하는 자는 죽고 順하는 자는 나이를 더한다. 無는 生을 갖는 자이다.」

즉 생은 자연순응이고 사는 자연에 거스르는 것이다. 니시의학은 생명의 심오에 들어가서 어떻게 문화[不自然]과 자연과를 적응시키려는 가에 있다.

프랑스의 생물학자 마르셀 프르낭(Marcell Prenant)은,

「지상에서 생명의 유지를 설명할 수 있는 유일한 생물학의 본질적 사실은 살아 있는 물질의 확대하는 힘이다.」라고 말하고 있다.

즉 확대하는 자연력이 생명력이다. 그러므로 우리들이 이것으로 좋다고 만족할 때는 거기에는 확대하는 힘이 없어진 것이므로 그것은 죽음에의 일보(一步)이다.

우리들은 언제나 생성발전을 염원하며 노력하지 않으면 안 된다. 정신적으로도 육체적으로도, 무한히 '어질게 된다. 能하게 된다, 착하게 된다.' 이다.

이렇게 하여 점차 우리들은 이상의 인간 즉, 神에 접근하는 것이다.

석가는 범부와 신과의 사이에 52의 단계가 있다고 하였다. 이것은 건강 문제에 관해서도 말할 수 있는 것으로, 참된 건강과 빈사의 환자, 또는 생사일여의 혼수, 혹은 기아의 상태와의 사이에는 갖가지 단계가 있다. 그리고 그것은 그 사람의 그 상태에 있어서의 건강일재[(健康一者(異常의))]이다. 그리하여 질병이라고 하는 것은 이 건강의 어떤 단계에 주어진 가명으로 그것은 참된 건강으로 나아가려는 생체노력의 현현(顯現)임에 틀림없다.

즉, 보기에 따라서는 그것은 확대하는 힘인 것이고 그것이 생명력이다.

항간에 흔히 사물이 너무 완전하면 마(魔)가 든다고 하는데 그것은 만족하기 때문에 생명력의 발전이 정지하는 것이다. 내가 언제나 '한가지 결점을 남겨라'고 하는 것은 이 때문이다.

<정토십요(淨土十要)>에서 '하나로 몸을 생각하되 무병을 구하지 말라. 몸에 병이 없으면 식탐이 생기고 탐욕이 생기면 반드시 파계퇴도(破戒退道)가 된다.

병성(病性)이 空임을 알면, 병도 괴롭지 못할 것이니, 병고(病苦)로서 양약(良藥)을 삼는다.'하고 있는데 '병고를 양약으로 삼는' 경지에 이르면 그것은 道를 터득한 것이다.

역주(逆柱)가 있는 것도 그의 장래에 생성발전을 이 하나의 역주에 걸고 있는 것이다. <논수법(論水法)>이라는 제목에「무릇 물을 좋아하는 자는 물로서 구해지고, 얼음을 좋아하는 자는 얼음으로 도움을 받는다. 병자의 기호(嗜好)는 억지로 그 위배(違背)를 걱정하지 말라, 또 억지로 억제하지 말라.

이와같이 종수(從隨)하면 즉, 十은 그의 十을 살리고, 百은 그의 百을 살린다. 질병치고 치유되지 않음이 없다.」라고 병자가 바라는 바를 참되게 관찰하고 이에 공여하는 것이 바르게 병을 다루고 이를 회복하는 방법이다.

발한하면 수분, 염분, 비타민C를 잃게 되므로 병고는 이의 보급을 바라고 있다. 그러므로 이것을 보급하지 않으면 안 된다. 설사에 대한 생수의 음용도 같은 경우이다. 그런데 우리들의 부자연한 생활이 오랜시일을 거쳐왔기 때문에 생체의 진정한 요구를 감득하는 힘이 마비되었다. 그러므로 부지불식 중에 자연을 모독하고 질병에 걸려서 끝내는 천부의 수명을 단축하고 마는 것이다.

니시의학 건강 원리의 실천은 바른 생활 개선에 의해 이 천래(天來)의 감각을 회복하고 우리들의 일상 생활에 있어서 생명에 대한 위험을 멀리하고 감히 모험하는 일이 없도록 하는 것이 목적이다. 즉, 건강과민증(현대인의 둔감에 대하여)으로 되는 것이 니시의학의 목적이라고도 할 수 있다. 이 책에 논술한 바는 부자연한 생활에 의하여 생기는 위화를 시정하여 이 건강 과민중이 되기 위한 갖가지 방법을 말한 것이다.

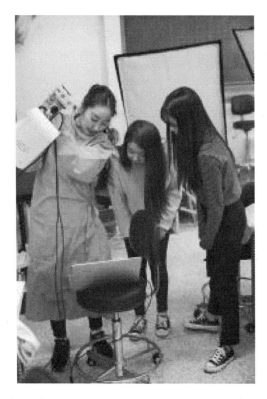

| 맺음말 |

길익동동(吉益東洞)의 소설(所說)을 그 문하 학중원일(鶴沖元逸)이 저술한 것 중에 다음과 같은 내용이 있다.

「죽고 사는 것은 천명이다. 다만 하늘이 이를 행할 뿐이다. 의원이 어찌 능히 이를 죽이고 살리고 할 수 있겠는가. 그러므로 仁도 延할 수 없고, 勇도 빼앗을 수 없고 智도 측량할 수 없고 醫도 求할 수 없다. 다만 질병으로 인하여 죽는 것은 명이 아니다. 毒은 藥의 능히 治하는 바일 뿐, 생각건대 死生은 醫의 관여할 바가 아니고 질병은 醫가 마땅히 고쳐야 할 바이다.

그러므로 선생이 말하기를, '人事를 다하고 天命을 기다린다.'하고 적어도 인사를 다하지 않고서야 어찌 명에 맡길 수 있겠는가, 이러므로 術이 분명치 않고 方이 적중하지 않아 죽음을 이르는 것은 命이 아니다. 옛날의 方을 취하여 지금의 병에 체험하여 능히 중경(仲景)의 규칙에 일치하고도 죽는 것은 명이다. 이것을 신명(神明)에 물어서 오인(吾人)은 부끄러움이 없을 뿐.」

니시의학을 실행하여도 건강을 회복할 수 없는 것은 천명이거나 아니면 그 실행에 缺하는 점이 있기 때문이다. 그 가장 중요한 것은 환자와 주위(周圍)와의 의견이 일치하지 않는 경우이다.

그리고 그다음은 과식이다. 아직 나는 과식하고 중증이 회복된 예를 모른다. 더구나 중풍이나 뇌일혈 또는 당뇨병 같은 것은 특히 병후에 과식에 빠지기 쉽다. 그리하여 이 과식이 좀처럼 고쳐지지 못하고 안타깝게도 치유할 수 있는 병이 낫지 않는 것이다.

무엇보다도 본서의 목적은 질환을 미연에 방지하는 것이다. 다행히 질환을 그 붕아기(萌芽期)에 뿌리를 끊어서 항상 건강을 유지할 수 있게 된다면 저자의 우선 바라는 바의 희망은 달성되는 것이다.

| 저자 소개 |

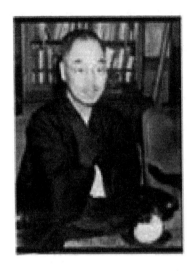

니시 가쯔조((西勝造)

니시 가쯔조((西勝造, 1884~1959)는 의사들이 20살을 넘기기 어려울 것이라고 했을 만큼 병약했던 자신을 자연건강법으로 건강을 되찾고, 그의 건강법은 전 세계에 명성을 떨치면서 선풍적인 인기를 얻고 있다.

당시까지 발표된 모든 현대의학 자료를 비롯하여 한방, 침구, 요가, 카이로프랙틱, 지압, 호흡법, 냉수욕, 건포마찰을 비롯한 각종 건강법을 시험하고 그 진수만을 뽑아 1927년에 니시식 건강법이란 이름으로 발표했다. 이는 현대 자연의학의 창시라고 평가되고 있다.

니시건강법은 영양, 식사, 호흡, 목욕, 미용, 수면의 문제들을 망라해서 모두 다 다루면서 어렵지 않고 누구나 쉽게 실천할 수 있다. 집에서 아무런 기구 없이, 누구라도 쉽게 아주 짧은 시간을 내서 할 수 있는 건강관리 방법들을 제시하고 있어 전문가 의존형이 아니라 **자기 주도형 건강법**이라고 할 수 있다.

니시 가쯔조 선생의 건강법은 우리나라에는 니시 선생의 제자 와타나베 쇼(渡邊 正, 1923~)박사가 쓴 책, <기적의 니시 건강법>이 번역 소개되면서 알려졌고, 이 책의 영향은 우리나라 제도권 의사 중에서도 전홍준 박사, 김진목 교수 등이 이를 도입해 통합의학으로 의술을 펼치고 있다.

니시 선생이 운영하던 의원을 넘겨받은 직계 제자인 와타나베 쇼라면, 니시 건강법을 계승 발전시킨 분이 일본의 내과 전문의 고다 미츠오(甲田光雄 1924~)박사로 알려졌다.

이 니시 의학 원리는 불교의 영향에서 나온 것이라고도 하며 자연건강법은 **"자연 이치에 따라 올바로 사는 건강법"**이라고 한다.

그는 13세 무렵부터 원인 모를 설사와 미열에 시달려 병원을 전전했지만'스무 살까지 살지 못할 것'이라는 선고를 받았다. 그러자'내 몸은 내가 치료하겠다.'고 마음먹은 그는 각종 건강법을 실행하기 시작했다. 그는 20여 년간 의서 및 관련서적만 7만 3천여 권을 참고하고 세계의 건강법 360여종을 자신이 직접 생체실험을 통해 집대성하여'니시의학'(西醫學)이 탄생했다.

이후 니시 의학은 와타나베 쇼, 고다 미츠오 등 내과 전문의들에게 계승돼 난치병 치료에 쓰이고 있으며, 우리나라에도 다수의 제도권의사가 암과 난치병 치료에 이를 펼치고 많은 병원과 의료기관에서 암환우들의 실제 치료에 적용하고 있다.

니시의학은 건강 이상의 직접적 요인을 척추의 어긋남, 혈액순환장애, 영양불균형으로 인한 숙변과 체질의 산성화 등으로 규정짓고 이를 해결하기 위해서'약'이 아니라 식이 및 운동요법 등을 제시하고 있다.

서양의학과 결정적으로 다른 점은 **증상을 병이 아니라 자연치유력의 현상으로 본다**는 점이며 **자연건강법의 핵심은 치유 방법이 아니라 자연스러운 마음**에 있다.

| 역자 소개 |

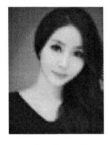

연세대학교 대학원 치의학 박사과정 재학 중

BK21플러스 구강생명 과학단 연구원

대한 해부학회 회원

한국 연구자 협회 회원

한 유 나

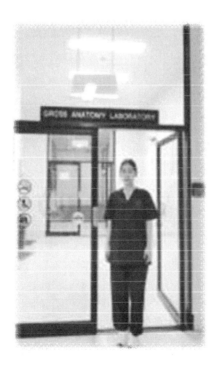

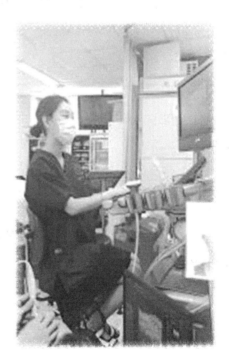